Hartmut Radebold

W0060745

Die dunklen Schatten
unserer Vergangenheit

Hilfen für Kriegskinder im Alter

Klett-Cotta

Hartmut Radebold, Univ. Prof. em. Dr. med., ist Arzt für Psychiatrie/Neurologie, Psychoanalyse und Psychotherapeutische Medizin, Lehr- und Kontrollanalytiker (DPV) und Altersforscher. Er hatte von 1976 bis 1998 einen Lehrstuhl für Klinische Psychologie an der Universität Kassel inne und gilt als »Nestor der deutschsprachigen Psychotherapie Älterer« (PSYCHE). Zuletzt befasste er sich mit den Themen »Abwesende Väter und Kriegskindheit – langanhaltende Folgen in Psychoanalysen« und »Kindheiten im II. Weltkrieg und ihre Folgen«. Er ist Mitherausgeber der Fachzeitschrift »Psychotherapie im Alter«.

Klett-Cotta

www.klett-cotta.de

© J. G. Cotta'sche Buchhandlung Nachfolger GmbH, gegr. 1659, Stuttgart 2005/2009

Alle Rechte vorbehalten

Fotomechanische Wiedergabe nur mit Genehmigung des Verlags

Printed in Germany

Umschlag: Finken und Bumiller, Stuttgart

Umschlagfoto: © www.photocase.com/dixiland

Gesetzt aus der Minion von Horst Brühmann, Frankfurt am Main

Auf säure- und holzfreiem Werkdruckpapier gedruckt

und gebunden von Clausen & Bosse, Leck

ISBN 978-3-608-94552-2

Dritte, aktualisierte und erweiterte Auflage, 2009

Bibliographische Information Der Deutschen Nationalbibliothek

Die Deutsche Nationalbibliothek verzeichnet diese Publikation in der Deutschen Nationalbibliographie; detaillierte bibliographische Daten sind im Internet über <http://dnb.d-nb.de> abrufbar

KLETT-COTTA

Für Hildegard,
die – ebenfalls ein Kriegskind – seit über 42 Jahren
in mein und unser Leben
Wärme, Licht und Fröhlichkeit bringt

Inhalt

Anstelle eines Vorworts – Ein Briefwechsel 11

1. Müssen wir zeitgeschichtlich denken, wenn wir
   Älteren professionell begegnen? 17

2. Was geschah damals noch? Verluste, Gewalterfahrungen, Flucht und Vertreibung 23

Zwischenfrage I: Dürfen wir uns als Deutsche mit
diesem Teil unserer Geschichte befassen? 28

3. Altersjahrgänge der Betroffenen und ihr
   Erfahrungshorizont 32

Zwischenfrage II: Waren alle betroffen und alle
traumatisiert? 42

4. Wie reagierten die Betroffenen, ihre Familien und
   die Gesellschaft damals – aktuell und langfristig? . 45

5. Spätfolgen bei über 60-Jährigen und Älteren? 68
   Symptomorientierung bei vernachlässigter
   Ätiologie 68
   Zeitgeschichtliche Perspektive: Fehlanzeige 69
   Woher stammen unsere Kenntnisse? 70
   Folgen: Ich-syntone Verhaltensweisen 72
   Folgen: Psychische Störungen 74
   Folgen: Persönlichkeitsveränderungen 77
   Folgen: Bindungs- und Beziehungsstörungen 78
   Folgen: Veränderungen der Identität 78

Folgen: Funktionelle Störungen und körperliche
Erkrankungen 79
Folgen: Erscheinungsformen im Zeitablauf 80
Folgen: Trauma-Reaktivierungen und Re-Trauma-
tisierungen 82
Folgen: Nationalsozialistische Erziehung, Trauma-
tisierung und/oder neurotischer Konflikt 84
Notwendige Differenzierung: nach Jahrgangsgruppen
und Geschlecht 87
Notwendige Differenzierung: nach Entwicklungs-
phasen 87
Notwendige Differenzierung: nach Subgruppen 90

*Zwischenfrage III: Muss man die alten Geschichten
wieder aufwühlen?* 91

6.   **Welche Erfahrungen wurden an wen
     weitergegeben?** 94

7.   **Lebenslang psychisch stabil?** 104
     Erreichte vorläufige psychische Stabilität 104
     Vulnerabilität und Resilienz...................... 105
     Psychisch stabil = psychisch gesund? 106
     Abnehmende psychische Stabilität im mittleren
     Erwachsenenalter 108
     Lebenslang psychisch stabil? 109

8.   **Älterwerden: Entlastung oder Verschlimmerung?** .. 111
     Der eigene Körper als letzterVerbündeter 112
     Fehlende Kindheit oder Pubertät 114
     Fortschreitende Einschränkung der Identität? 116
     Lebenslang und für das Altern benachteiligt? 117
     Vorhandene und dazu noch brauchbare Modelle
     für das eigene Altern? 117

Abgewehrte Trauer 120
Gefürchtete erneute Abhängigkeit 122
Prognose....................................... 123

*Zwischenfrage IV: Müssen wir uns jetzt erneut die
Geschichten von »damals« anhören?*................. 124

9. Zeitgeschichtlich denken und einfühlen 129
9.1 Zur Psychotherapie über 60-Jähriger – Kenntnis- und
    Erfahrungsstand 130
9.2 Spezifische Beziehungskonstellationen 131
9.3 Aufgabenstellung................................. 135
9.4 Zugang, Abklärung und Arbeitsauftrag 139
    Hinweise und Chiffren 141
    Die Frage nach Alter oder Jahrgang 143
    Behutsame Neugier 144
    Mögliche Schwierigkeiten 144
    Akzeptierendes Einfühlen 146
    Zwischenschritt: Zeit lassen 148
    Zwischenschritt: reflektierend innehalten 149
    Zur Diagnose: Systematische Erfassung 150
    Zur Diagnose: Differenzialdiagnose funktioneller
    und psychischer Symptomatik.................... 152
    Zur Diagnose: Depression oder Trauer 154
    Zur Diagnose: Depression oder Demenz 154
    Zur Diagnose: Trauma oder neurotische Störung..... 154
    Arbeitsauftrag 154
9.5 Begleitende differenzierte Hilfestellung 160
9.6 ... in der Psychotherapie........................ 164
9.7 ... in der Beratung 169
9.8 ... in der allgemeinen ärztlichen Versorgung 172
    Hausarzttätigkeit 172
    Krankenhaustätigkeit 176
    In der Rehabilitation 179

9.9   ... in der gerontopsychiatrischen Versorgung....... 179
9.10   ... in der Pflege................................. 184
       Häusliche Pflege 190
       Institutionelle Pflege.......................... 192
9.11   ... in der Seelsorge 194
9.12   Supervision 197

10.   Warum wissen wir so wenig darüber?........... 205
       Die Frage an die Psychoanalyse.................. 205
       Die Frage an die zeitgeschichtliche Forschung 212
       »Kriegskinder« = Alterskohorten mit fehlendem
       Gruppenbewusstsein?........................... 215

11.   Selbsthilfe für Betroffene...................... 221

12.   Holt uns unsere eigene Geschichte wieder ein? .. 231

**13.   Zeitgeschichtlich denken – Aufgabe nur bei
       Älteren?**...................................... 237

14.   Nachwort..................................... 239

Dank.. 241

Literatur.. 243

Anmerkungen...................................... 258

Anstelle eines Vorworts – Ein Briefwechsel

Am 2. Juli 2004 erschien im Deutschen Ärzteblatt mein Artikel »›Kriegskinder‹ im Alter. Bei Diagnose historisch denken«. Darauf erreichten mich etwa 50 Zuschriften, darunter die folgende:

7. 7. 2004

»Als ich vergangenen Samstag mit wachsender Beklemmung und Ergriffenheit Ihren Artikel gelesen habe, da hat das einen regelrechten Dammbruch bei mir ausgelöst: Ein Weinkrampf mit furchtbarem Schmerz, Hilflosigkeit und Ratlosigkeit (›Warum?‹), kurz, schrecklich! Gottseidank habe ich eine verständige Frau (Ärztin, deswegen das ›Ärzteblatt‹), die mich zu trösten versuchte. Da sitzt also nun ein 63-jähriger (geboren kurz vor dem Untergang der ›Bismarck‹ 1941), sonst gesunder, berufstätiger Mann in leitender Funktion im Sessel und heult, nach Luft ringend, Rotz und Wasser, und das Schlimmste ist: er weiß nicht, warum. Es gibt da nämlich kein singuläres Datum des Schreckens, nein, aber dennoch kommt da unglaublich soviel Schmerz plötzlich an die Oberfläche, drängt mit Macht heraus. Schon seit einigen Monaten habe ich festgestellt, dass mir bei einer auch nur beiläufigen Erwähnung irgendeiner Jahreszahl, die in meine Kindheit fällt, unweigerlich die Tränen kommen (vielleicht auch, weil sie jetzt – nach dem Tode meiner 90-jährigen Mutter letzten Oktober – ungestraft kommen dürfen? Wer weiß? Weinen war mir nämlich von früh an verboten, war weichlich und unmännlich, und welcher Junge will schon unmännlich sein.)

Es war mir, als hätte sich ein See an Tränen aufgestaut, seit Jahrzehnten, von dem ich nichts geahnt habe und der sich jetzt einfach, beim Lesen Ihrer Zeilen, Bahn gebrochen hat. Ich war auch so erstaunt, dass ich nicht ein allmählich senil und sentimental werdender Einzelner bin, sondern dass es offensichtlich auch noch vielen Anderen meines Alters so gehen muss, sonst hätte der Herausgeber dieses Thema ja nicht auf die Titelseite genommen. Und ferner war ich erstaunt, als ich die Passage ›Vernachlässigung der Fürsorge für den eigenen Körper: Vorsorgeuntersuchungen werden nicht konsequent wahrgenommen‹ gelesen habe: Ich war noch nie im Leben bei einer Vorsorgeuntersuchung! Passt genau ins Bild, nicht wahr?

Nun, nach 5 Tagen, geht es mir wieder besser; ich war danach zunächst sehr erschöpft und komme mir vor, wie sich wohl ein Rekonvaleszent in Bad Wörishofen fühlen mag, der langsam über die Kieswege geht, noch etwas unsicher, aber die Heilung zu spüren vermeint.

Wie es weiter gehen soll, weiß ich nicht. Vielleicht war der Weinkrampf erst der Anfang, noch traue ich mich nicht recht wieder ran. Aber es ist sicher noch lange nicht alles ›raus‹.

Ich wäre Ihnen sehr verbunden für einen kleinen Hinweis, ob und wie ich diese eigenartige unsichtbare Last vor meinem Tode noch vermindern oder gar loswerden kann …«

14. 7. 2004

»Ich nehme an, dass sich das Datum des Unterganges der ›Bismarck‹ auf den Tod Ihres Vaters bezieht. In Form des ›regelrechten Dammbruches‹ hat sich offenbar Ihr jahrzehntelang abgewehrter gut verdrängter Kummer über den Verlust Ihres Vaters bemerkbar gemacht. Dieser Kummer ist mir sowohl von mir als auch von vielen anderen Männern (aber auch Frauen) gut bekannt als Kummer, Verzweiflung, lebenslang etwas nicht gehabt zu haben, was andere so selbstverständlich haben – und manchmal gar nicht würdigen. Typische Anlässe für derartige ›Dammbrüche‹ sind die eigene Vaterschaft, der Verlust von väterlichen Freunden und jetzt der Tod von Müttern in Verbindung mit dem Ausscheiden aus dem Berufsleben. Diese Mütter zeigten oft keine Trauer, trugen ihr Schicksal ›heldenhaft‹ und halfen somit ihren Söhnen, Kummer, Trauer, Verzweiflung nicht an sich heranzulassen.

Sie fragen mich, was Sie tun können? Da das Lesen so viel bewirkt hat, möchte ich vorschlagen, dass Sie zunächst mit Hilfe dieses Zuganges weiterhin versuchen, bestimmte Anteile von sich selbst kennenzulernen. Ich möchte dafür die zwei von mir verfassten bzw. mitverfassten Bücher[1] empfehlen. Das zweite Buch zeigt, wie viele Männer in welcher Form lebenslang und bis heute an dem Verlust ihres Vaters leiden.

Wichtig erscheint mir zusätzlich, dass an Ihrer Seite eine ›verständige Frau‹ lebt, die Sie offenbar ein Stück trösten konnte. Vermutlich hat sie längst gemerkt, dass mit ihrem Mann etwas nicht in Ordnung ist, dass Sie sich immer mehr zurückzogen und wohl doch in den letzten Monaten schon bedrückter und verzweifelter wirkten. Oft wird eine Partnerschaft in einer derartigen Situation dadurch belastet, dass die Ehefrau nicht versteht (und auch psychisch nicht zulassen darf), was ihrem Mann widerfährt.

Bestimmt wird der vor Ihnen liegende Weg kummervoll, mühselig sein, aber er birgt eine einzigartige Chance, sich letztendlich im Älterwerden freier zu fühlen …«

10. 9. 2004

»Wenige Tage nach Ihrer Antwort habe ich einem nur geringfügig älteren ehemaligen Klassenkameraden mein Problem geschildert und ihn gefragt, ob er nicht auch unter den Eindrücken seiner Kindheit leide. Der Mann ist Orthopäde, aber hat sich ausgiebig mit anderen medizinischen und psychologischen Bereichen, auch in östlicher Medizin, beschäftigt. Er sagt, die meisten orthopädischen Probleme haben einen psychischen Hintergrund, den man aufdecken sollte, bevor man eine Behandlung beginnt.

Nun, er hat mich angehört und mich dann mit Holzbausteinen, so kleinen Quadern, mich und meine Mutter, meinen Vater, ja sogar meinen Großvater ›spielen‹ lassen, wobei ich ›das

Schwere‹ in Form ebenfalls eines Holzquaders (wir waren bei ihm zuhause und nicht in seiner Praxis, etwas anderes hatte er grade nicht zur Hand) demjenigen zurückgeben sollte, von dem ich es wohl übernommen hatte.

Sie können sich vorstellen, dass es auch hier Tränen und Schmerz gab, als ich in meine Kindheit eingetaucht bin, meine Mutter wieder habe leiden sehen, meinen Vater im Herbst 1948 als zerlumpten Kriegsgefangenen mit Kopfverletzung aus Russland habe heimkommen sehen (er ist nicht mit der ›Bismarck‹ untergegangen, wie Sie aufgrund meines Briefes haben vermuten müssen), besonders in dem Moment, wie ich mich (als Holzbaustein) von all den Toten (den gefallenen Kameraden meines Vaters und den von ihm wohl auch getöteten Russen), die mein Freund alle – einschließlich meines 1993 gestorbenen Vaters – vor ›mir‹ aufgebahrt hatte, mit einer Verbeugung für immer verabschiedet habe.

›Das ist das Schicksal deines Vaters, nicht *dein* Schicksal, und das ist zu Ende‹, erklärte er mir und brachte mir so bei, dass eigentlich nicht ich selbst gelitten habe (und wenn ich so darüber nachdenke, hat er Recht: ich habe nichts Schreckliches erlebt, musste nicht hungern oder gar fliehen, habe keine nahen Verwandten verloren …), sondern dass ich das Leid meiner Eltern *übernommen* habe (›das Schwere‹), das ich jetzt – endlich, nach Jahrzehnten – wieder zurückgegeben habe.

Ich habe mit meiner Antwort gewartet, weil ich einfach sehen wollte, ob diese ›Behandlung‹ durch meinen Freund eine dauerhafte ›Heilung‹ bewirkt hat.

Inzwischen fühle ich mich besser und muss nicht mehr schon bei der Erwähnung einer Jahreszahl aus der Kriegszeit weinen. Immer wieder freilich muss ich mir vorsagen: ›Rüdiger, das ist nicht DEIN Schicksal‹, und dann fühle ich mich irgendwie geschützt, wie durch einen Zauberspruch …«

17. 9. 2004

»Meines Erachtens war es nicht nur die ›auferlegte Last‹ (im Sinne familiärer Delegationen), die Sie so verzweifelt und traurig gemacht hatte – von diesem Teil der Geschichte haben Sie sich ja offenbar verabschieden können. Ich denke dagegen, dass Ihnen stärker bewusst geworden ist, dass Ihr Vater gerade in den ersten Jahren gefehlt hat und dann noch dazu beschädigt nach Hause gekommen ist. Ich habe in meinem Buch über die abwesenden Väter versucht darzustellen, welche Bedeutung den Vätern doch damals zukam und auch heute unverändert zukommt …«

18. 11. 2004

»Ich wollte Ihnen erst schreiben, wenn ich Ihre Bücher auch durchgearbeitet habe (so muss man das wohl tatsächlich nennen, denn meine Ihnen geschilderte, von meinem Klassenkameraden bewirkte ›Heilung‹ hat zwar meinen Verstand beruhigt, aber nicht den Rest, so dass ich immer wieder Pausen machen muss, um mich zu erholen. Immer wieder bin ich ratlos, warum mir die Tränen kommen, obwohl ich doch gar nichts Schlimmes erlebt habe damals – so meine ich jedenfalls noch.)

Zur ›Bismarck‹:

Am 24. Mai 1941 hat die ›Bismarck‹ das englische Schlachtschiff ›Hood‹ nach kurzem Gefecht versenkt; am 25. Mai 1941, einem Sonntag, bin ich geboren, und am 27. Mai 1941 ist die ›Bismarck‹ versenkt worden. Als ich das so nach und nach erfahren und dann gelesen habe, habe ich mich immer, und auch heute noch, auf unerklärliche Weise mit den Männern der ›Bismarck‹ verbunden gefühlt, mehr als mit allen anderen Gefallenen. Ich liege also in den Windeln, ›nagelneu‹ auf der Welt, und fast genau zur selben Zeit, wie ich hier ankomme, gehen die, und zwar auf jämmerliche Weise.

Warum mir meine Frau Ihren Artikel aus dem Deutschen Ärzteblatt gegeben hat? Nun, seit etwa einem Jahr, nicht lange nach dem Tod meiner Mutter im Oktober 2003, fiel uns auf, dass ich immer den Tränen nahe war (und sie oft auch nicht verbergen konnte), wenn die Rede auf meine Kindheit kam oder wenn auch nur eine Jahreszahl aus meiner Kindheit im harmlosen Gespräch, ohne dass diese Thema war, genannt wurde.

PS: Immer noch bin ich einerseits erleichtert, dass ich kein einsamer Spinner bin mit meinen Tränen, andererseits natürlich betroffen, dass und wie es meine ganze Generation nach so langer Zeit noch umtreibt wegen ›damals‹.«

1. Kapitel
Müssen wir zeitgeschichtlich denken, wenn wir Älteren professionell begegnen?

Als *Zeitgeschichte* wird allgemein der Zeitraum verstanden, der unserer Gegenwart unmittelbar vorausgeht und sich – im Sinne einer dynamischen Betrachtung – an der Zeitspanne der lebenden Generationen orientiert. Im Jahr 2002 lebten noch 0,13 Millionen über 94-Jährige (= 0,16 % der Gesamtbevölkerung)[1] in der Bundesrepublik Deutschland. Zeitgeschichtlich zu berücksichtigen ist daher die Zeitspanne von 1910 bis heute. Als folgenreiche Ereignisse für uns werden der Erste Weltkrieg 1914–1918, die Weltwirtschaftskrise, das Dritte Reich sowie der Zweite Weltkrieg 1939–1945 mit seinen Folgen angesehen. Sie führten zu einer weitreichenden Zerstörung großer Teile Europas und in Reaktion auf den von den Deutschen begonnenen Krieg ebenfalls zu einer weitreichenden Zerstörung Deutschlands. Zur europäischen Opferbilanz gehören u. a. 50 Millionen Tote, 6 Millionen ermordete Juden und 20 Millionen Kriegshalbwaisen.[2] Die ideologischen, politischen, sozialpsychologischen[3], sozialen und ökonomischen Folgen dieser Katastrophe zeigen bis heute anhaltend ihre Wirkung.

Die Anmerkungen von Sebald (1997)[4] stießen die bis heute und zunehmend umfassender geführte – wohl erst jetzt mögliche[5] – Debatte über die Folgen, die Deutsche betreffen, und insbesondere über das erfahrene eigene Leid an. Sie intensivierte sich bei Erscheinen der Novelle von Günter Grass *Im Krebsgang* (2002) und des Buches von Jörg Friedrich *Der Brand* (2002). Inzwischen wird Deutschland überflutet mit einer kaum noch übersehbaren Anzahl von Autobiografien, Zeitzeugen-Berichten, Sachbüchern und Bildbänden, Hörfunk- und Fernsehsendungen (sogar -serien wie auch Filmen), zweifellos begünstigt durch den bevorstehenden 60. Jahrestag der Kapitulation im Mai 1945. Die Informationsflut vermittelte der Öffentlichkeit immer stärker den Umfang des erlebten Leides und welche Gruppen (insbesondere Vertriebene, durch Bombenangriffe Geschädigte) besonders betroffen waren. Unverändert wird dabei der Eindruck von zwar *schrecklichen*, aber doch weiterhin unter der Rubrik *längst vergangene Geschichten aus dem vorigen Jahrhundert* abgelegten Ereignissen vermittelt. Die Frage von *lebenslang einwirkenden und bis heute andauernden Folgen* der damaligen leidvollen Erfahrungen wird kaum gestellt – eher werden noch über die Massenmedien[6] Mythen transportiert. Während dieser Debatte erfolgten interessanterweise aus *zeitgeschichtlicher Perspektive* sowohl eine *diagnostische Einschätzung*: »Völker mit diesen Kriegserfahrungen können solche Phänomene wie Massenflucht, Vertreibung, Vergewaltigung, Bombenkrieg nicht beliebig lange verdrängen« als auch eine *therapeutische Empfehlung*: »Wenn das Thema nicht ausgebeutet wird, wenn alles in Trauer wahrgenommen wird, dann wäre eine reinigende Debatte die beste Lösung.«[7] Insgesamt weisen beide Aussagen darauf hin, dass sehr viele Menschen damals belastende, beschädigende bis traumatisierende Erfahrungen machten; dass bis heute anhaltende (sich allerdings nur in verdrängter Form zeigende) Folgen zu erkennen sind und dass unverändert und erst recht heute bewusst Trauerprozesse einsetzen müssen.

Warum wurde eine derartige diagnostische Einschätzung und therapeutische Empfehlung angesichts der laufenden Debatte nicht laut und für die …ffentlichkeit vernehmbar durch Psychotherapie oder Psychoanalyse, Psychosomatik, Klinische Psychologie, Psychiatrie und Gerontopsychiatrie wie auch Entwicklungspsychologie und Psycho-Gerontologie geäußert? Selbst wenn es sich um Ereignisse aus dem vorigen Jahrhundert handelt, so ist auch 60 Jahre nach der Kapitulation im Mai 1945 die Gruppe der möglicherweise Betroffenen anhaltend groß: Die Gruppe der über 60-Jährigen umfasst derzeit 24 Prozent der Gesamtbevölkerung und ein Drittel aller derzeit lebenden Erwachsenen in Deutschland[8] – ganz abgesehen von einer ebenso möglichen transgenerationellen Weitergabe.

Sieht man Lehrbücher als kodifiziertes, damit zu lernendes sowie vermittlungsrelevantes Wissen an und ebenso aktuelle Kongressberichte als Wiedergabe von Forschungsfragestellungen und -ergebnissen, so ist das Fazit meiner Untersuchung[9] eindeutig und zugleich erschreckend: Die psychischen und psychosozialen Folgen des Zweiten Weltkriegs und der direkten Nachkriegszeit haben für die Psych-Disziplinen bis heute für Forschung und praktische Umsetzung in Behandlung und Versorgung weitgehend keine Bedeutung.

Die bisher dazu vorliegenden aktuellen, aber insgesamt spärlichen Forschungsarbeiten lassen noch keine repräsentativen und statistisch relevanten Aussagen über die Folgen für einzelne Jahrgänge (dazu noch nach Geschlecht und Ereignisform differenziert) zu, aber sie erlauben eine eindeutige Aussage: *Das als Folge des Zweiten Weltkriegs und der direkten Nachkriegszeit erlebte Leid – hier verstanden als belastende, beschädigende bis traumatisierende Erfahrungen – führte in weit größerem Umfang als bisher angenommen zu bis heute anhaltenden psychischen und psychosozialen individuellen wie auch familiären Folgen.* Die Wahrscheinlichkeit ist daher groß, dass Professionelle diesen Folgen in Beratung und Psychotherapie, bei der allgemeinen ärztlichen und insbesondere psychiatrischen Behandlung sowie in Pflege und Seelsorge in vielfältiger Form begegnen werden. Daher lautet die professionelle Aufgabe, bei allen über 60-Jährigen parallel zur *psycho-bio-sozialen Querschnittssicht* und der biografischen *Längsschnitts-Sicht* zusätzlich *zeitgeschichtlich zu denken und (mit-)zu fühlen.*

In diesem Buch verfolge ich mehrere Absichten:

- Informationen über damalige Ereignisse und akute sowie langfristige individuelle familiäre und gesellschaftliche Reaktionen (bestimmte Informationen werde ich mehrfach wiedergeben, weil sie aus unterschiedlicher Perspektive diskutiert werden sollen!).

▪ Darstellung der bis heute spürbaren Folgen sowie ihre transgenerationelle Weitergabe.

▪ Kenntnisvermittlung über Zugang, Aufgabenstellung und unterschiedlich notwendige (psycho-)therapeutische Hilfs- und Unterstützungsmöglichkeiten in unterschiedlichen Arbeitsfeldern.

▪ Konfrontation mit eigenen Ansichten, Einstellungen wie auch Widerständen gegenüber diesem Thema.

Mein Buch wurde aus der Perspektive und mit dem Wissen eines Psychoanalytikers und Psychiaters verfasst, der seit vielen Jahren über die Möglichkeiten psychotherapeutischer Behandlung über 60-Jähriger forscht. Dabei begegnete ich zunehmend den Auswirkungen zeitgeschichtlicher Erfahrungen bei diesen Altersgruppen.[10] Viele weitere, insbesondere interdisziplinäre Anregungen für das Buch erhielt ich durch meine Mitarbeit in der im Dezember 2002 gegründeten *Forschungsgruppe w2k* (= weltkriegs2kindheiten).[11]

Das Buch konnte ich in dieser Form nur verfassen, weil ich – im Jahr 1935 geboren – auch zur Gruppe der Betroffenen gehöre (1943 Evakuierung nach zerstörter Wohnung in Berlin zusammen mit der Mutter und Trennung vom älteren Bruder; ab 1939 Abwesenheit des Vaters als Arzt in der Wehrmacht und 1945 Tod des Vaters aufgrund von Verletzungen an der Oder-Front; 1945–1947 Verschleppung des älteren Bruders nach Russland als Zivilgefangener). Von 1985 bis 1997 behandelte ich als Psychoanalytiker und gleichzeitig »Kriegskind hinter der Couch« neunzehn »Kriegskinder auf der Couch«.[12]

Die für die Überschriften der Kapitel 1–14 weitgehend gewählte Frageform verweist auf Fragen, die mir immer wieder bei Vorträgen zu dieser Thematik aus dem allgemeinen und fachlichen Publikum gestellt wurden. Die Zwischenfragen I–IV verdeutlichen sowohl meinen eigenen eindeutigen Standpunkt als

auch auf Seiten der Leser zu klärende eigene Ansichten und Einstellungen.

Die nachfolgenden Kapitel 2 und 3 konfrontieren die Leser
mit zahlreichen Daten und Fakten über die damaligen zeitgeschichtlichen Ereignisse. Die Vielzahl kann möglicherweise er-
müdend wirken und legt daher leicht nahe, weiter zu blättern.
Diese Angaben dienen einerseits der notwendigen Sach-Infor-
mation und sollen andererseits dazu auffordern, die eigenen (bewusst bis vorbewusst vorhandenen) Bilder zu reflektieren. Erst
im letzten Jahrzehnt wurden in den Massenmedien anlässlich
von kriegerischen Auseinandersetzungen (auf dem Balkan nach
dem Zerfall Jugoslawiens, im ersten und zweiten Golfkrieg, in Afghanistan, im Sudan, im Vorderen Orient) wie auch nach Natur-
katastrophen (Erdbeben im Iran 2003, Flutkatastrophe in Südost-
asien im Dezember 2004) immer häufiger hungernde, verletzte,
traumatisierte, sterbende und tote Kinder und Mütter gezeigt –
also auch das Leiden der betroffenen Zivilbevölkerung.

Davor gab es derartige Bilder nicht. Schon im Ersten Weltkrieg 1914–1918, dann im spanischen Bürgerkrieg 1936–1938
und erst recht im Zweiten Weltkrieg 1939–1945 beabsichtigten
die kriegführenden Parteien mit dem veröffentlichten Bildma-
terial (Fotografien, Filme) eine jeweils spezifische, ideologisch
ausgerichtete, in vielen Aspekten jedoch auffallend übereinstim-
mende Propaganda. Parallel zur Veröffentlichung der *Bilder des
Krieges* gab es einen *Krieg der Bilder,* wie die erste, kürzlich vor-
gelegte umfassende Darstellung[13] belegt. Sie zielte insbesondere
neben der Verherrlichung der eigenen Stärke und militärischen
Überlegenheit im professionellen und organisierten Handeln
der jeweils siegreichen Soldaten darauf ab, beunruhigende oder
beängstigende Darstellungen zu vermeiden. So wurden schon
kaum verletzte, auf keinen Fall sterbende oder tote Soldaten gezeigt und erst recht nicht hungernde, traumatisierte, verletzte,
sterbende oder tote Frauen und Kinder. Diese jeweilige Selbst-
Zensur wurde nach dem Zweiten Weltkrieg weitgehend fortge-

setzt sowohl beim bereits vorhandenen Bild- und Filmmaterial als auch bei den später gedrehten Filmen oder Fernsehserien – mit Ausnahme der Darstellungen der Holocaust-Opfer aus den Konzentrationslagern.

So leiden die betroffenen heutigen Älteren lebenslang an ihren Erinnerungen, die sich in vielen schrecklichen und beängstigenden Bildern aufdrängen, die »eingeätzt« bleiben: als ständige Begleiter oder anlässlich bestimmter Ereignisse, Geräusche oder Bilder wieder auftauchend, manchmal bedrängend oder vollständig überschwemmend. Dagegen stützen sich die nicht betroffenen Älteren und die Personen, die noch nicht 60 Jahre alt sind, parallel zu allen Berichten auf die ihnen durch Fotos, Filme (Kino/Fernsehen) vermittelten Bilder. Aber im Hinblick auf die Auswirkungen des Zweiten Weltkrieges sind diese Bilder *Nicht-*Bilder, d. h., sie zeigten das wirkliche Grauen des Krieges eben nicht; außerdem sind die wenigen vorhandenen Bilder über die Kriegskinder praktisch immer *Danach*-Bilder, d. h., sie zeigen die betroffenen Kinder oder Jugendlichen Tage, Wochen oder sogar Jahre nach den katastrophalen Ereignissen. Deshalb haben wir die zusätzliche Aufgabe, die abrufbaren eigenen bewussten bis vorbewussten Bilder zu reflektieren, zu ergänzen und gegebenenfalls zu korrigieren.

2. Kapitel
Was geschah damals noch? Verluste, Gewalterfahrungen, Flucht und Vertreibung

Detaillierte statistische Angaben zu unserem Thema über die Auswirkungen des Zweiten Weltkriegs liegen für den Zeitraum 1944/1945 bis 1949/1950 verständlicherweise aufgrund der Wirren am Kriegsende und in der Nachkriegszeit nur in geringem Umfang vor – meist handelt es sich dabei um Schätzungen mit großer Streubreite. Aber auch spätere, möglicherweise genauere Angaben sind nur schwer aufzuspüren; sie wurden vereinzelt und weit gestreut in Zeitschriften und Fachbüchern unterschiedlicher Wissensdisziplinen publiziert; es beginnt mit dem ersten Statistischen Jahrbuch der Bundesrepublik Deutschland 1952; die Datenanalyse wurde bis heute nicht abgeschlossen.[1] Um das Ausmaß aller Veränderungen, Beschädigungen und Verluste (für die Kriegskinder und ihre Eltern) zu verdeutlichen, fasse ich im Folgenden vorhandene statistische Angaben kurz zusammen[2]: Im Zweiten Weltkrieg kam jeder achte männliche Deutsche – gerechnet vom Säugling bis zum Greis – ums Leben. Exorbitant hoch waren vor allem die Todesfälle in den Ostgebieten, wo jede fünfte männliche Person starb.[3] Insgesamt wurden 11 % der Bevölkerung getötet, also jede neunte Person.[4] Bis Anfang 1955 wurden registriert: 2,73 Millionen Wehrmachtstote und 1,24 Millionen Vermisste einschließlich der in Kriegsgefangenschaft Gestorbenen.[5] Eine aktuelle Untersuchung[6] geht von 4,71 Millionen Todesfällen aus. Dabei fielen besonders viele kämpfende Soldaten im heiratsfähigen Alter: von den 20- bis 25-Jährigen 45 %, von den 25- bis 30-Jährigen 56 %, von den 30- bis 35-Jährigen 36 % und von den 35- bis 40-Jährigen 29 %.[7] Die Geburtsjahrgänge ab 1920 (bezogen auf die Rekrutenzahlen) weisen in der Regel Todesquoten von mehr als 30 % auf. Am Ende des Zweiten Weltkriegs waren über 11 Millionen deutsche Soldaten auf 12 000 Kriegsgefangenenlager in 80 Staaten verteilt. In den ersten beiden Nachkriegsjahren kehrten zwischen 9 und 10 Millionen ehemalige Soldaten aus der Kriegsgefangenschaft zurück. Im Frühjahr 1947 befanden sich noch 2,3 Millionen Kriegsgefangene in alliierter und knapp 900 000 in sowjetischer Kriegsgefangenschaft. 1947 wurden weitere 350 000 entlassen, 1948 eine halbe Million, 1949 weitere 280 000.[8] Zuerst kamen die Kranken und Gebrechlichen aus der Gefangenschaft zurück, sodass 1946 nur 16 % der Heimkehrer arbeitsfähig waren.[9] Im Bundesgebiet wurden im November 1950 über 2,01 Millionen »Kriegsbeschädigte« des Ersten und Zweiten Weltkriegs registriert; davon waren etwa 1,5 Millionen zu 30 % und mehr in ihrer Erwerbsfähigkeit beeinträchtigt.[10]

Ende 1950 gab es in der Bundesrepublik insgesamt 1,45 Millionen versorgungsberechtigte »Beschädigte« (mit einer Minderung der Erwerbsfähigkeit zwischen 30 und 100 %, davon 0,76 Millionen über 50-Jährige).[11] Mehr als 2 Millionen Zivilisten kamen auf der Flucht oder während der Vertreibung ums Leben; bei weit mehr als der Hälfte handelte es sich um Frauen und Kinder. Die Bombenangriffe im gesamten deutschen Reichsgebiet führten zu 600 000 bis 800 000 »Ziviltoten«, zumeist Frauen, Kinder und alte Menschen.[12] Nicht weniger als 161 deutsche Städte wurden mit weitreichenden Folgen bombardiert; Brand- und Sprengbomben fielen nahezu auf jede Stadt mit über 50 000 Einwohnern, dazu auf 850 kleinere Orte.[13]

Aus den Gebieten östlich von Oder und Neiße mussten mehr als 7 Millionen Menschen fliehen oder sie wurden vertrieben; hinzu kamen etwa 5 Millionen aus den früheren deutschen Siedlungsgebieten im Ausland (Tschechoslowakei, Polen, Jugoslawien, Rumänien, Ungarn, dem Baltikum, Danzig). Es flohen auch die aus dem Westen in die Ostgebiete evakuierten Frauen, nicht nur ansässige Familien. Wahrscheinlich war mindestens jede achte Frau aus dem deutschen Reichsgebiet von Flucht oder

Vertreibung betroffen.[14] Ende 1952 befanden sich in der Bundesrepublik Deutschland 2,58 Millionen deutsche Heimatvertriebene und in der DDR 3,8 Millionen.[15] Außerdem wurden zwischen
200 000 und 400 000 Personen verschleppt, von denen etwa 50 %
umkamen.[16] Von den insgesamt 18 887 000 Kindern und Jugendlichen bis zum Alter von 25 Jahren waren 3 259 000 Vertriebene,
unter ihnen mehr männliche als weibliche (1 661 000 gegenüber
1 598 000).[17] (Die unterschiedlichen Zahlenangaben sind offenbar dadurch bedingt, dass die Gruppe der Kinder und Jugendlichen altersmäßig unterschiedlich definiert wurde: einerseits
wurde die Jugendzeit bis zum vollendeten 21. Lebensjahr ange-
setzt, andererseits bis zum vollendeten 25. Lebensjahr.)

Die Trennung der Frauen von den Männern, die einrücken
mussten, war nur ein Teil der Auflösung von Familien. Der Luft-
krieg erzwang noch weitere Trennungen: Mütter flohen mit ihren Kindern vor den Bomben, wurden evakuiert; Kinder kamen
mit der Kinderlandverschickung (KLV) häufig weit fort. So zer-
fielen die Familien noch weiter, auch solche, bei denen der Vater noch zu Hause war. Die KLV betraf die 10- bis 14-Jährigen
und erfolgte im Klassenverband. Auch Schülerinnen und Schüler
der gymnasialen Mittel- und Oberstufen wurden mit den Lehre-
rinnen und Lehrern evakuiert, ohne der Organisation der KLV
zu unterstehen.[18] Evakuierung und KLV betrafen sehr viele Menschen, überwiegend Frauen. Die Zahlen schwanken zwischen
5 und 10 Millionen.[19]

Die Gefallenen hinterließen mehr als 1,7 Millionen Witwen,
fast 2,5 Millionen Halbwaisen und etwa 100 000 Vollwaisen.[20]
Von diesen Hinterbliebenen hatten 1 250 000 Kinder und Jugendliche ihren Vater durch den Krieg verloren; 250 000 waren
Vollwaisen.[21] Insgesamt soll es 1,5 bis 2 Millionen Kriegswitwen
gegeben haben. Die Zahl der Witwen und Witwer betrug 1960
noch 1,1 Millionen, der Waisen 500 000 und der Eltern, deren
Sohn oder Söhne gefallen waren, 800 000.[22] Ungefähr ein Vier-
tel aller deutschen Kinder wuchs nach dem Zweiten Weltkrieg

ohne Vater auf, der in der Mehrzahl der Fälle gefallen oder vermisst war. In den unmittelbaren Nachkriegsjahren war der Prozentsatz aufgrund der Gefangenschaft der Väter noch höher.[23] Unter den Heimatvertriebenen fanden sich allein über 2 Millionen Kinder und Jugendliche. 1,6 Millionen davon hatten die Eltern oder einen Elternteil verloren.[24] Zahlreiche Kinder waren allein unterwegs. Man schätzt, dass allein von den Berliner Kindern bei Kriegsende noch 10 000 bis 20 000 ohne Kontakt zu ihren Angehörigen sich in mehr oder minder gefährdeten Gebieten ohne ausreichende Nahrung und Begleitung aufhielten oder sich auf den mühseligen Rückweg – meist zu Fuß – mit dem fernen Ziel Berlin machten. Dazu gab es am Ende des Kriegs und kurz nach dem Krieg regelrechte Wanderungen von Lehrern und Schülern auf der Suche nach einer vorübergehenden Heimstatt und schließlich nach Hause.[25] 1950 lebten in der Bundesrepublik 9,542 Millionen 6- bis 21-Jährige (also vor Kriegsende geborene Kinder und Jugendliche). Von ihnen erhielten zum ersten Stichtag am 30.11.1950 als anerkannt Versorgungsberechtigte nach dem Bundesversorgungsgesetz 1,371 Millionen (= 14,3 %) entsprechende Unterstützung, ebenso 937 000 Witwen und Witwer.[26] Weiterhin erhielten von diesen Kindern und Jugendlichen insgesamt 863 000 (= 9,2 %) eine Waisenrente (Invaliden-, Angestellten- und Knappschaftsversicherung) – nicht zu klären war, ob bestimmte Gruppen von Kindern oder Jugendlichen mehrfach unterstützt wurden und ob bestimmte Gruppen keine Ansprüche hatten. Im Jahr 1951 gab es in der Bundesrepublik über 120 000 Pflegekinder und über eine halbe Million Minderjähriger unter Amtsvormundschaft.[27] Letztendlich können diese wenigen Zahlen nur Hinweise auf die Größenordnung geben, weil wiederum diese Zahlen alle Waisen unterschiedlicher Alters- und Entwicklungsstufen zwischen dem 6. und 21. Lebensjahr (also geboren ab 1930) umfassen. Die Gesamtzahl der Vergewaltigungen wird auf rund 1,9 Millionen geschätzt: 1,4 Millionen in ehemaligen deutschen Ostgebieten und während der Flucht so-

wie Vertreibung sowie 500 000 in der späteren sowjetischen Be-
satzungszone. In Berlin wurden mindestens 100 000 Frauen und
Mädchen vergewaltigt (40 % mehrmals oder vielmals), von denen etwa 10 000 die Vergewaltigung mit dem Leben oder einer
bleibenden gesundheitlichen Schädigung bezahlt haben. Etwa
20 % der vergewaltigten Frauen wurden schwanger; etwa 90 %
dieser Frauen haben abgetrieben.[28] Weitere statistische Angaben
waren nicht aufzufinden.[29]

Somit kann man drei Bereiche[30] *beschädigender bis traumatisierender* zeitgeschichtlicher Erfahrungen benennen:

- Verluste von zentralen Bezugspersonen, insbesondere von
  Vätern und Partnern, auch von Müttern und Partnerinnen
  wie auch von Geschwistern sowie Eltern und Großeltern;
- Verluste von Heimat, Sicherheit und Geborgenheit und
- Gewalterfahrungen (aktive und passive Kriegsteilnahme,
  Tieffliegerangriffe oder Zerstörungen durch Bomben sowie
  Verletzungen, Vergewaltigungen oder vielfachen Mord an
  Zivilisten).

■ *Zwischenfrage I:*
Dürfen wir uns als Deutsche mit diesem Teil
unserer Geschichte befassen?

Dürfen wir uns jetzt *auch* mit den bis heute anhaltenden Folgen des Bombenkrieges gegen die Deutschen, der Flucht und Vertreibung von Deutschen, mit dem Tod von Millionen Menschen – Soldaten und Zivilisten – und ebenso mit den Leiden der damaligen Kinder und Jugendlichen befassen – insgesamt also mit den möglichen Erfahrungen der heute über 60-Jährigen? Sigmund Freud hatte sich bereits 1915 aufgrund der zunehmend erlebbaren Schrecken des Ersten Weltkriegs mit dem Krieg und seinen Folgen in seiner Arbeit *Zeitgemäßes über Krieg und Tod*[1] auseinandergesetzt. Sein viertletzter Satz lautete: »Das Leben zu ertragen, bleibt jedoch die erste Pflicht aller Lebenden.« In Analogie stellt sich die Frage: Welche *weiteren* Pflichten werden uns, die wir als Kinder, Jugendliche oder jüngere Erwachsene die Katastrophe des Zweiten Weltkriegs überlebten, auferlegt?

Die zweite Pflicht ist: anzuerkennen, was geschehen ist und wer dafür die Verantwortung trug, d. h. anzuerkennen, dass

- jeder 5. Pole (3 Millionen jüdischer Abstammung, 3 Millionen nichtjüdischer Abstammung) sowie jeder 5. Jugoslawe im Krieg umkam;
- Millionen russische Zivilisten umgebracht wurden;
- insgesamt 6 Millionen Juden in kürzester Zeit ermordet wurden;
- zuerst Warschau, Rotterdam, Belgrad, London, Plymouth, Coventry bombardiert wurden;
- in Europa nach dem Krieg außerhalb Deutschlands rund 17,5 Millionen Kriegshalbwaisen aufwuchsen.

Die dritte Pflicht ist: 60 Jahre nach dem Ende des Zweiten Weltkriegs 1945 müssen die heute noch Lebenden, »um ihr Leben *im Altern* zu ertragen«, begreifen, was Deutschland – aufgrund der Verteidigung der Alliierten – als Reaktion erfuhr, um ihre eigene Entwicklung und bei sich selbst möglicherweise bis heute spürbare Folgen zu verstehen. Für mich ist entscheidend, aus welcher Perspektive die heute über 60-Jährigen (und möglicherweise auch ihre Kinder und Enkelkinder) auf die damaligen Ereignisse blicken: als damals *aktiv Handelnde und Beteiligte, Betroffene, Opfer oder Leidtragende?*

Mindestens 60 % der damaligen Kinder, Jugendlichen und jüngeren Erwachsenen müssen als Betroffene (vgl. Kapitel 2, 3) angesehen werden; sind sie auch Opfer?[2]

Der Begriff Opfer setzt im juristischen Sinne einen oder mehrere Täter im Sinne eines Kausalzusammenhangs voraus. Damit entfällt in der Regel die Frage, inwieweit die Reaktionen und Maßnahmen des »Täters« als Ausdruck seiner Verteidigung gegen die vorhergehenden Maßnahmen und Aktivitäten des »Opfers« verstanden werden müssen. (Dies schließt nicht aus, dass sich gerade viele Jüngere persönlich als »Opfer« der Ereignisse des Krieges und der direkten Nachkriegszeit erlebten.)

Der Begriff *Opfer* ist zentraler Bestandteil sehr vieler Religionen in dem Sinne, dass den Göttern – gerade und oft auch in Form von Menschen – geopfert wurde. Man erinnere sich an die Geschichte aus dem Alten Testament: Abraham will Isaak Gott opfern, aber dieser nimmt das Opfer schließlich nicht an.[3] (Interessanterweise wird das Befinden des doch eindeutig traumatisierten Isaak in der Bibel nicht thematisiert – man bedenke, dieser Vater will seinen Sohn bedingungslos töten und wird erst im letzten Moment durch den Engel daran gehindert.)

Damit kann der Begriff Opfer eine zusätzliche »religiöse« Dimension[4] bekommen. Eine »zentrale Erzählung« des Ersten Weltkriegs stellte das Sterben von Freiwilligen-Regimentern (»die Blüte der deutschen Jugend«) bei dem Ort Langemarck dar. Diese Toten (nach meinem Kenntnisstand wohl eher eine historisierende Legende) wurden dann im Dritten Reich als »Opfer« stilisiert, instrumentalisiert und damit missbraucht. Aus der Rede des damaligen Reichsjugendführers Baldur von Schirach: »Jahr für Jahr wird hier im Hinschauen auf die tapferste Jugend, die sich opferte für Volk und Reich, das Bündnis erneuert zwischen den Generationen des Krieges und der jüngsten Jugend, die die Zukunft trägt.«[5]

»Dies ist die Sinngebung von Langemarck! Dass wir uns selbst vergessen, dass wir uns opfern, dass wir treu sind, das ist die Botschaft der Gefallenen an die Lebenden, das ist der Ruf des Jenseits an die Zeit. Die allgemeine Wehrpflicht, die der Führer zu Beginn dieses Jahres verkündete, ist ebenfalls eine Sinngebung des Opfertodes der Langemarck-Kämpfer.«[6]

(Diese Zitate waren gleichzeitig als eindeutige Vorgaben für viele Feiern der damaligen Hitler-Jugend gedacht. Angehörige der HJ können sich noch heute gut daran erinnern.)

Eine unter diesem *Opfer*-Aspekt geführte Debatte kann aber nur wieder in Aufrechnungen und Schuldzuweisungen münden. Die heute noch lebenden jüngeren Älteren müssen und dürfen sich bewusst machen, durch wie viel Leid möglicherweise ihre Kindheit und Jugend geprägt wurde und dass sie teilweise bis heute an diesen Folgen leiden (Kapitel 5). Wahrscheinlich werden diese leidvollen Erfahrungen auch ihr Altern prägen (Kapitel 8).

In Konsequenz kann man auch die vierte Pflicht formulieren: *Sorge zu tragen, dass die noch Lebenden, auch deren Kinder und Enkelkinder, in Europa im inneren Frieden künftig zusammenleben.* Zur Verwirklichung bedarf es folgender Schritte:

- Bewusstmachen des eigenen erlebten Leids in Deutschland und entsprechend in den europäischen Nachbarländern;
- gegenseitige Akzeptanz des erlebten Leidens der damaligen Kinder, Jugendlichen und jüngeren Erwachsenen im Sinne gemeinsamer europäischer Gedächtniskultur;
- eigene und gegenseitige Akzeptanz der noch notwendigen Trauerprozesse;

- notwendige (therapeutische) Hilfestellung für Betroffene in ihrer Alterssituation;
- internationale Nutzung unserer Erkenntnisse über mögliche Langzeitfolgen von Kriegen, um Folgen derzeitiger Kriege sowie Katastrophen zumindest abzuschwächen (zu optimistisch wäre wohl der Wunsch, sie völlig zu vermeiden).

Wir müssen uns bewusst machen: *Wir haben eine Geschichte, wir sind Geschichte und wir verkörpern Geschichte.* Wenn wir uns dessen bewusst sind, müssen wir in Europa gegenseitig anerkennen, dass es weder *halbiertes* Leid[7] noch *weniger* oder *mehr Leid* gibt.

Sigmund Freud zitiert in seinem Artikel[8] den alten Spruch: *Wenn du den Frieden erhalten willst, bereite dich auf den Krieg vor* und fährt fort: »Es wäre zeitgemäß, ihn abzuändern: *Wenn du das Leben aushalten willst, richte dich auf den Tod ein.*«

Ich gestatte mir eine andere Formulierung: *Wenn du den Frieden willst, behalte den Schrecken und das Leid des Krieges bewusst in Erinnerung – als Teil deiner Biografie!* ■

3. Kapitel
Altersjahrgänge der Betroffenen und ihr Erfahrungshorizont

Diese Fakten und Daten spiegeln die schrecklichen Auswirkungen und die leidvollen Folgen des Zweiten Weltkriegs wider. Menschen erleben Geschichte immer als individuelle *Erfahrungsgeschichte*, d. h., sie durchlaufen historische Ereignisse in unterschiedlichen Lebensphasen mit einem unterschiedlichen Ausmaß eigener Beteiligung und Betroffenheit. Auf welchen Zugangswegen können wir die jeweils orientierenden Daten für die individuelle wie auch familiäre Erfahrungsgeschichte erhalten? Hinweise ergeben sich durch die Zugehörigkeit zu bestimmten Jahrgängen und damit zu bestimmten Alterskohorten:

Tabelle 1: Mögliche aktive und/oder passive Betroffenheit durch das Dritte Reich und den Zweiten Weltkrieg (Quelle: Statistisches Jahrbuch der Bundesrepublik Deutschland 2004, Stichtag 31.12.2002).

	Geburts- jahrgänge	Alter bei Kriegsende 1945
90 Jahre und älter (zur Zeit 570 000 lebend) (130 000 Männer, 440 000 Frauen)	bis 1915	30 Jahre alt und älter
80 bis 89 Jahre (zur Zeit 2,7 Millionen lebend) (780 000 Männer, 2,0 Millionen Frauen)	1916–1925	20 Jahre alt und älter
70 bis 79 Jahre (zur Zeit 6,43 Millionen lebend) (2,62 Millionen Männer, 3,81 Millionen Frauen)	1926–1935	10 Jahre alt und älter
60 bis 69 Jahre (zur Zeit 10,3 Millionen lebend) (4,98 Millionen Männer, 5,23 Millionen Frauen)	1936-1945	neugeboren und älter

Der Anteil der 60 Jahre alten und älteren Menschen an der Bevölkerung Deutschlands beträgt zur Zeit[1] 24 Prozent, d. h. ein knappes Drittel der Erwachsenen-Bevölkerung.

Tabelle 1 verdeutlicht, dass schon die heute 79-/80-Jährigen bei Kriegsende 1945 höchstens 19 bis 20 Jahre alt waren, d. h., nur ein gewisser Teil von ihnen war aktiv, aber wohl ohne größere Verantwortung am Krieg beteiligt. Die meisten von ihnen, aufgewachsen unter dem Einfluss nationalsozialistischer Erziehung, erlebten das Kriegsende 1945 als Kinder oder Jugendliche. Erst bei den über 80-Jährigen muss gezielt nach ihrer Verantwortung bzw. ihrer Beteiligung am Dritten Reich und dem Zweiten Weltkrieg gefragt werden.

Fasst man diese Geburtsjahrgänge zu Alterskohorten zusammen, dann kann man beschreiben, in welchen Lebensphasen mit möglicherweise welchen Auswirkungen sie das Dritte Reich, den Zweiten Weltkrieg, das Kriegsende und die unmittelbare Nachkriegszeit erleben konnten:

Die Geburtsjahrgänge 1915–1919 durchleben ihre frühe Kindheit im Ersten Weltkrieg und in der direkten Nachkriegszeit. Aufgrund der damals stark eingeschränkten bis mangelhaften Versorgung mit Lebensmitteln erfahren sie schon häufig Hunger und Unterernährung. In Folge von zwei Millionen deutschen Kriegstoten wachsen bereits viele ohne Vater oder zumindest mit einem verletzten oder kranken und psychisch veränderten Vater auf.[2] Ihre Jugend fällt in die Zwischenkriegszeit mit Weltwirtschaftskrise, weitgehender Verarmung und Arbeitslosigkeit. Bei Kriegsanfang 1939 ist die Berufsausbildung in der Regel abgeschlossen; wahrscheinlich lebt ein größerer Teil seit längerer Zeit in Partnerbeziehungen und hat mindestens ein Kind (bei einem angenommenen Generationssprung von 25 Jahren werden nachfolgende Kinder sowohl noch während des Krieges gezeugt bzw. in der unmittelbaren Nachkriegszeit). Bei Ausbruch des Zweiten Weltkriegs 1939 befinden sie sich im Alter von 20 bis 24 Jahren und erleben den Krieg und die direkte Nachkriegszeit somit im

jüngeren Erwachsenenalter mit entsprechender politischer Aus-
richtung, militärischer Verantwortung und eigenen Aufgaben
im Rahmen der direkten und indirekten Kriegsauswirkungen.
Zwischen 1965 und 1969 erreichen sie das 50. Lebensjahr und
repräsentieren somit die »Aufbaugeneration« nach dem Krieg.
Zwischen 1990 und 1994 75-jährig geworden, sind die noch Lebenden heute zwischen 85 und 90 Jahren alt (diese Gruppe besteht derzeit weitgehend aus jetzt allein lebenden Frauen; sie ist
aufgrund zunehmender Hilfs- und Pflegebedürftigkeit auf ambulante oder stationäre Unterstützung angewiesen und leidet in
mindestens 35 Prozent der Fälle an einer demenziellen Erkrankung unterschiedlicher Ausprägung).

Die Geburtsjahrgänge 1920–1924 erleben ihre Kindheit in der
Weltwirtschaftskrise und während der Notsituation der Zwischenkriegszeit. Bei der Machtübernahme der Nationalsozialisten im Jahr 1933 sind sie zwischen 9 und 13 Jahre alt und somit
als erste intensiv der nationalsozialistischen Erziehungspolitik
ausgesetzt und entsprechend von den Jugendorganisationen und
der Schule beeinflusst. Bei Kriegsausbruch 1939 befinden sie sich
im Alter zwischen 15 und 19 Jahren und bei Kriegsende 1945
zwischen 20 und 25 Jahren (bei den Männern umfassen diese
Jahrgänge diejenigen mit den höchsten Todesraten aller einge-
zogenen Jahrgänge, siehe Kapitel 2). Die berufliche Ausbildung
ist abgeschlossen oder wird in der Endphase durch den Krieg unterbrochen, ebenso das laufende Hochschulstudium. Der Beginn
der beruflichen Karriere, der Abschluss des Hochschulstudiums
und die Geburt des ersten Kindes finden weitgehend schon in
der unmittelbaren Nachkriegszeit statt. Sie erleben ihr 50. Lebensjahr zwischen 1970 und 1975 und ihr 75. Lebensjahr zwischen 1995 und 2000.

Die zwischen 1990 und 1993 durchgeführte Berliner Altersstudie (BASE)[3] liefert repräsentative Daten über die Jahrgänge
1911 bis 1922 (dort Kohorte III). Bei der großstädtischen Bevölkerung wird allerdings die Familie durchschnittlich um das

30. Lebensjahr herum gegründet und das erste Kind (von durchschnittlich zwei Kindern) wird zwischen 1941 und 1952 geboren. Die Daten erlauben ein differenziertes Bild über Entwicklungs- und Veränderungsprozesse, die sich insgesamt auf die hier angesprochenen Jahrgangsgruppen 1915–1919 und 1920–1924 beziehen lassen. Der Zweite Weltkrieg trifft diese Geburtsjahrgänge, als sie gerade die Schule verlassen oder ihre ersten Stelle angetreten haben. Viele von ihnen beschleunigen die Heirat und die Familiengründung, bevor die Männer zum Krieg eingezogen werden. Dabei erreichen diese Kohorten (im Vergleich zu den Vorläufer-Kohorten 1897–1900 und 1901–1910) ein deutlich höheres Bildungsniveau; allerdings gibt es bei den Frauen einen niedrigeren Anteil an Berufsausbildung und einen geringen Anteil von Abiturientinnen. Die Kohorte III ist am meisten vom Krieg betroffen: hier nehmen 86 Prozent der Männer am Krieg teil; sie dienen durchschnittlich 6 Jahre lang – teilweise als Kriegsgefangene (diese prozentualen Anteile beziehen sich nur auf die Gruppe der Männer, die 70 Jahre und älter werden; wie in Kapitel 2 erwähnt, überleben viele Männer der Kohorte den Krieg nicht oder sterben in den Folgejahren). Bei der Heimkehr ab 1945 ist der Wiedereintritt in den Arbeitsmarkt für viele Männer zunächst mit einem beruflichen Abstieg verbunden; dies in 33 Prozent der Fälle; 24 Prozent sind zwischen 1945 und 1950 arbeitslos. Für die Frauen zeigt sich eine hohe Berufstätigkeitsrate in den jungen Erwachsenenjahren, eine geringe in der Phase der Familiengründung (aber nicht unter 40 Prozent!) und dann eine erneute Zunahme. Erwerbstätige Frauen nehmen durchschnittlich 25 Jahre lang am Arbeitsmarkt teil (nur 4 Prozent leisten nie bezahlte Vollzeitarbeit). Im allgemeinen eröffnet der Zweite Weltkrieg Berufschancen für die Frauen, weil bei Abwesenheit der Männer ihre Arbeitskraft benötigt wurde. Die wirtschaftlich schweren Zeiten und die Rückkehr vieler Männer verdrängen die Frauen in der Nachkriegszeit vom Arbeitsmarkt; entsprechend wird 1950 die niedrigste Berufstätigkeitsrate in diesem Jahrhun-

dert mit 44 Prozent erreicht. Bei der Familiengeschichte zeigt sich, dass fast alle Männer durchschnittlich mit 27 Jahren heiraten; allerdings erfolgt in der Kriegs- und insbesondere der Nachkriegszeit bei jeweils 20 Prozent eine Scheidung. Die Frauen sind weniger häufig verheiratet bei einem etwas niedrigeren Erstheiratsalter (24 Jahre); rund 25 Prozent der Frauen sind aufgrund des Krieges verwitwet; allerdings folgt in 36 Prozent der Fälle eine Wiederverheiratung. 1946 kommen in der Altersgruppe der 20- bis 29-Jährigen auf 100 Männer 170 Frauen.[4] Diese aufgeführten belastenden Lebensereignisse und negativen Veränderungen bilden so gleichzeitig ein Stück der damaligen *Normalität* ab.

Die Geburtsjahrgänge 1925–1929 werden in der Zeit der Weltwirtschaftskrise und ihrer direkten Folgen geboren. Ihre schulische Erziehung erfolgt bereits nach den Grundsätzen der nationalsozialistischen Erziehungspolitik; sie durchlaufen vollständig die Jugendorganisationen des Dritten Reiches (Deutsches Jungvolk von 10 bis 14, Hitler-Jugend (HJ) von 14 bis 18; Deutsche Jungmädel von 10–14, Bund Deutscher Mädchen (BDM) von 14 bis 18 Jahre). Bei Kriegsanfang 1939 befinden sie sich im Alter von 10 bis 15 und bei Kriegsende 1945 im Alter von 16 bis 20 Jahren. Infolge der zunehmenden Bombenangriffe erleben sie häufig eine Kinderlandverschickung (KLV) in Heime, Lager oder Internate, wo sie weitab von ihrer gewohnten Umgebung und Heimat und getrennt von der Mutter und den jüngeren Geschwistern, im Klassenverband mit Lehrern und Erziehern aufwachsen. Je weiter der Krieg fortschreitet, desto häufiger müssen sie aktiv am Krieg teilnehmen: Die Jungen der höheren Jahrgänge werden eingezogen, die jüngeren dienen als »Flakhelfer« oder in anderen Funktionen sowie schließlich als »letztes Aufgebot« (teilweise als begeisterte Freiwillige); die Mädchen arbeiten in der Industrie oder Landwirtschaft oder bei der KLV mit. Teils geraten die Jungen bei Kriegsende in Gefangenschaft, teils werden sie (auch Mädchen) als Zivilgefangene zur Arbeit herangezogen und später in den Osten verschleppt bzw. in Lagern interniert.

Andere erleben einzeln oder in Gruppen mit ihren Lehrern eine langanhaltende und teilweise gefährliche Rückkehr nach Hause.

Sie setzen dann nach dem Krieg ihre unterbrochene Berufs- oder Schulausbildung fort. Viele von ihnen zeigen große Anpassungsschwierigkeiten an die »neue (also auch demokratische) Normalität«, die ihnen gesellschaftlich so selbstverständlich abverlangt wird.

Die Geburtsjahrgänge 1930–1934 wachsen (nach ihrer bewussten Erinnerung) bereits vollständig während des Dritten Reiches auf. Bei Kriegsanfang 1939 sind sie zwischen 5 und 9 und entsprechend bei Kriegsende 1945 zwischen 11 und 15 Jahre alt. Sie sind nur noch in relativ geringem Umfang von der Kinderlandverschickung betroffen und leben weiterhin in ihren Familien. Sie erfahren Bombenangriffe und die Zerstörung ihrer Häuser und Wohnungen (in Großstädten, industriellen Ballungsgebieten, aber auch in mittleren Städten) und werden daraufhin größtenteils mit ihren Müttern und Geschwistern evakuiert – wenn möglich zu Verwandten, sonst zu fremden Menschen in ungefährdete, meist landwirtschaftlich geprägte Gebiete. Da sie bei ihren Müttern verbleiben, teilen sie deren weitere schlimme Erfahrungen und insbesondere die von Flucht und Vertreibung. Sie kehren gemeinsam in die teilweise zerstörte oder beschädigte frühere Welt zurück. Ihre Jugend fällt in die direkte Nachkriegszeit zwischen 1945 und 1950.

Die Geburtsjahrgänge 1935–1939 erleben den Kriegsanfang 1939 als Kleinkinder bzw. waren oder wurden gerade geboren. Bei Kriegsende 6 bis 10 Jahre alt, erfahren sie die Endphase des Krieges und die direkte Nachkriegszeit zusammen mit ihren Müttern und Geschwistern, d. h. je nach Wohnsitz Bombenangriffe, die Zerstörung der Häuser und Wohnungen, Evakuierung, Flucht und Vertreibung und ebenso Rückkehr in eine teilweise beschädigte bis zerstörte Welt. Ihre späte Kindheit und die Jugendzeit fallen in die direkte Nachkriegszeit zwischen 1945 und 1950.

Die Geburtsjahrgänge 1939–1944 erleben ihre Kindheit während des Krieges und insbesondere in der Endphase des Krieges 1944/1945 immer noch als (Klein-)Kinder bzw. Säuglinge. So wachsen sie teilweise in der (bestimmt anomalen) *Normalität* eines Kriegszustandes und der unmittelbaren Nachkriegszeit auf.

Genauere Beschreibungen schädigender bis traumatisierender Einflüsse für die Geburtsjahrgänge 1947–1932 erbringt eine 1950 in der Langeoog-Studie vorgenommene Einteilung[5]:

»Die im Jahr 1947 fünfjährigen Kinder: (Geburtsjahr: 1942) Schwangerschaft der Mutter: 2. und 3. Kriegsjahr. Kindergartenalter: 1945–1948 (Kindergärten durch Kriegseinwirkung zerstört oder geschlossen. In jedem Falle armselige Räume und Lebensbedingungen, »Massenbetrieb«). Kriegsende, Flucht, Ausweisung: 3 Jahre (Kleinkindalter). Bombenkrieg, Evakuierung, Kinderlandverschickung: als Ungeborenes, im Säuglings- und Kleinkindalter. Nachkriegszeit: Kleinkind- und Schulkindalter. Vater Soldat: 1. bis 5. Lebensjahr. Vater in Nachkriegsgefangenschaft, Mutter erwerbstätig. Familie heimatlos, Wohnungsnot: 3. bis 6. Lebensjahr und länger. Einfluss der sogenannten Entnazifizierung: 3. bis 8. Lebensjahr. Beginn der Nachkriegsarbeitslosigkeit: vom 6. Lebensjahr an. Hungerperiode: 4. bis 7. Lebensjahr (Kleinkindalter). Schuleintritt: 1948. Eintritt in die höhere Schule: 1952. Volksschulentlassung, Berufswahl, Berufsausbildung: 1956. Abitur, Studiumsbeginn: 1961.

Die im Jahr 1947 siebenjährigen Kinder: (Geburtsjahr: 1940) Schwangerschaft der Mutter: 1. bis 2. Kriegsjahr. Kindergartenalter: 1943–1946 (4. und 5. Kriegsjahr, 1. und 2. Nachkriegsjahr). Kriegsbeginn: Ungeboren. Kriegsende, Flucht, Ausweisung: 5 Jahre. Bombenkrieg, Evakuierung, Kinderlandverschickung: Säuglings- und Kleinkindalter. Nachkriegszeit: Kleinkind- und Schulkindalter. Vater Soldat: 1. bis 5. Lebensjahr. Vater in Nachkriegsgefangenschaft, Mutter erwerbstätig. Familie heimatlos, Wohnungsnot: 5. bis 7. Lebensjahr und länger. Hungerperiode: 5. bis 8. Lebensjahr. Einfluss der Entnazifizierung auf die Familie: 5. bis 10. Lebensjahr. Beginn der Nachkriegsarbeitslosigkeit: vom 8. Lebensjahr an. Schuleintritt: 1946 (Volksschulen gerade wieder eröffnet). Eintritt in die höhere Schule: 1950 (Schulreform). Schulentlassung, Berufswahl, Berufsausbildung: 1954. Abitur, Studiumsbeginn: 1959.

Die im Jahr 1947 neunjährigen Kinder: (Geburtsjahr: 1938) Kriegsbeginn: 1. Jahr. Kriegsende, Flucht, Ausweisung: 7 Jahre. Kindergartenalter: 1941–1944 (3. bis 5. Kriegsjahr). Bombenkrieg, Evakuierung, Kinderlandverschickung: Säuglings-, Kleinkind- und Schulkindalter. Vater Soldat, Mutter dienstverpflichtet: 1. bis 7. Lebensjahr. Vater in Nachkriegsgefangenschaft, Mutter erwerbstätig. Familie heimatlos, Wohnungsnot: 7. bis 9. Lebensjahr und länger. Hungerperiode: 7. bis 10. Lebensjahr. Einfluss der Entnazifizierung: 7. bis 12. Lebensjahr. Beginn der Nachkriegsarbeitslosigkeit: vom 10. Lebensjahr an. Schuleintritt: 1944 (5. Kriegsjahr). Eintritt in die höhere Schule: 1948. Schulentlassung, Berufswahl, Berufsausbildung: 1952. Abitur, Studiumsbeginn: 1957.

Die im Jahr 1947 elfjährigen Kinder: (Geburtsjahr: 1936) Kriegsbeginn: 3 Jahre. Kriegsende, Flucht, Ausweisung: 9 Jahre. Kindergartenalter: 1939–1942. Bombenkrieg, Evakuierung, Kinderlandverschickung: Kleinkind- und Schulkindalter. Nachkriegszeit: Schulkindalter, Jugendalter. Vater Soldat, Mutter dienstverpflichtet: 3. bis 9. Lebensjahr. Vater in Nachkriegsgefangenschaft, Mutter erwerbstätig. Familie heimatlos, Wohnungsnot: 9. bis 11. Lebensjahr und länger. Hungerperiode: 5. bis 8. Lebensjahr. Einfluss der Entnazifizierung: 9. bis 14. Lebensjahr. Hungerperiode: 9. bis 12. Lebensjahr. Nachkriegsarbeitslosigkeit: vom 10. Lebensjahr an. Schuleintritt: 1942 (3. Kriegsjahr). Eintritt in die höhere Schule: 1946 (Schulen kaum eröffnet; Schulreform). Schulentlassung, Berufswahl, Berufsausbildung: 1950. Abitur, Studiumsbeginn: 1955.

Die im Jahr 1947 13-jährigen Kinder: (Geburtsjahr: 1934) Kriegsbeginn: 5 Jahre. Kriegsende, Flucht, Ausweisung: 11 Jahre.

Kindergartenalter: 1937 bis 1940 (Vorkriegszeit, 1. Kriegsjahr). Bombenkrieg, Evakuierung, Kinderlandverschickung: Kleinkind- und Schulkindalter. Nachkriegszeit: Schulkind- und Jugendalter. Vater Soldat, Mutter dienstverpflichtet: 5. bis 11. Lebensjahr. Vater in Nachkriegsgefangenschaft, Mutter erwerbstätig. Familie heimatlos, Wohnungsnot: 11. bis 13. Lebensjahr und länger. Hungerperiode: 11. bis 14. Lebensjahr (Schulkind- und Jugendalter). Nachkriegsarbeitslosigkeit: vom 12. Lebensjahr an. Schuleintritt: 1940 (2. Kriegsjahr). Eintritt in die höhere Schule: 1944 (5. Kriegsjahr). Schulentlassung, Berufswahl, Berufsausbildung: 1948 (Beginn der Arbeitslosigkeit, Mangel an Lehrstellen). Abitur, Studiumsbeginn: 1953.

Die im Jahr 1947 15-jährigen Kinder: (Geburtsjahr: 1932) Säuglings- und Kleinkindzeit: vor und im nationalsozialistischen Umbruch, Auswirkung von politischen Säuberungsaktionen auf den Beruf des Vaters, Wirtschaftskrise. Kriegsbeginn: 7 Jahre. Kriegsende, Flucht, Ausweisung: 13 Jahre. Kindergartenalter: 1935 bis 1938 (Vorkriegszeit). Bombenkrieg, Evakuierung, Kinderlandverschickung: Schulkindalter. Nachkriegszeit: Schulkind- und Jugendalter. Vater Soldat, Mutter dienstverpflichtet, evtl. Kind dienstverpflichtet: 7. bis 13. Lebensjahr. Vater in Nachkriegsgefangenschaft, Mutter erwerbstätig. Familie heimatlos, Wohnungsnot: 13. bis 15. Lebensjahr und länger. Hungerperiode: 13. bis 16. Lebensjahr (Schulkind- und Jugendalter). Einfluss der Entnazifizierung: 13. bis 18. Lebensjahr (wichtige Ausbildungszeit). Nachkriegsarbeitslosigkeit: vom 16. Lebensjahr an. Schuleintritt: 1938 (letztes Friedensjahr). Eintritt in die höhere Schule: 1942 (3. Kriegsjahr) Schulentlassung, Berufswahl, Berufsausbildung: 1946. Abitur, Studiumsbeginn: 1951.«

Die Geburtsjahrgänge 1945–1949, geboren in der direkten Nachkriegszeit, erleben ihre (Klein-)Kindheit in der Aufbauphase der beiden deutschen Staaten – weiterhin unter sehr unterschiedlichen familialen, sozialen und materiellen Lebensbedingungen.[6]

Erst wenn man um die Zugehörigkeit zu einem bestimmten Jahrgang und damit zu einer spezifischen Alterskohorte kennt, kann man *mögliche* erschreckende, belastende, beschädigende oder traumatisierende zeitgeschichtliche Erfahrungen erfragen (Kapitel 9.4) und weiterhin überlegen, in welchem Umfang und in welcher Form diese an die nächste(n) Generation(en) weitergegeben wurden (Kapitel 6).

In der heutigen Öffentlichkeit herrscht nach meinem Eindruck die Auffassung vor, dass traumatisierende Ereignisse nur *kurzfristig* einwirken und nur *einmal* auftreten – z. B. anlässlich von (Natur-)Katastrophen. Bei den hier beschriebenen Geburtsjahrgängen stellt sich die Situation jedoch weitgehend anders dar: Die beschriebenen Erfahrungen in den Bereichen Trennungen oder Verluste, aktive und passive Gewalterfahrungen sowie Flucht und Vertreibung erfolgten *sequenziell*, d. h. über den Zeitraum von Monaten bis zu mehreren Jahren und dazu *kumulativ*, d. h., in der Regel handelte es sich um mehrere derartige Erfahrungen.

■ *Zwischenfrage II:*
Waren alle betroffen und alle traumatisiert?

Fasst man alle aufgeführten Untersuchungen bzw. Befragungs-
ergebnisse zusammen, so ist das Fazit eindeutig: keineswegs alle
der damaligen Kinder, Jugendlichen und auch jüngeren Erwachsenen hatten derartige belastende, beschädigende bis traumatisierende Erfahrungen gemacht. Meine Schätzung[1] geht von folgender Verteilung aus:

Tabelle 2: Ausmaß möglicher Betroffenheit (Quelle: Radebold (2000),
S. 168–170).

- Durch den Krieg und seine Folgen kaum beeinträchtigt aufgewachsene Kinder mit anwesendem Vater (sichere stabile familiale,
  soziale, materielle und wohnliche Verhältnisse) (geschätzt 35–
  40 %).
- Kinder mit zeitweiliger väterlicher Abwesenheit und zeitweilig eingeschränkten Lebensbedingungen (geschätzt 25–30 %).
- Kinder mit langanhaltender oder andauernder väterlicher Abwesenheit bei in der Regel gleichzeitig langanhaltenden beschädigten Lebensumständen (geschätzt 25–30 %).

Rund 35 bis 40 Prozent der damaligen keineswegs direkt vom
Krieg und der direkten Nachkriegszeit betroffenen Kinder und
Jugendlichen erlebten diese Zeit lediglich durch Sirengengeheul,
überfliegende Bomberverbände und manchmal sogar nur durch
Soldaten der Siegermächte, die aus ihren Jeeps Kaugummi oder
Schokolade verteilten. Ihre Versorgung (Lebensmittel, Hei-
zung, Kleidung etc.) war während des Krieges, bei Kriegsende
und selbstverständlich auch in der Nachkriegszeit sichergestellt.
Von den Folgen des Krieges wurden sie indirekt nur dadurch be-
troffen, dass ihre Familien den Flüchtlingen oder Vertriebenen

Wohnraum zur Verfügung stellen mussten und der spätere finanzielle Lastenausgleich ihr Einkommen und Vermögen verringerte.

Interessanterweise gehen die kurzfristig/langfristig Betroffenen wie auch die überhaupt nicht Betroffenen davon aus, dass alle anderen dieselben Erfahrungen wie sie selbst gemacht hätten. Nach meinem Kenntnisstand tauschten sie sich darüber weder damals noch in späteren Jahren aus.

Die Begriffe *traumatisiert* oder *Trauma* bzw. *Traumatisierung* werden heute fast inflationär sowohl von den Professionellen als auch von der massenmedialen Öffentlichkeit[2] benutzt. Dies hängt wohl auch damit zusammen, dass – auch von Seiten der Psychoanalyse – vielfältige Formen von Traumatisierungen beschrieben wurden, die sich auf unterschiedliche äußere Ereignisse bezogen. So ist von Verführungstrauma, sexuellem Missbrauch, Kriegstrauma, Extremtrauma, Deprivationstrauma, stummen Trauma, Belastungstrauma, kumulativem Trauma u. a. die Rede. Der Begriff verlor mehr oder weniger seine besondere Bedeutung und war oft von anderen pathogenen Ursachen und schwerwiegenden Frustrationen oder psychischem Stress nicht mehr angemessen zu unterscheiden. Weiterhin wurde zwischen dem Prozess der Traumatisierung, dem traumatischen Zustand und den bleibenden pathologischen Veränderungen nicht ausreichend differenziert. So können z. B. die unmittelbaren Folgen des Erlebens der traumatischen Situation pathologisch oder pathogen sein, müssen es aber nicht. Abgesehen von massiven oder extremen Traumatisierungen wirkt nicht jede traumatische Situation auf alle Menschen gleich. Das bedeutet, dass ein Trauma, was seine Wirkung betrifft, in der Regel nur retrospektiv von seinen seelischen Folgen her definiert werden kann.[3] So beschreibt der Begriff *Trauma* ein Konzept, das ein äußeres Ereignis mit dessen spezifischen Folgen für die innere psychische Realität verknüpft.[4]

Entsprechend der Schätzung aus der Tabelle 2 machten rund

25 bis 30 Prozent der damaligen Kinder, Jugendlichen und auch jüngeren Erwachsenen eher einmalige und eher kurzfristig andauernde belastende bis beschädigende Erfahrungen und weitere 25 bis 30 Prozent lang anhaltende, sequenzielle und sich kumulierende beschädigende bis traumatisierende Erfahrungen. Erst die heutigen Untersuchungen (Kapitel 5) belegen, dass mindestens ein großer Teil der dritten Gruppe schwerwiegende Folgen für ihre gesamte weitere Entwicklung bis hin zur heutigen Alterssituation erlitt, was sich nur teilweise in Form von Posttraumatischen Belastungsstörungen (PTBS) zeigt.

Für das Anliegen dieses Buches wäre es problematisch, sogar gefährlich, wenn jetzt bei unklaren Symptomen über 60-Jähriger zu schnell und damit voreilig ein Zusammenhang mit kindlichen oder jugendlichen Kriegserfahrungen hergestellt würde. Eine dahin gehende Vermutung verlangt eine *Positiv*-Diagnose (Kapitel 9). Sonst besteht die hier nachdrücklich zu benennende Gefahr, dass die Psych-Szene nach der »Suche nach dem wahren Selbst« mit der »anhaltenden narzisstischen Kränkung«, nach der »Vermutung sexuellen Missbrauchs« jetzt bei unklarer Symptomatik »traumatisierende Kriegserfahrungen« diagnostiziert und dann entsprechend bei allen über 60-Jährigen[5] findet (siehe außerdem Kapitel 9.12). ▪

4. Kapitel
Wie reagierten die Betroffenen, ihre Familien und die Gesellschaft damals – aktuell und langfristig?

Unser heutiger Kenntnisstand erlaubt folgende Feststellung: Das psychische Befinden der damaligen Kinder und Jugendlichen war angesichts der schrecklichen Erfahrungen der Erwachsenen und des Elends in der Endphase des Krieges und der unmittelbaren Nachkriegszeit eher unwichtig. Die Aufgabe für Betroffene hieß, akut zu überleben und langfristig am Leben zu bleiben. Die Sorgen insbesondere der Mütter und die späteren Bemühungen von Behörden und Institutionen galten daher ausreichender Versorgung (um der eingetretenen Unterernährung Einhalt zu gebieten oder um sie zumindest abzuschwächen), ausreichender Unterbringung (»Dach über dem Kopf«, Wetter- und Kälteschutz), minimaler medizinischer Versorgung (Hygiene und Entlausung, Impfung, Versorgung von Verletzungen und Krankheiten), der Beschaffung von Kleidung, der Wiedereröffnung von Schulen und der Einrichtung von Ausbildungsmöglichkeiten.

Zeitzeugenberichte (teilweise in der damaligen Kinder- und Jugendliteratur[1] wiedergegeben) sowie erst Jahrzehnte später folgende systematische Beobachtungen von Kindern und Jugendlichen anlässlich von Kriegen sowie Massenkatastrophen[2] vermitteln einen gewissen Eindruck, mit welchen Gefühlen diese damaligen Erfahrungen verbunden waren: Angst und Panik, Schrecken, Bedrohung, Hilflosigkeit und Ausgeliefertsein, Alleingelassen- und Verlorensein, Heimweh, Resignation, Apathie bis zur inneren Erstarrung.

Betroffene Kinder und ebenso Jugendliche hoffen, dass sie in diesen bedrohlichen und erschreckenden Situationen beschützt werden: von ihren Müttern, von ihren Vätern, von Großeltern oder zumindest von älteren Geschwistern. Waren diese überhaupt anwesend und wie reagierten sie? Die Mütter waren in der Regel vorhanden; die Kinder ab 10 Jahren und die Jugendlichen waren jedoch oft aufgrund der Kinderlandverschickung (KLV) in Internaten oder Lagern oder wurden später vorübergehend auf der Flucht oder bei der Vertreibung von ihren Familien getrennt. Die Mütter mussten sich oft um mehrere Kinder kümmern; sie erlebten selbst Gewalt und Schrecken und konnten häufig ihre Kinder (insbesondere auch ihre Töchter) nicht vor Gewalt, Brutalität und Verletzungen bewahren. Diese Mütter stützten sich in der Regel auf ihre älteren Kinder und erwarteten von ihnen Hilfe und Zuspruch für sich selbst – später wurden diese Söhne und Töchter engste Vertraute ihrer Mütter.

Viele Väter waren während des Krieges gefallen oder vermisst. Sie waren weiterhin als Soldaten abwesend und befanden sich schon jetzt oder spätestens bei Kriegsende in Gefangenschaft. Die Väter waren ebenso nicht da, um zu schützen, zu helfen, zu unterstützen oder Sicherheit zu geben. Wenn sie anwesend waren, konnten sie bei der Zerstörung durch Bomben, Tieffliegerangriffen, bei Flucht oder Vertreibung auch nicht ausreichend helfen. Die älteren Brüder – bei Kriegsende 15/16-jährig – wurden zunehmend zum Militärdienst eingezogen (zum Zweck der Heimatverteidigung) und ebenso die älteren Männer (Großväter, Onkel zum »Volkssturm«). Viele Ältere starben während der Flucht oder Vertreibung und fehlten als helfende Großeltern.

Zwei wichtige, immer wieder berichtete Erfahrungen sind:

Über ihre schrecklichen und leidvollen Erfahrungen und insbesondere über die damit zusammenhängenden Gefühle wurde in der Regel von den Erwachsenen nicht geredet. Die zurückgekehrten Männer fragten nicht danach, was ihre Frauen in der Endphase des Krieges und in der direkten Nachkriegszeit erlebt hatten – sie wollten es wohl auch nicht wissen. Ebenso wollten die Frauen offenbar auch nicht wissen, was ihre Männer im Krieg erlebt und insbesondere was sie getan hatten. So schwieg man gegenüber dem Ehepartner und auf jeden Fall gegenüber den eigenen Kindern. Die vielen familiären Verluste an Eltern, Partnern, Geschwistern, Kindern und weiterer Verwandter durften (aufgrund der verordneten »stolzen« Trauer) und konnten kaum betrauert werden. Die betroffenen Kinder erlebten so weder bewusst einen Abschied noch konnten sie bewusst einen Trauerprozess durchleben.

Die so betroffenen Kinder und Jugendlichen (ebenso auch die jüngeren Erwachsenen) mußten daher – in der Regel seelisch allein gelassen – mit ihren schrecklichen Erfahrungen und den damit verbundenen Gefühlen selbst allein zurechtkommen. Wie geschah das?

Wie viele autobiografische Berichte und ebenso spätere Psychotherapien belegen, nutzte man dazu unbewusst in großem Umfang bestimmte Abwehrmechanismen, insbesondere Spaltung von Wahrnehmung, Gefühl und Denken; Verleugnung; Bagatellisierung und Verharmlosung; Ungeschehenmachen; Verkehrung ins Gegenteil bis hin zur völligen Verdrängung. So lassen sich viele damals beschriebene und noch heute anzutreffende Reaktionen besser begreifen: Erlebte Gewalt (beobachtete Erschießungen, Betroffensein durch Tieffliegerangriffe, Zerstörung der Häuser und Wohnungen, selbst Vergewaltigungen und eigene Verbrechen) werden sachlich und ohne Gefühlsregung erzählt – während man als Zuhörer innerlich erstarrt. Erlebte schreckliche und dazu langfristige Erfahrungen (z. B. lange Flucht, Hunger, anhaltende Bedrohungen, schwere Krankheitszustände) werden bagatellisiert, verharmlost oder für unwichtig gehalten. Meistens oder sogar nur ausschließlich werden »abenteuerliche« Geschichten erzählt, so vom Spielen in Ruinen und mit explodierender Munition, vom Hamstern, Stehlen und Organisieren (Nahrungsmittel, Kohle), von abgeschossenen Flugzeugen, von Abenteuern der Flucht sowie von freiheitlichem Leben ohne Aufsicht durch Eltern und Erzieher. Von Anfang an schämt man sich vieler eigener Gefühle: insbesondere Angst zu haben, verlassen oder verzweifelt zu sein sowie mit Tränen seinen Kummer auszudrücken – vor sich selbst und insbesondere auch vor den anderen.

Familien und Öffentlichkeit unterstützten diese individuellen Abwehrund Bewältigungsprozesse. Sie erwarteten von den größeren Kindern (etwa ab dem 7./8. Lebensjahr), dass sie mithalfen, keine Schwierigkeiten machten, gut funktionierten und die jeweils familiären Erwartungen (vgl. auch Kapitel 6) als Junge oder Mädchen erfüllten. Außerdem wurden viele dieser Kinder früh parentifiziert (d. h. zu kleinen Erwachsenen und Vertrauten insbesondere ihrer Mütter gemacht) – eine zumindest zu Anfang schon mit Stolz erlebte Auszeichnung.

Besonders die Jungen hatten sich gemäß nationalsozialistischer Indoktrination (und auch familiärer) Ideologie »tapfer«, »mutig«, »ohne Rücksicht auf sich selbst« sowie »ohne Gefühle zu zeigen« zu verhalten. »In der ›Darmstadt-Studie‹ (1947/1948 durchgeführte Untersuchung der Reaktionen von etwa 1800 10 bis 14-jährigen Darmstädter Kindern und Jugendlichen auf den Bombenangriff vom 11. September 1944) erzählte nicht eines der Kinder unaufgefordert von den Erlebnissen während des Bombenangriffs bzw. während der Flucht; das Schwergewicht ihrer nüchtern und ohne emotionale Betonung vorgetragenen Erzählung lag auf der Schilderung *aktueller* materieller Knappheitsprobleme. Auf direkte Fragen nach den Erlebnissen während der Bombenangriffe antworteten die Kinder nur zögernd und stockend; sie rekonstruierten kein Gesamtbild, sondern berichteten einzelne oft zusammenhanglose Eindrücke, ohne dabei über Empfindungen oder Reflexionen zu sprechen ... als einziges Indiz dafür, dass die Verarbeitung im Unbewussten nicht in einer für das Ich befriedigenden Weise gelang, galten die Erzählhemmungen der Kinder.«[3]

In der (später noch ausführlich zitierten) Langeoog-Studie wurden die Kinder seit 1948 auch zu schriftlichen Äußerungen angeregt, etwa zum Thema »mein schrecklichstes Erlebnis im Krieg oder nach dem Kriege ... Insgesamt wurden (ab diesem

Zeitpunkt, d. Verf.) sachlich, einzelne, oft grausige Tatsachen aneinandergereiht, während ausschmückende oder erläuternde Schilderungen oder die Wiedergabe von Stimmungen selten waren oder ganz fehlten.«[4]

Das Schweigen in den (Rest-)Familien und die nicht zugelassene Trauer anlässlich der zahlreichen Verluste gaben bestimmte zukünftige Verhaltensweisen vor. Die Botschaft der Erwachsenen war unüberhörbar: Euer Leid ist gering im Vergleich zu unserem Leid. Dazu erlebten die Kinder und Jugendlichen, dass ihr persönliches Leid offenbar allgemein war: Viele ringsum hatten keinen Vater mehr oder warteten verzweifelt auf seine Rückkehr; viele waren ausgebombt, Flüchtlinge oder Heimatvertriebene; viele hungerten und kamen kaum zurecht. Angesichts einer derartigen *anomalen* Normalität hatte man selbst »nichts Besonderes« erlebt. Diese kollektiven Erfahrungen stützten offensichtlich die individuellen Abwehrprozesse.

Lediglich in einer einzigen – in London zu Anfang des Krieges – durchgeführten Untersuchung[5] wurden aktuelle Reaktionen von Kindern auf entsprechende Belastungen untersucht. Zwischen Dezember 1940 und Februar 1942 hatten Anna Freud und ihre Mitarbeiter in den aus mehreren Heimen bestehenden Hampstead Nurseries 103 Londoner Kinder aufgenommen, die vor den deutschen Bombenangriffen in Sicherheit gebracht worden waren. Diese »Kriegskinder« kamen nicht aus einer »normalen« Familiensituation: Sie hatten Fliegerangriffe erlebt und die Beschädigung oder Zerstörung ihrer Häuser, ihre Väter waren für lange Zeit oder für immer aus ihrem Gesichtskreis verschwunden; sie lebten von ihren Müttern getrennt und zusammen mit anderen Kindern, die das gleiche Schicksal erlitten. Anna Freud interessierte sich für ihre emotionalen Reaktionen, Ängste und Strategien zur Problemlösung. Sie fand, dass die von den Erwachsenen als schwere Belastung empfundenen Erlebnisse wie Bombenangriffe oder der Anblick von Verwundung und Tod den Kindern seelisch offenbar relativ wenig anhaben konnten. Sie vermutete, dass die nur mühsam gebändigten aggressiven Triebe der Kinder in der allgemeinen Zerstörungswut des Krieges eine lustvolle Entsprechung fänden; schwere psychische Schäden seien erst bei der Trennung des Kindes von der Familie und insbesondere von der Mutter aufgetreten. Sie vermutete weiterhin, dass Entbehrungen in der Kindheit zu Entwicklungsstörungen und körperlichen Missbildungen führen könnten, und wies darauf hin, dass die psychischen Bedürfnisse der Kindheit ebenso wichtig wie die physischen seien.

Alle weiteren – und dazu erst Jahre nach Kriegsende durchgeführten – Untersuchungen stützen sich mehr auf Aussagen von Eltern, Fürsorgerinnen, Lehrern und Ärzten. Systematisierte Beobachtungen erfolgten im Rahmen der sogenannten »Langeoog-Studie«, die sich als Beitrag zu einer biologischen und »epochalpsychologischen« Lebensalterforschung verstand.[6] Sie bietet aus heutiger Sicht die wichtigste und zugleich exemplarische Beschreibung damaliger traumatisierter Kinder.

Im Jahr 1946 begannen die freien Wohlfahrtsverbände in Niedersachsen, Kinder zu Erholungskuren von je 4 ½ Wochen auf die Nordseeinsel Langeoog zu schicken; vom Sommer 1946 bis zum Frühjahr 1950 wurden dort insgesamt 12 500 Kinder im Alter von 5 bis 16 Jahren betreut, davon die Hälfte Flüchtlingskinder. Die Auswahl trafen die Staatlichen Gesundheitsämter nach sozialen und gesundheitlichen Gesichtspunkten, d. h., besonders Betroffene wurden zur Verschickung angemeldet.[7] Die Untersuchung bezog sich auf die Familien- und Wohnungsverhältnisse, die Ernährungslage, die Bekleidung sowie die Kriegs-, Nachkriegs- und Fluchterlebnisse einschließlich der Erinnerungen an die eigene Vergangenheit und das Heimweh. Die betroffenen Kinder fielen zunächst aufgrund ihrer äußeren Erscheinung auf; diese wich am weitesten vom normalen Durchschnittsbild von Kindern in Friedenszeiten ab und hing ganz ohne Zweifel mit den Folgen von Krieg, Flucht und Vertreibung zusammen. Das Untergewicht betrug 1947 teilweise bis zu 20 Prozent. Da-

mit boten die Kinder das Bild einer hochgradigen Unterernährung. Das Längenwachstum blieb ebenfalls deutlich hinter den
Normalwerten zurück. Es gab 12-jährige Kinder mit der Größe
und Gestalt von 7-jährigen Kindern. Aufgrund von Eiweißman-
gel war die Muskulatur so schlecht entwickelt, dass die Kinder
schwere Haltungsschäden zeigten. Fehlende oder falsche Er-
nährung und der damit verbundene Vitaminmangel führten zu
schlechten Zähnen, Rachitis sowie zu erhöhter Anfälligkeit für
infektiöse Krankheiten wie Tuberkulose. Die Kinder litten unter
den schlechten hygienischen Wohnungsverhältnissen; sie hatten
keine Seife; ihre Haut war schmutzig, verkrustet, voll Ungeziefer
oder von Krätze befallen. Folgen dieser körperlichen Schäden
waren geschwächte allgemeine Abwehrkräfte, deutlich herabge-
setzte Leistungsfähigkeit sowie geringe Ausdauer bei Spiel und
Sport. Viele Kinder hatten eine blasse, welke Haut und zeigten
einen müden, unlustigen Gesichtsausdruck; sie wirkten alt, fast
greisenhaft.[8] Diese Erscheinung hielt noch 1948 an.

Eine im zerstörten Bremen 1947 durchgeführte Erhebung[9] bei
etwa 50 000 Schülern der Geburtsjahrgänge 1927 bis 1941 im Lebensalter zwischen 6 und 20 Jahren verdeutlichte die allgemeine
Lebenssituation: z. B. hatten von je fünf Schülern zwei kein eigenes Bett; jeder fünfte bis sechste Schüler kam aus einem »Zuhause«, das nur als Notunterkunft bezeichnet werden konnte.
Die Familien von mehr als zwei Dritteln aller Flüchtlingsschul-
kinder waren in 1-Zimmer- oder 2-Zimmer-Wohnungen unter-
gebracht.

Von zentraler Bedeutung sind die hier mit Originalzitaten
wiedergegebenen Beobachtungen in Langeoog:

»1947 fallen als nervöse Störungen übergroße Schreckhaftigkeit, motorische Unruhe, mangelnde Konzentrationsfähigkeit,
Schlaf- und Sprachstörungen auf. 1948 überwogen leichtere nervöse Erscheinungen wie allgemeine motorische Unruhe, Einschlaf-
störungen. Dagegen waren die schwereren Bilder wie übergroße
Schreckhaftigkeit und häufiges Auftreten von Angstträumen zu-

rückgetreten. 1949 fallen weiter Sprachstörungen, leichte Formen von Bettnässen, Asthma bronchiale sowie Konzentrationsschwächen und allgemeine motorische Unruhe auf.«[10]

»Für die Kinder des Jahres 1947 ist charakteristisch: In ihre lebendige Gegenwart drängt sich ständig ihre mit schrecklichen Eindrücken überladene jüngste und jüngere Lebensvergangenheit. Sofern sie sich überhaupt zukunftsgerichtet verhalten, erfüllt sie nicht gespannte, frohe Erwartung auf Neues, Unbekanntes, sondern Sorge und Angst, dass die Zukunft der Vergangenheit oder der Gegenwart gleiche in der Vorherrschaft von Mangel und Not aller Art.[11] ... Die Auseinandersetzung mit der Lebensvergangenheit bewegt sich zwischen zwei extremen Verhaltensweisen: bei dem einen Kinde löst sich der Erinnerungsdruck langsam, mühselig, schwerfällig, bruchstückhaft; bei dem anderen überstürzt sich die Wiedergabe der im Gedächtnis bewahrten Ereignisse ... Die Kinderberichte selbst fallen durch eine nüchterne Reihung einzelner, oft grausiger Tatsachen auf. Sie beschränken sich auf das Wesentliche. Ausschmückende oder erläuternde Schilderungen, gefühlsbetonte Urteile oder Wiedergabe von Stimmungen fehlen. Gelegentlich werden Gemütsbewegungen wie die konkreten Sachverhalte sprachlich knapp hingesetzt.[12] ... Ohne Unterschied für beide Geschlechter fällt auf, dass der Ausnahmefall zum Regelfall geworden ist. Das einzelne Kind bewältigt als Dauerleistung wesentliche Aufgaben des Familienhaushaltes, nicht selten dessen Kernaufgaben in voller Verantwortlichkeit. Das einzelne Kind ersetzt den Geschwistern den Vater, die Mutter oder beide Eltern. Es übernimmt im Einzelfall für die Mutter die Rolle des gefangenen, gefallenen, vermissten, geschiedenen Mannes, für den Vater die Rolle der toten, gefangenen, vermissten oder aus sonstigen Gründen von der Familie getrennt lebenden Frau, für die vollständige oder unvollständige Gesamtfamilie die Rolle des Miternährers, Betreuers und Beschützers.[13] ... Die sachlichen Leistungen für die Familie wachsen aus einer innigen, tiefen Bindung an ihre Mitglieder, besonders an die Mutter. Die Kinder denken, handeln und leben aus einem Familien-Wir-Gefühl heraus.[14] ... Damit hat sich der Lebensaltersunterschied zwischen Kind und Eltern, vor allem zwischen Kind und Mutter, indem für das Kindesalter die Gehorsamsbindung an die Eltern wurzelt, verwischt. Kinder und Eltern tragen auf eine selbstverständliche und ungeteilte Weise die materiellen Sorgen und die seelischen Belastungen der Familie. Besonders ihre seelische Not liegt unverhüllt vor allen Familienmitgliedern. Sie schließt die Jungen und die Alten ohne Rücksicht auf das Lebensalter zu einer Sorgen- und Leidgemeinschaft zusammen. Diese Verbindung ist fest, ohne Worte gefühlsstark, leistungskräftig im Raum der Familie, aber wortkarg bis zur Schweigsamkeit nach außen. Sie öffnet das Kind menschlich in den Familienraum hinein, ohne dass das Gefühlige in Worten oder Handlungen besonders in Erscheinung träte[15] ... Das aber unterscheidet die Kinder von 1947 von altklug redenden Kindern irgendeiner Zeit. Sie sprechen nicht von der Welt der Erwachsenen, sondern sie haben diese Welt selbst gelebt, erlebt und durchlitten. Sie sind rücksichtslos und schonungslos in diese Erwachsenenwelt hineingestoßen worden, die dazu keine normale, sondern eine aus den Fugen geratene Welt ist. ... Sie sind daher auch nicht frühreif. Sie zeichnen sich nicht aus durch ein beschleunigtes Entwicklungstempo. Sie befinden sich noch auf der Stufe der Kindheit. Sie haben im Gegenteile diese Stufe in keiner Weise ausgelebt.[16] ... Weiterhin fallen sie durch spontan gefasste Vorsätze, durch verständige Beurteilung von Lebenslagen, durch überlegte und beherrschte Regulierung ihres Verhaltens und eine Ansprechbarkeit des Gemütes bei kleinen Alltagsfreuden, die in normalen Lebenszeiten zu den Selbstverständlichkeiten gehören, auf.[17] ... Der heitere Grundton der Lebensstimmung der Kindheit fehlt oder ist nur schwach entwickelt. An seine Stelle ist eine müde, durch Sorgen, Beklemmungen und Angst mehr oder weniger stark gespannte Traurigkeit getreten, die durch ihre Gleichförmigkeit und Dauerhaftigkeit dem ausgereiften Lebens-

gefühl eines Erwachsenen ähnlich ist. Diese Kinder sind keine
Pessimisten. Sie stellen sich auch nicht Urteilen und bewerten
die Welt. Eine kritische Auseinandersetzung mit der Welt tritt
überhaupt nicht in Erscheinung; es werden keine Forderungen
an sie gestellt, die über die unmittelbaren Lebensnotwendig-
keiten und die sozialen Bindungen der Familie hinausgehen. …
Sie sind gewissermaßen in eine graue Alltagstraurigkeit getaucht,
die sie als etwas Unausweichliches hinnehmen. Ihr Lebensgefühl wächst weder aus einem bewussten lebensgeschichtlichen,
noch aus einem außerpersönlichen, geistig-sachlichen Zusammenhang heraus. Es wurde ihnen wie ein fremdes, nicht pas-
sendes Kleid angezogen und gleicht den unzureichenden, schä-
bigen Kleidungsstücken der Kinder, die entweder für sie nicht
gearbeitet wurden oder aus denen sie herausgewachsen sind.[18] …
Schließlich können sie nicht lachen. Sie müssen es buchstäblich
wieder lernen. … Ebenso tritt dieses natürlich ausgelöste Weinen zurück. Sie zeigen sogar eine gewisse Abhärtung im Ertragen
von Unangenehmem. Ihr Weinen ist ein verborgener Vorgang.
Wenn ein Brief von zuhause kommt, mitten im heiteren Spiel
der Kindergruppe am Strand, vor allem abends im Bett, weint
das einzelne Kind still in sich hinein. Hier fließt die Grundstim-
mung der Traurigkeit einfach in ein schwer stillbares Weinen
ohne unmittelbaren Lebensbezug hinein. Das Kind weint nicht
grundlos, sondern weil seine Lebensgrundstimmung traurig ist.
Diese Traurigkeit kann angespannt sein durch Erinnerung an erlebte Sorgen und Ängste oder durch die Furcht vor deren Wiederholung. Der Grundton der Traurigkeit bleibt. … Schließlich
staunen sie über das Alltägliche, Gewohnte, für ein natürliches
Kinderleben Selbstverständliches, nicht einmal, sondern immer
wieder von Neuem. In ihr Staunen mischt sich eine leise Angst,
dass dieser Alltag [d. h. der Aufenthalt in der Verschickung,
d. Verf.] nicht wirklich sein könnte, sondern nur Traum. … Bei
den beobachteten Verzerrungen von Persönlichkeitsbildern wurde stets eine Unterentwicklung des Intelligenzzustandes und der

sozialen Fähigkeiten festgestellt, dagegen handelte es sich nicht um in Verwahrlosung begründete Vorgänge.[19] … Insgesamt sind die in Langeoog 1947 beobachteten Verbildungen in der Persönlichkeitsentwicklung nicht primär auf das Versagen der Erziehungskraft der Familie zurückzuführen. Sie sind echte, epochebedingte Schäden.«[20]

»1948 sind ›die schrecklichen Kriegs- und Nachkriegserlebnisse‹ noch unverändert lebendig. Selbst jüngere Kinder erinnern sich noch genau an Einzelheiten. Angeregt schildern sie in der für 1947 beschriebenen sachlichen Weise die Vorgänge. Hier und da regt sich Abneigung gegen die Beschäftigung mit schrecklichen Ereignissen der Vergangenheit, nicht etwa gegen die Mitteilung als solche. Die Kinder wollen sich nicht mehr dran erinnern.[21] … Die ältere Vergangenheit ist, sofern sich die Kinder überhaupt mit ihr beschäftigen, nicht mehr so verschwommen wie 1947. Die Kinder, für die ihre frühere Welt nicht nur Vergangenheit, sondern auch verloren ist (Flüchtlinge, Ausgewiesene, Ausgebombte, Evakuierte), wandern im Geist immer wieder durch dieses verlorene Paradies. Die Erinnerungen schaffen eine eigenartige Mischung von glücklicher und trauriger Lebensstimmung.«[22]

1949 zeigen die schriftlichen Berichte aus der Kriegs- und Nachkriegszeit keine wesentliche Änderung gegenüber den entsprechenden Mitteilungen aus den Jahren 1947 und 1948. »Sie sind mit dem gleichen Lebensernst, der gleichen Sachlichkeit und Nüchternheit und der unsentimentalen, aber innerlich bewegten Anteilnahme geschrieben wie die früheren… Die Bindung an die Familie hat an Tiefe eingebüßt. Sie ist plötzlich merkwürdig kühl und konventionell. Die Mitarbeit im Elternhaus spielt keine Rolle mehr. Fröhlichkeit, Lachen, kindertümliches Spielen der Gruppen sind eine Selbstverständlichkeit geworden.«[23]

Zusammenfassend wird festgestellt, dass das Jahr 1949 eine grundlegende Wandlung in der seelischen Lage der deutschen Kinder einleitet. »Das im Jahre 1947 für den Regelfall beschriebene, vom normalen Entwicklungsstand quantitativ und qualitativ abweichende Persönlichkeitsbild mit seinen verschiedenen Teilzügen scheint schlagartig aufgelöst zu sein. Die Kinder sind in die entscheidende Phase der seelisch-geistigen Rückbildung eingetreten. Ihr im Ausklang der 1945 beendeten Epoche und dem Auftakt der Gegenwartsepoche atypisch entwickeltes Wesens- und Erscheinungsbild will sich auf den normalen Stand der jeweiligen Altersgestalt zurückentwickeln. ... Diese Rückbildung wählt nicht den Weg des langsamen Ausklingens und der unauffällig stetigen Umbildung, sondern das Verfahren der Heilkrisen. ... Insgesamt ist die Verwandlung eines anomalen Persönlichkeitsbildes in ein normales gemeint. Dieser krisenhafte Gesundungsprozess ist ein spezifisch epochal psychologisches Phänomen. Es betrifft nicht das einzelne Kind, sondern den Regelfall. Es ist in seiner Art einmalig.[24] Ihre Entwicklung geht von einer in der Psychologie der Kindheit bisher ungeläufigen Form des Kindseins aus und strebt zur geläufigen Form hin. ... Bewusst wird von ungeläufig und geläufig, aber nicht von anomal und normal gesprochen, weil letztere Bezeichnung die zu einfache Unterscheidung von krank und gesund nahe legt, die dem Tatbestand nicht gerecht wird. Diese ungeläufige Form des Kindseins befand sich im Jahr 1947 im Stadium der Vollentwicklung. ... Die wache, lebenskluge, nüchtern-sachliche und doch fantasiebeschwingte Intelligenz, die selbstverständliche Sicherheit in der Auseinandersetzung mit dem Leben und die Nichtbeachtung der Lebensaltersunterschiede, besonders gegenüber älteren Personen, unterscheiden die 1950 erreichte Weise des Kindseins noch von der geläufigen Form. Vermutlich werden diese Züge nicht der Rückbildung unterliegen. Sie werden sich als kennzeichnende Merkmale des Gegenwartstyps der geläufigen Form des Kindseins für unsere Epoche erweisen. Von der großen Gruppe der im Rückbildungsprozess befindlichen Kinder scheiden sich die kleineren Gruppen der noch epochegeschädigten und der voraussichtlich dauernd epochegeschä-

digten: Flüchtlinge, Ausgewiesene, Halbwaisen, Waisen, Heimatlose, Evakuierte. Sie leben noch in der ungeläufigen Form des
Kindseins. Nach der Beobachtungszeit von 5 Monaten im Jahre
1950 hat es den Anschein, dass die Gruppe so klein geworden ist,
dass sie nur noch Außenseiter sind.«[25] [Bei der Größenordnung
der angesprochenen Gruppen eine allerdings auffallende und zu
optimistische Prognose! d. Verf.]

Inzwischen hatten sich ihre Familienverhältnisse weitgehend
geklärt und teilweise stabilisiert: Die durch Flucht oder Vertreibung und durch die West-Ost-Situation auseinandergerissenen
Familien hatten größtenteils zueinander gefunden; ebenso waren
die Väter größtenteils aus der Kriegsgefangenschaft zurückgekehrt oder kamen gerade zurück. Die Zahl der Ehescheidungen
oder langen Trennungen ging allmählich zurück. Die Flüchtlinge und Heimatvertriebenen hatten inzwischen trotz aller materiellen, sozialen, wohnlichen und sonstigen Schwierigkeiten ihre
neuen Wohnorte erreicht. Unter den sich stabilisierenden Lebensbedingungen erfüllten diese Kinder und Jugendlichen größtenteils die familiären Erwartungen und Delegationen jetzt dadurch, dass sie »gut« funktionierten. Insgesamt war und sollte
der Blick jetzt nach vorn, d. h. in eine andere und damit bessere
Zukunft gerichtet werden.

Aus heutiger Sicht lässt sich zum Zeitpunkt 1949 bei so betroffenen Kindern und Jugendlichen ein mehrjähriger (unbewusster) Abwehr- und Bearbeitungsprozess bezüglich ihrer beschädigenden, hier eindeutig traumatisierenden Erfahrungen
diagnostizieren. Wie war er erfolgt? Die Definition[26]: »Ein psychisches Trauma ist ein Ereignis, das die Fähigkeit des Ichs, für
ein minimales Gefühl der Sicherheit und integrativen Vollständigkeit zu sorgen, abrupt überwältigt und zu einer überwältigenden Angst oder Hilflosigkeit oder dazu führt, dass diese droht
und es bewirkt eine dauerhafte Veränderung der psychischen Organisation« weist als wesentlichen Faktor auf das »plötzliche, dis-
ruptive, nicht zu kontrollierende traumatische Ereignis und die

Erfahrung eines hilflos machenden Zuviel« hin. Entsprechend kommen »die Reaktionen des Ich zu spät. Sie erfolgen nicht als Antwort auf eine drohende Gefahr, sondern nachdem diese Realität geworden ist und das Ich ihr passiv ausgeliefert war. … Nicht die traumatische Situation selbst löst diese Hilflosigkeit aus, sondern erst deren subjektive Bewertung. Ob diese zutreffend ist, hat für die seelische Reaktion zunächst keine Relevanz. Wird die Gefahr als unvermeidbar angesehen, geht die Hilflosigkeit in ein inneres Sich-Aufgeben über«, infolgedessen ist »diese Überwältigung der Abwehrfunktion und der Ausdrucksfunktion der Angst sowie deren Hemmung das eigentlich traumatische Ereignis«. Entsprechend ist es für das »Ich unmöglich, das traumatische Erleben seelisch zu integrieren«.[27] Als Konsequenz besteht eine »wichtige anhaltende und nicht vorübergehende Wirkung darin, dass das Urvertrauen zerstört wird und eine dauerhafte Erschütterung des Selbst- und Weltverständnisses folgt.«[28]

Somit wird das Trauma zur »inneren Katastrophe«, zum »schwarzen Loch«, in dem »Vernichtungsangst, Leere, Hilflosigkeit und Schmerz herrschen, die alles zu verschlingen drohen … der Traumatisierte versucht in einer solchen Situation ein Containment zu schaffen und das traumatische Erleben in sich einzukapseln, es abzuspalten und aus dem Bewusstsein auszuschließen. Diese Einkapselung dient der Abwehr der Vernichtungsangst. … Um dieses Loch mit den traumatischen Stimuli entstehen eine Reihe von schützenden, primitiven Vermeidungsmechanismen, wie Abspaltung, Projektion und Verleugnung.« Diese so geschaffene Konfiguration »bildet einen inneren Fremdkörper in der Psyche und wird nicht in den allgemeinen Fluss unbewusster Fantasien mit integriert.«[29] »Vor allem in der PTSD-Forschung [Posttraumatische Belastungsstörung] wird betont, dass die primären Symptome weder symbolisch noch das Produkt einer Abwehr sind, sondern ihr realistischer Charakter ein Zeichen für die Unmöglichkeit ist, diese Erfahrung zu integrieren. Die Opfer bleiben deshalb eingebettet in das Trauma als eine gegenwärtige Erfahrung und sie sind nicht in der Lage, diese als etwas zu integrieren, was zur Vergangenheit gehört. Für Psychoanalytiker ist das repetitive Erleben als Wiederholungszwang ein zentrales Kennzeichen des Traumas. Aber ob die wiedererlebten Erinnerungen und Bilder genaue Repliken der ursprünglichen traumatischen Situation sind, bleibt für sie fraglich. Denn es spricht einiges dafür, dass diese Erfahrungen, auch wenn sie im Gedächtnis abgespalten registriert sind, trotzdem seelisch weiter bearbeitet werden. …« Möglicherweise entstehen »aus traumatischen Erinnerungen traumatische Erwartungen, die das Wiederauftauchen der Bedrohung, einer erneut einsetzenden Hilflosigkeit bzw. ein schützendes Eingreifen der Umwelt zum Gegenstand haben«.[30] Somit ergibt sich als Schlussfolgerung, dass es »wichtig ist, die historische Realität vergangener traumatischer Erfahrungen zu rekonstruieren. Sie darf nicht gegenüber der psychischen Realität als unerkennbar vernachlässigt werden. Die Rekonstruktion der traumatischen Erfahrungen und ihrer Umstände kann Ängste und Selbstbilder in einen Zusammenhang rücken und die unbewusst zugeschriebene Selbstverantwortung entlasten. … Die Aufdeckung der Realität des Traumas, d. h. seine Historisierung, ist die Voraussetzung, um seine sekundäre Bearbeitung und Überformung mit unbewussten Fantasien und Bedeutungen, die Schuldgefühle und Bestrafungstendenzen beinhalten, aufzuklären und verstehbar zu machen. Damit wird Fantasie und Realität abgegrenzt. Das Ich wird entlastet und erhält einen Verstehensrahmen für die bis dahin unbegreiflichen Einbrüche traumatischer Realität.«[31]

Die noch später durchgeführten wenigen Untersuchungen bzw. die vorgelegten Ergebnisse gerieten – rückwirkend gesehen – entweder in ideologisch-wissenschaftliche Auseinandersetzungen oder erfolgten unter bestimmten politischen Vorgaben. Besonders die Kinder von Flüchtlingen und Vertriebenen wurden als beispielhaft dafür angesehen, ob sich psychische und psychosoziale Langzeitfolgen auffinden ließen oder nicht.[32] Her-

mann Stutte (1909–1982), einer der Begründer der Kinder- und
Jugendpsychiatrie in der Bundesrepublik Deutschland, hatte
zwischen 1946 und 1950 Kinder und Jugendliche beobachtet, die
in die damals 30 Plätze umfassende Kinder- und Jugendpsych-
iatrische Abteilung der Universitätsnervenklinik Marburg ein-
gewiesen wurden: »Unter den rund 1000 Kindern und Jugendlichen (630 Jungen, 370 Mädchen) bis zu 18 Jahren befanden
sich 173 Kinder aus Familien von Vertriebenen und Flüchtlingen. Schon diese geringe Zahl wertete Stutte als einen Indika-
tor für die ›psychische Toleranz‹ Jugendlicher gegenüber einer
›existenziellen Extremsituation‹; folgerichtig führte er die von
ihm erhobenen Befunde, wie nervöse Funktionsstörungen, Cha-
rakterfehler, Neurosen, Schwachsinn, partielle Begabungsmän-
gel, Sprachstörungen, Verwahrlosung nicht kausal auf die schon
länger zurückliegende Vertreibung und Flucht zurück, sondern
auf aktuelle Integrationsprobleme. In einem Gutachten kontras-
tierte Stutte die vielfach unvorstellbar grausigen und belastenden
Erlebnisse bei Vertreibung und Flucht mit dem dabei gezeigten
»bemerkenswerten Gleichmut« der Kinder und kam zu dem
für ihn überraschenden Ergebnis, dass Hunderttausende Kinder und Erwachsene wochen-, monate- und jahrelang schwerste
seelische Erschütterungen, Schreck, Erlebnisse und extreme körperliche Strapazen ertragen hatten, ohne aber darauf abnorm,
krankhaft oder gar hysterisch zu reagieren. Für das Ausbleiben
abnormer Reaktionen machte Stutte weder den mütterlichen
Schutz verantwortlich noch das kindliche Privileg, schnell vergessen zu können – von dem er sich dennoch überrascht zeigte.
Vielmehr verwies er zum einen auf zentrale Phänomene des modernen Lebens wie Rationalisierung, Versachlichung, Fantasie-
verarmung, zum andern auf die Sozialisation deutscher Kinder
in nationalsozialistischen Jugendorganisationen, in denen Ab-
weichungen vom Ideal »harter« Maskulinität nicht toleriert bzw.
bestraft wurden. Stutte vermutete also ein stabile Prägewirkung
der NS-Ideologie auf die Kinder und Jugendlichen auch noch in

den letzten Kriegsjahren, und diesem gewissermaßen widerwillig attestierten Erfolg der NS-Pädagogik schrieb er es zu, dass sich die Flüchtlingskinder in ihren Reaktionen von den einheimischen Kindern letztlich doch nicht unterschieden. Die grauenvollen Erlebnisse der Flucht hätten zwar Spuren in der Psyche der Flüchtlingskinder hinterlassen, diese zeigten aber genau die gleichen Reaktionen und funktionellen Störungen wie andere Kinder nach Traumatisierung oder unter ungünstigen Umweltbedingungen auch, also etwa Tic- und Dämmerzustände, Anfälle, Einnässen oder Einkoten, Sprachstörungen, schulisches Versagen trotz normaler Verstandesbegabung, massive Trotzreaktionen und Frühsexualisierung.[33]

Stuttes (gutachterliche) Aussage, dass erschütternde Erlebnisse einen Menschen nicht dauerhaft beeinträchtigen bzw. ihn verändern könnten, befand sich in Übereinstimmung mit der herrschenden psychiatrischen Sichtweise in Deutschland. Der Psychiater Ernst Kretschmer (1888–1964) hatte in seinem 1921 erstmals erschienenen und späteren Standardwerk »Körperbau und Charakter« behauptet, es hänge allein von der Konstitution, also von der vorwiegend erblich bedingten Gesamtverfassung eines Menschen ab, ob sich ein Erlebnis als Trauma auswirke oder nicht. Diese Annahme beeinflusste die Militärpsychiatrie[34] des Ersten und auch des Zweiten Weltkriegs und insbesondere die deutsche Sozial- und Begutachtungsmedizin sowohl nach dem Ersten Weltkrieg als auch insbesondere lange nach dem Zweiten Weltkrieg. Zu Lasten der Entschädigungsanträge von Verfolgten und insbesondere Holocaust-Überlebenden wurde unter fast infam zu nennendem Rückgriff auf insgesamt abgelehnte und befehdete psychoanalytische Konzepte argumentiert, dass nur frühkindliche und kindliche Störungen und Konflikte bzw. Traumatisierungen lebenslange neurotische Störungen, Verhaltensauffälligkeiten und Charakterveränderungen hervorrufen könnten – keinesfalls solche, die im Erwachsenenalter einträten!

1951, also sechs Jahre nach Kriegsende, wurde erst vorgeschlagen[35], bezüglich möglicher Folgeschäden die Entwicklung einer repräsentativen Gruppe von Kindern genauer zu beobachten: »An sechs Orten der Bundesrepublik (Frankfurt am Main, Stuttgart, Nürnberg, Bonn, Remscheid und Grevenbroich) wurden je 500 Kinder ausgewählt, die 1952 eingeschult worden waren, also im Wesentlichen die Geburtsjahrgänge 1945 und 1946; dazu kamen je 300 Kinder des letzten Schuljahrgangs 1952, also vorwiegend des Geburtsjahrganges 1938. Es sollten insgesamt 3000 Schulneulinge über die ganze Schulzeit beobachtet und bei 1800 Kindern des letzten Schuljahres mindestens über drei Jahre hinweg die Entwicklung im Beruf nachgeprüft werden. Diese geplante Längsschnittuntersuchung war ursprünglich auf 10 Jahre hin angelegt worden; da aber die Eltern und Kinder sich nur schwer zu den regelmäßigen freiwilligen Kontrollen gewinnen ließen und außerdem die Bearbeitung des Datenmaterials mehr Zeit als erwartet in Anspruch nahm, kam der angekündigte Abschlussbericht niemals zustande; 1954 wurden nur Teilergebnisse in der Schrift »Deutsche Nachkriegskinder«[36] veröffentlicht. In diesem Zusammenhang entstand auch eine Spezialstudie über deutsche Flüchtlingskinder. Das insgesamt erhobene Datenmaterial wurde daraufhin befragt, ob sich die Erlebnisse und Belastungen der Flucht und Nachkriegszeit auf die körperliche, geistige und seelische Entwicklung der Kinder ausgewirkt hätten. Insgesamt wurden 330 Flüchtlingskinder (164 Jungen, 166 Mädchen) mit den restlichen 3670 einheimischen Kindern verglichen. Die Ergebnisse wurden 1964 unter dem Titel »Flüchtlingskinder. Eine Untersuchung zu ihrer psychischen Situation« publiziert – der gewählte Zeitraum umfasste lediglich die vier Jahre von 1952 bis 1956.[37]

Die publizierten – teilweise wohl so nicht erwarteten und teilweise doch in ihrer Konsequenz erhofften – Ergebnisse aus beiden Studien lassen sich folgendermaßen zusammenfassen: der körperliche und psychische Entwicklungsstand sowie die körperliche und schulische Leistungsfähigkeit erschienen nicht ein-

geschränkt, sondern altersentsprechend. Besonders die Flüchtlingskinder wiesen bessere Schulleistungen auf; direkte Folgen
von Kriegs- und Fluchterlebnissen im Sinne einer traumatischen
Schädigung waren nicht mehr zu beobachten. Die Flüchtlingsmädchen wurden zwar als auffallend »leistungsehrgeizig«, aber
im sozialen Verhalten als sehr unsicher beurteilt; einige – statistisch nicht ins Gewicht fallende – Mädchen seien scheu, still und
»gedämpft«. Die Entwicklung auch der Flüchtlingskinder wurde
als optimistisch beurteilt: selbst negative Auswirkungen müssten
sich nicht unverändert durch das ganze Leben hindurch halten,
sondern könnten teilweise durch »korrigierende« Erfahrungen
wieder aufgehoben werden.[38]

Im Gegensatz zu den quantitativen Untersuchungsergebnissen vermitteln die wiedergegebenen Biografien und individuellen
Befunde mir als heutigem Leser ein größtenteils erschreckendes
Bild doch unverändert und eindeutig beschädigter Kindheit und
Jugendzeit (eine Re-Analyse dieser Befunde steht noch aus). Auf
jeden Fall wurden sie lange von Seiten der Entwicklungspsychologie[39] als Beweis »hoher Plastizität« angesehen. Die damaligen
Untersuchungen zu möglichen psychischen und psychosozialen
Folgen standen – wiederum aus der Rückschau betrachtet – insbesondere vor dem Problem eines unzureichenden und unzulänglichen Untersuchungsinstrumentariums. Sie stützten sich
teils auf die gerade aus den USA importierten Methoden der empirischen Sozialforschung mit ihrem Interesse an Meinungen,
Einstellungen und Verhaltensweisen (insbesondere bei der 1952
publizierten sogenannten »Darmstädter Studie«); teils waren sie
eher pädagogisch-entwicklungspsychologisch orientiert, d.h.,
das »Zur-Sprache-Bringen« möglicher Erinnerungen geschah
überwiegend durch direkte mündliche Befragungen, Ausfüllen
von Fragebögen und Anfertigen von Niederschriften (Schulaufsätzen), während Spiele, Träume und Zeichnungen selten herangezogen wurden; man hat sie dann (z.B. bei der erwähnten
Studie »Deutsche Nachkriegskinder«) bezüglich der Kriterien

»Bildtypus«, »Darstellungscharakteristik« und »Flächenqualität« ausgewertet. Weiterhin ist unbekannt, inwieweit die damaligen Untersucher ein entsprechendes Training erhielten. Schließlich zählten damals Tonbandgeräte noch nicht zur selbstverständlichen Grundausstattung von Sozialforschern.

Methodisch subtiler, aber mit dem gleichen Anspruch auf Authentizität kindlicher Aussagen ging die zitierte »Langeoog-Studie« vor. Ganz bewusst wurden die Kinder zunächst nicht aufgefordert, zu erzählen; auch das wissenschaftliche Interesse an ihren Äußerungen wurde ihnen nicht mitgeteilt. Die Erzieherin hielt sich mit eigenen Bemerkungen bewusst zurück, vermied den Anschein des Ausfragens und nutzte in einer Art »participant observation« als wichtigste Quelle das zwanglose Gespräch der Kinder untereinander, etwa während des Spielens. Um möglichst wenig Zeit während einer Äußerung und ihrer schriftlichen Fixierung verstreichen zu lassen, wurden der Anlass und die Art und Weise des Erzählens sowie der Gesprächsverlauf von den Erzieherinnen sofort im Stenogramm oder unmittelbar nach Beendigung des Gesprächs niedergeschrieben. Abschriften einzelner Kinderbriefe an die Familie und an die Erzieherinnen wurden gesammelt, und seit 1948 wurden die Kinder auch zu schriftlichen Äußerungen angeregt.

Entscheidender erscheint jedoch, dass diese Untersuchungen erst mehrere Jahre nach den Ereignissen durchgeführt wurden, so dass jetzt von einer erreichten stabilen psychischen – rückwirkend betrachtet rigiden bis eindeutig pathologischen – Abwehrstruktur auszugehen war. Das kindliche Ich hatte Wege gefunden, mit den belastenden Erinnerungen »umzugehen«, d. h. (um sich den doppelten Wortsinn bewusst zu machen) direkt darauf zu reagieren und die belastenden Erinnerungen innerlich (unbewusst) zu umgehen bzw. abzukapseln.

Seit Mitte der 1950-er Jahre verlor das Thema »Kriegskinder« und insbesondere das der »Flüchtlingskinder« in der Wissenschaft an Interesse. In den auch weiterhin publizierten Untersuchungen über Kinder und Jugendliche wurde kaum noch nach den physischen und psychischen Folgen von Krieg, Flucht und Vertreibung gefragt, stattdessen nach ihrem aktuellen Lebensgefühl und nach ihrer Zukunftsperspektive. Die durch den Zweiten Weltkrieg und die unmittelbare Nachkriegszeit betroffenen Kinder und Jugendlichen »funktionierten« weiterhin »gut«, d. h., sie zeigten während ihrer nachfolgenden Jugendjahre und während ihres jüngeren Erwachsenenlebens kaum Symptome und Verhaltensauffälligkeiten. So wurden sie auch selten als Ratsuchende, Klienten oder Patienten registriert. Sie berichten unverändert – teilweise sogar zunehmend (verstehbar als Ausdruck weiter anhaltender Abwehr durch »Verkehrung ins Gegenteil«) – über ihre abenteuerlichen Erfahrungen. Sie bezogen sich außerdem auf die von ihnen vermuteten kollektiven Erfahrungen »das haben doch wir alle erlebt« (ohne sich bewusst zu machen, dass 35 bis 40 Prozent der damaligen Kinder und Jugendlichen keine derartigen Erfahrungen gemacht hatten (!), siehe Zwischenfrage III). Sie verharmlosten ihre Erfahrungen – »andere haben noch viel Schlimmeres erlebt« – oder betonten ihre dadurch gewonnene Autonomie »es hat uns doch nichts geschadet, im Gegenteil«.

In der Studentenrevolution von 1968 artikulierte sich dann der Protest gegen die *zurückgekehrten* Väter, die für das Dritte Reich, den Zweiten Weltkrieg und seine Folgen verantwortlich waren. Bekannte Anführer (Rudi Dutschke, geb. 1940, Rainer Langhans, geb. 1940) und die anderen Älteren zählten noch zu der Gruppe der im Krieg und in der unmittelbaren Nachkriegszeit Geborenen. Die 68-er erzählten sich später in ihren Wohngemeinschaften alles und tauschten sich auch über ihre abenteuerlichen Kriegserfahrungen aus, nie aber über erlebtes Leid, Kummer, Verzweiflung, Schrecken, Ängste und die belastenden Erfahrungen.

Die damaligen Erlebnisse und Erfahrungen blieben unverändert als abfragbare Fakten (z. B. in drei Untersuchungen erhalten), die erneut den Umfang diesbezüglicher Erfahrungen belegen:

Im Rahmen des Projekts »Lebensverläufe und gesellschaftlicher Wandel« des Forschungsbereichs Bildung, Arbeit und gesellschaftliche Entwicklung am Max-Planck-Institut für Bildungsforschung, Berlin, wurden repräsentativ für West- und Ostdeutschland die Lebensverläufe von Frauen und Männer von sechs Geburtskohorten zwischen 1920 und 1960 untersucht.[40] Dabei stellte sich heraus, dass bei Männern der Kohorte 1929–1931 die Kernfamilien nur in 38,6 Prozent und für die Kohorte 1939–1941 in 31,5 Prozent der Fälle erhalten blieben. Gleichzeitig ergaben sich weitgehend kriegsbedingte Trennungen für die erste Kohorte bei 47,3 Prozent und für die zweite Kohorte bei 41,9 Prozent. Teilweise lebten diese Männer in Teilfamilien ohne Wiederverheiratung (in der ersten Kohorte 8,4 Prozent und in der zweiten Kohorte 13,1 Prozent). Entsprechend erfolgte vom Vater eine Trennung während der Kindheit von mindestens sechs Monaten in den ersten 16 Lebensjahren für die Kohorte 1929–1931 bei 57 Prozent. Für die Kohorte 1939–1941 fand sie sich bei 66 Prozent bei gleichzeitiger entsprechender Trennung von der Mutter, für die erste Kohorte bei 27 Prozent und für die zweite Kohorte bei 20 Prozent. Die Gründe für die väterliche Abwesenheit waren für die Kohorte 1929–1931 in 64 Prozent der Fälle kriegsbedingt und für die Kohorte 1939–1941 in 70 Prozent. Insbesondere bei der Kohorte 1939–1941 war sie bei 36 Prozent durch Militärdienst und bei 32 Prozent durch Gefangenschaft, Konzentrationslager oder Flucht verursacht.

Bei der Mannheimer Kohorten-Studie zur Epidemiologie psychogener Erkrankungen war beim Jahrgang 1935 der Vater in 58,4 Prozent der Fälle über sechs Monate abwesend, beim Jahrgang 1945 in 41,2 Prozent und beim Jahrgang 1955 nur noch in 11,8 Prozent. Bei 20 von insgesamt 122 Probanden war der Vater kriegsbedingt während der ersten sechs Lebensjahre verstorben.[41]

Bei der Interdisziplinären Längsschnittstudie des Erwachsenenalters (ILSE) fand sich als repräsentative Aussage für West- und Ostdeutschland bei der Kohorte 1930–1932 Tod des Vaters bei 21,1 Prozent, der Mutter bei 8,7 Prozent und von Geschwistern bei 16,2 Prozent. Zeitweise von einem Elternteil getrennt oder verlassen waren 61,9 Prozent. Während der Einfluss der Psychopathologie eines Elternteils, die Aggressivität einer Erziehungsperson oder andere Widrigkeiten zurücktraten, fand sich bei 24,6 Prozent Armut. Als besondere Kriegserlebnisse erwiesen sich in 35,4 Prozent der Fälle Flucht, Vertreibung oder Übersiedlung, das Erleben von Bombardierungen oder Kämpfen bei 89,4 Prozent sowie Gefangenenlager oder Gefangennahme noch bei 9,1 Prozent. Nahezu alle Personen in dieser Kohorte waren von mindestens einer Kindheitsbelastung betroffen, mehr als 42 Prozent berichteten von vier und mehr belastenden Kindheitsereignissen.[42] Eine aktuelle Metaanalyse über die Gültigkeit belastender (Kindheits-)Erinnerungen bei heute Erwachsenen[43] weist nach, dass derartige Erinnerungen als lebenslang stabil anzusehen sind und eher mit »falsch negativen« Angaben zu rechnen ist, d. h. *keine* Angaben über in Wirklichkeit erlebte belastende Erfahrungen gemacht werden.

Damit blieb über alle Jahrzehnte seit Ende des Zweiten Weltkriegs und der unmittelbaren Nachkriegszeit hinweg die Frage offen, ob diese damaligen – unverändert als Fakten wiedergebbaren – Erfahrungen möglicherweise bei derart Betroffenen langfristige psychische, psychosoziale und auch physische Folgen hinterlassen haben könnten. Schon 1950 wurde in der »Langeoog-Studie« zum Abschluss die Frage gestellt: »Wie wird die einmal durchlebte ungeläufige (d. h. bisher nicht bekannte) Form des Kindseins in die neu erworbene geläufige (d. h. normale) Form und in die Entwicklung der weiteren Lebensalter des einzelnen Kindes hineinwirken? Dass es starke Wirkungen sein müssen, unterliegt keinem Zweifel.«[44]

5. Kapitel
Spätfolgen bei über 60-Jährigen und Älteren?

Sechzig Jahre nach dem Kriegsende 1945 bedeuten für ein möglicherweise betroffenes Individuum 60 Jahre weitere Entwicklung im Lebensablauf und ein jetzt erreichtes Alter von mindestens 60 Jahren. Bestimmte *heute* diagnostizierte psychische und psychosoziale Verhaltensauffälligkeiten und Störungen wie auch funktionelle Störungen und körperliche Erkrankungen müssen daraufhin untersucht werden, ob sie *ursächlich* mit damaligen belastenden, beschädigenden bis traumatisierenden Erfahrungen in Verbindung stehen.

Symptomorientierung bei vernachlässigter Ätiologie

In den aktuellen und verbindlichen Klassifikations-Schemata (ICD-10[1] wie auch DSM IV[2]) orientieren sich die diagnostischen Kriterien weitgehend an vorhandenen Symptomen. Ätiologische Zusammenhänge (wie früher als Ausdruck psychodynamischer Sicht selbstverständlich und auch notwendig) werden kaum noch berücksichtigt; Ausnahmen bilden die posttraumatischen Belastungsstörungen (F 43.1) und die Anpassungsstörungen (F 43.2).

Somit können ärztliche und psychologische Untersucher/Behandler zwei früher notwendige Aufgaben vernachlässigen: eine psychodynamisch relevante spezifische Anamnese zu erheben und ätiologische Überlegungen anzustellen. Für die Behandlung über 60-Jähriger (durch Gerontopsychiatrie, Gerontopsychotherapie und Gerontopsychosomatik) bringen die erwähnten beiden Klassifikationsschemata eine zusätzliche Schwierigkeit mit sich: Die Zeitperspektive eines Lebensverlaufs erhält kaum Bedeutung, so bezüglich der Dauer einer psychischen Störung als auch der Manifestationsform (z. B. erstmals, mehrfach oder erneut).

Alle bisher durchgeführten Untersuchungen zur Häufigkeit psychischer Störungen Älterer weisen auf einen hohen Anteil an depressiven (insbesondere subdiagnostischen) Syndromen wie – wenn auch in geringerem Umfang – Angst- und Panikstörungen[3] hin.

Ätiologisch wurden sie früher (teilweise im Ausschlussverfahren als *nicht*-demenzielle und *nicht*-psychotische Störungen) den neurotischen, psychoreaktiven oder psychosomatischen Erkrankungen[4] zugeordnet – bei einem Anteil von 10 bis 12 Prozent bei den über 65-Jährigen.[5] Insgesamt wurden sie somit als Folgen einer gestörten biografischen Entwicklung sowohl in der Kindheit und Jugendzeit als auch während des späteren Erwachsenenalters angesehen.

Diese vor 10 bis 15 Jahren durchgeführten epidemiologischen Untersuchungen – dazu in der Regel damals bei über 65-Jährigen und nicht bei über 60-Jährigen – beziehen sich entsprechend auf Ältere, die den Zweiten Weltkrieg und die unmittelbare Nachkriegszeit bereits als Erwachsene erlebt hatten; außerdem erfolgten sie häufig in anderen europäischen Ländern sowie in den USA und Kanada. Neuere epidemiologische Untersuchungen aus Deutschland liegen nicht vor.

Zeitgeschichtliche Perspektive: Fehlanzeige

Wenn bei psychischen Störungen Älterer der Ätiologie keine große Bedeutung zugemessen wird, entfällt verständlicherweise auch die zusätzliche Diskussion über die Einflüsse zeitgeschichtlicher Erfahrungen. Entsprechend wurden bei den bekannten epidemiologischen Untersuchungen zeitgeschichtliche Einflüsse anamnestisch nicht erfasst. Selbst wenn im Ausnahmefall anamnestisch erfasst, wie z. B. bei der renommierten und repräsentativen Berliner Altersstudie (BASE)[6] wurden bisher die

Daten über diese Erfahrungen mit diagnostizierten psychischen Störungen nicht in Zusammenhang gesetzt. Interessanterweise (und nach meinem Kenntnisstand erstmals) wurden kürzlich aufgrund der auffallend unterschiedlichen Raten depressiver Symptome und insbesondere der hohen Rate[7] ausgeprägter Depressionen bei über 65-Jährigen in den Großstädten Europas anhaltende Einflüsse der »anhaltenden Auswirkungen des Zweiten Weltkriegs in dieser Generation« diskutiert. Es darf allerdings nicht verhehlt werden, dass auch die Psychoanalyse und die Psychosomatik derzeit zeitgeschichtlichen Einflüssen wenig Bedeutung zumessen (vgl. Kapitel 10).

Woher stammen unsere Kenntnisse?

Forschungen zu den psychischen und psychosozialen Folgen des Dritten Reiches oder des Zweiten Weltkriegs erfolgten erst spät und darüber hinaus zunächst bei den *erwachsenen* Überlebenden des Holocaust[8] wie auch nachfolgend bei der ersten und zweiten Generation. Erst seit einigen Jahren werden Posttraumatische Belastungsstörungen bei den Soldaten[9] der Siegermächte des Zweiten Weltkriegs untersucht. Von zentraler Bedeutung für unsere Fragestellung ist die von Keilson[10] großangelegte Langzeit-Untersuchung mit jüdischen Kriegswaisen in den Niederlanden, die das Grauen zumeist in Untertauchverstecken überlebt hatten. Er erforschte die Auswirkung dieser extremen Belastungssituation auf die Entwicklung dieser Kinder; dabei hatte ein und dieselbe traumatisch wirkende Situation unterschiedliche Folgen – je nach der Altersstufe der Kinder. Er stellte eine Verschiebung von hauptsächlich charakterneurotischen (Altersgruppe 0 bis 4 Jahre) über angstneurotische Störungen (Altersgruppe 4 bis 14 Jahre) hin zu chronisch-reaktiven Depressionen (bei der Altersgruppe 14 bis 18 Jahre) fest. Die lang andauernde extreme Belastungssituation gliederte er in unterschiedliche Phasen im Traumatisierungsprozess auf: 1. die deutsche Besetzung, der beginnende Terror durch die Nationalsozialisten; 2. die einsetzende Verfolgung, die Trennung von den Eltern, das Überleben in Verstecken und die Leiden im Konzentrationslager; 3. die Nachkriegsperiode. Die jeweilige Beschaffenheit dieser *traumatischen Sequenzen* zog klinisch und statistisch signifikante Unterschiede bei den Folgen nach sich. Als ein besonderes Ergebnis der Untersuchung ist die Bedeutung der dritten Sequenz hervorzuheben: Kinder mit einem relativ günstigen Verlauf der zweiten traumatischen Sequenz, aber mit einer relativ ungünstig verlaufenden Betreuung in der Nachkriegsperiode zeigten 25 Jahre später ein schlechteres Entwicklungsbild als Kinder mit einer ungünstigen zweiten, aber einer günstigen dritten traumatischen Sequenz. Die mangelhafte Fähigkeit von Pflegeeltern, die Bedeutung des Traumas für das betroffene Kind zu erfassen und sich verstehend darauf einzustellen, erwies sich als ein traumatogener Faktor. Keilson beschreibt damit empirisch die Bedeutung der Objektbeziehungen und des kommunikativen Aspekts für die Auswirkungen von Traumatisierungen.[11]

Bezüglich der Folgen können wir uns auf Ergebnisse aus Psychotherapien Einzelner[12] (teilweise kumuliert[13]), aus weitgehend übereinstimmenden Alltagsbeobachtungen aus Familien im Sinne kohortenspezifischer Erfahrungen, auf Sekundäranalysen von Längsschnittstudien[14], auf Testergebnisse aus den in den Jahren 2002 und 2003 durchgeführten repräsentativen Querschnittsbefragungen[15] wie auch auf Untersuchungen von selbstselektierten Gruppen[16] stützen.

Trotz des weiterhin unverändert als ungenügend zu betrachtenden Forschungsstandes sind diese Befunde so beweiskräftig, dass bei nachfolgend aufgeführten Symptomen, Verhaltensweisen und weiteren Störungen auf jeden Fall ein möglicher bis sogar wahrscheinlicher Zusammenhang mit belastenden bis traumatisierenden zeitgeschichtlichen Erfahrungen diskutiert werden muss.

Folgen: Ich-syntone Verhaltensweisen

Als typische ich-syntone (d. h. als selbstverständlich zu einer Person gehörende) Verhaltensweisen werden beschrieben:

- Das Aufheben (»nichts wegwerfen können«, »aufgegessen wird, was auf dem Teller ist«) von Essen (Essensresten), Gegenständen des alltäglichen Gebrauchs (Weckgläser, Bindfäden, Kerzenstummel, Kleidung). Entsprechend ergeben sich: umfangreiches Sammeln und Vorräte-Anhäufen – möglicherweise bei entsprechender Persönlichkeitsstruktur letztendlich in einem »Vermüllungs-Syndrom«[17] endend.
- Das Suchen nach Wärme und Geborgenheit (z. B. »Einhüllen bis zur Nasenspitze in eine warme Bettdecke«, weil viele Jahre lang keine ausreichende Heizung zur Verfügung stand, aber die jetzt vorhandene aus Sparsamkeitsgründen nicht genutzt wird).
- Das Sparen (im Alltag an Heizung, Beleuchtung, an Kleidung sowie an Ausgaben für die eigene Bequemlichkeit).
- Sorgfältiges Planen, Organisieren und Funktionieren.
- Das Sicherheitsstreben mit dem Bemühen »alle Situationen im Griff zu haben«, bis hin zum Überprüfen von Fluchtwegen in Hochhäusern, im Hotel oder auf dem Schiff.
- Das Kämpfen darum, die eigene Autonomie zu erhalten, und das Vermeiden von Abhängigkeit (von Personen, Situationen, Hilfsmitteln).
- Das Kämpfen um den Erhalt des erneut erworbenen Eigentums: »Es darf uns nie wieder verloren gehen.«
- Die fehlende Rücksichtnahme auf sich selbst und den eigenen Körper (bezüglich Vorsorgeuntersuchungen, Behandlungen, Rehabilitationsmaßnahmen etc.) wie auch die mangelnde Fürsorge für sich selbst.
- »Sofort zum Aufbruch bereit sein« und »mit kleinem Gepäck klar kommen« (z. B. alle Kleidung immer geordnet und griffbereit neben sich liegen haben, wenige Gebrauchsgegen-

stände benötigen und sofort mit kleinem Gepäck aufbrechen können, man hatte nur wenige »Habseligkeiten«).[18]

- Die ständig wache Angst, wichtige Menschen zu verlieren, z. B. bei Verspätungen oder nicht eingehaltenen Verabredungen.
- Die Schwierigkeit (bis hin zur Unmöglichkeit) zu trauern, d. h. durch das Zeigen von Gefühlen Kummer und Trauer auszudrücken – eher zeigen sich innerlicher Rückzug, Erstarrung bei Dekompensation von bestehenden organischen Erkrankungen (auch bei Frauen).
- Eine vorsichtige, skeptische bis misstrauische Einstellung (insbesondere von Flüchtlingen, Vertriebenen) gegenüber der Umwelt.

Diese »Schrullen« oder irritierenden »Macken«, wie sie heute der Umwelt, insbesondere den eigenen Kindern sowie den Professionellen auffallen, und die manchmal sogar (z. B. in Pflegesituationen, siehe Kapitel 9.10) störenden ich-syntonen Verhaltensweisen können als frühere Bewältigungs- und Abwehrstrategien gelten (sie wurden bisher in der Gerontopsychiatrie als typische Verhaltensweisen Älterer angesehen, aber nie bezüglich ihres zeitgeschichtlichen Ursprungs untersucht). Sie halfen – anerzogen durch Eltern und mit Hilfe nationalsozialistischer Erziehungsnormen –, am Ende des Krieges und in der unmittelbaren Nachkriegszeit überhaupt zurechtzukommen und zu überleben. Ebenso wurden sie von den Betroffenen während ihres jüngeren und mittleren Lebensalters als sinnvolle und auch befriedigende Lebensstrategien angesehen. Auffallend häufig handelt es sich nach meinem Eindruck um damals parentifizierte Kinder und Jugendliche, die versuchten, als engste Vertraute ihrer Mütter sowie frühzeitig als »kleine« Erwachsene zugleich den familiären Delegationen zu entsprechen.[19] Vergegenwärtigt man sich die Folgen dieser ich-syntonen Verhaltensweisen, muss man sie zusätzlich als ich-einengende Verhaltensweisen bezeichnen, *einengend* bezüglich allgemeiner Lebensumstände, sozialer Kontaktaufnahme, zu nutzender psychischer und psychosozialer Freiräume, des eigenen Gefühlslebens und damit letztendlich im Hinblick auf die gesamte Lebensqualität.

Darüber hinaus kann man Einschränkungen der sozialen und der psychosozialen Funktionsfähigkeit, der Vitalität und des psychischen Wohlbefindens nachweisen.[20]

Folgen: Psychische Störungen

Diskutiert man in der fachlichen wie auch in der interessierten allgemeinen Öffentlichkeit über mögliche Folgen belastender bis traumatisierender zeitgeschichtlicher Erfahrungen, so werden zuerst und fast als einzige die inzwischen weithin bekannten Posttraumatischen Belastungsstörungen (PTBS, vgl. ICD-10 F 43.1) benannt. Schon hierbei können sich viele nur schwer vorstellen, dass sie über 60 Jahre lang fortbestehen können. Als diagnostische Kriterien[21] gelten:

- Die Betroffenen waren einem kurz- oder lang anhaltenden Ereignis oder Geschehen von außergewöhnlicher Bedrohung oder katastrophalem Ausmaß ausgesetzt, das nahezu bei jedem Menschen tiefgreifende Verzweiflung auslösen würde.
- Anhaltende Erinnerungen oder wiedererlebende Belastung durch aufdringliche Nachhallerinnerungen, lebende Erinnerungen, sich wiederholende Träume oder durch innere Bedrängnis in Situationen, die der Belastung ähneln oder mit ihr im Zusammenhang stehen.
- Umstände, die der Belastung ähneln oder mit ihr im Zusammenhang stehen, werden tatsächlich oder möglichst vermieden. Dieses Verhalten bestand nicht vor dem belastenden Ereignis.
- Teilweise oder vollständige Unfähigkeit, sich an einige wichtige Aspekte der Belastung zu erinnern.
- Anhaltende Symptome einer erhöhten psychischen Sensitivität und Erregung (nicht vorhanden vor der Belastung) mit

zwei der folgenden Merkmale: Einschlaf- und Durchschlafstörungen, Reizbarkeit oder Wutausbrüche, Konzentrations-
störungen, Hypervigilanz und erhöhte Schreckhaftigkeit.
Diese Symptome kann man noch heute und damit fortbestehend bei damaligen (älteren) Kindern, Adoleszenten[22] wie auch
jüngeren Erwachsenen auffinden. Geschätzt wird eine Rate von
5 Prozent für eine umfassende Posttraumatische Belastungsstörung (PTBS) und von bis zu 30 Prozent für ein teilweise vor-
handenes Krankheitsbild.[23] Die Symptome verstärken sich oft
anlässlich aktueller Ereignisse (Nachrichten in der Zeitung, insbesondere im Rundfunk und Fernsehen über Kriegsausbrüche,
Flüchtlingstrecks, traumatisierte Kinder etc.) wie auch z. B. aufgrund von spezifischen Geräuschen (Sirengeheul, mahlende
Panzerketten) oder des Besuchs von bestimmten Orten oder Ge-
genden.

Angstzustände, Panikattacken sowie phobisches Vermeidungsverhalten (ICD-10 F 40, F 41)[24] können zunächst als Symptome einer PTBS verstanden werden – sie werden ihr allerdings
häufiger weder syndromatisch noch ätiologisch zugerechnet.
Angstzustände und Panikattacken können auch monosympto-
matisch bestehen und müssen bei einer entsprechenden Vorgeschichte als Folgen diskutiert werden. In der repräsentativen
Querschnittsuntersuchung[25] vom Jahr 2002 fanden sie sich sowohl bei Frauen als auch bei Männern, die ausgebombt, Flüchtlinge oder Heimatvertriebene waren, statistisch signifikant deutlicher. Bei erstmaligem oder erneutem Auftreten nach dem
60. Lebensjahr muss an eine Trauma-Reaktivierung oder Re-
Traumatisierung (s. u.) gedacht werden.

Bei der auffallend hohen Rate depressiver Symptomatik (ICD-
10 F 43.21 und F 32.0–3, F 33.0–3) in der Altersgruppe von
60 bis 85 Jahren[26] wurde bisher die Frage eines Zusammenhangs
mit zeitgeschichtlichen beschädigenden bis traumatisierenden
Erfahrungen kaum diskutiert, geschweige denn systematisch
untersucht.[27]

In der repräsentativen Querschnittuntersuchung[28] aus dem Jahr 2003 ergab sich bei der Auswertung unterschiedlicher Fragebögen ein übereinstimmendes Bild: Vaterlos Aufgewachsene zeigten in den Bereichen depressiver, dysthymer, sozialphobischer und somatischer Symptome wie auch für die Bereiche Stress sowie physische, kognitive und affektive Müdigkeit deutlich höhere Werte als nicht vaterlos aufgewachsene Frauen und Männer. Darüber hinaus wurden negativere Befindlichkeit, höhere Symptombelastung sowie stärkere soziale Einschränkungen festgestellt. Dadurch wird die 1999 aufgefundene höhere psychogene Beeinträchtigung bei einer Abwesenheit des Vaters von mindestens sechs Monaten während der ersten prägungssensiblen sechs Lebensjahre[29] erneut bestätigt. Von Seiten der Psychoanalyse werden frühe Verlusterfahrungen von entscheidenden Bezugspersonen (wie hier der Väter, aber auch der Mütter und weiterer Geschwister oder der Großeltern) von zentraler Bedeutung für die Entwicklung späterer depressiver Symptomatik angesehen. Zusätzlich muss ein Zusammenhang zwischen der Entwicklung depressiver Symptomatik bei über 60-Jährigen und dem *aktuellen* Verlust lebenslang stabilisierender und beschützender zentraler früherer (Mütter aus der Kindheit) oder späterer (Partner/Partnerin) Bezugspersonen diskutiert werden. Die zitierte Untersuchung von Keilson[30] weist zusätzlich auf die Bedeutung kumulativer und sequenzieller traumatisierender Einflüsse auch bei der Altersgruppe von 14 bis 18 Jahren hin, die später eine depressive Symptomatik entwickelte.

Wie weit diese belastenden zeitgeschichtlichen Erfahrungen nach dem 60. Lebensjahr die Selbstmordneigung bewirken oder verstärken, ist bisher unbekannt. Man kann sich allerdings vorstellen, dass ein unbefriedigender bis beschämender Lebensrückblick insbesondere für Männer eine tiefe narzisstische Kränkung bedeuten kann. Auch eine durch Pensionierung und damit den Verlust der beruflichen Identität bedingte »innere Leere« kann Verzweiflung wie auch erlebte Nutzlosigkeit mit sich brin-

gen. Ebensowenig wurde der Einfluss dieser belastenden zeitgeschichtlichen Erfahrungen auf das Suchtverhalten Älterer systematisch[31] untersucht – weder für das im jüngeren und mittleren
Erwachsenenalter einsetzende noch für das im höheren oder
hohen Alter beginnende (Late-onset-)Suchtverhalten. Gut vor-
stellbar ist, dass die Betroffenen Alkohol, Tranquilizer sowie
Schlaf- und auch Schmerzmittel lebenslang insbesondere bei
einer anhaltenden oder sich verstärkenden PTBS gebrauchen,
um ansteigende Ängste, Angstträume und die Erinnerungen an
belastende Erlebnisse zu verringern bzw. »stillzulegen«. Wohl
nicht zufällig fanden sich Schlafstörungen in der zitierten Untersuchung über die auffallend unterschiedlichen Raten von Depressionen bei über 65-Jährigen in Europa nur zu 15 Prozent in
Dublin, aber zu 54 Prozent in München und zu 60 Prozent in
Berlin.[32]

Folgen: Persönlichkeitsveränderungen

Bekanntlich können PTBS (F 43.1) über viele Jahre einen chronischen Verlauf nehmen und in *andauernde Persönlichkeitsveränderungen* (F 62.0) übergehen. Die Belastung katastrophalen
Ausmaßes muss so extrem sein, dass die Vulnerabilität der betreffenden Person als Erklärung für die tiefgreifenden Auswirkungen auf die Persönlichkeit nicht in Erwägung gezogen werden
muss. Die Störung ist durch eine feindliche oder misstrauische
Haltung gegenüber der Welt, durch sozialen Rückzug, Gefühle
der Leere oder Hoffnungslosigkeit, ein chronisches Gefühl der
Anspannung wie bei ständigem Bedrohtsein und Entfremdungs-
gefühl gekennzeichnet. Bei vorausgegangener PTBS können sich
die Symptome dieser beiden Störungen überlappen. Über das
heute anzutreffende Ausmaß bei damals betroffenen Kindern,
Jugendlichen und jüngeren Erwachsenen ist wenig bekannt.

Folgen: Bindungs- und Beziehungsstörungen

Zusätzlich zu diesen Folgen, die man aufgrund der *Symptome* (insbesondere in repräsentativen, statistisch relevanten Untersuchungen) erfassen kann, sind in langfristigen Psychotherapien und Psychoanalysen[33] (die innerhalb der letzten 20 Jahre durchgeführt wurden) damaliger Kinder und Jugendlicher komplexere Störungen (ICD-10 F 43.8) – sowohl Bindungs- und Beziehungsstörungen als auch Störungen der psychosexuellen und psychosozialen Identität – zutage gekommen.

Beziehungsstörungen (kurz dauernde Beziehungen mit häufigem Wechsel von Partner/Partnerin bis hin zu weitgehender Isolierung), die sich ab dem jüngeren Erwachsenenalter zeigen und sich spätestens im mittleren Erwachsenenalter stärker auswirken, müssen als Folge damals fehlender (früher Status als Vollwaise) oder spezifischer (symbiotische Mutter-Kind-Konstellation) Bindungserfahrungen angesehen werden.[34]

Teilweise können die Patienten Beziehungen mit »fremden Personen« überhaupt nicht eingehen, teilweise (gestützt durch die Einflüsse der noch lebenden und dominierenden Mütter) nicht auf Dauer befriedigend gestalten.

Folgen: Veränderungen der Identität

Frühe Parentifizierung dieser Jungen und Mädchen, weitreichende familiäre Delegationen bei gleichzeitig ungeeignetem (Mütter) oder fehlendem (Väter) Vorbild bewirken eine weitere spezifische Störung[35]: Die psychosexuelle und psychosoziale Geschlechtsidentität erweist sich als eingeschränkt und gleichzeitig bezüglich Selbstvertrauen, eigener Fähigkeiten und Wünsche wie auch erprobter und befriedigend zu gestaltender Bedürfnisse verunsichert. Bei vom Krieg betroffenen Jugendlichen (bei Kriegsende 15–19 Jahre alt) besteht öfter zusätzlich der Eindruck eines Identitätsbruchs, d. h., eine sich anbahnende, sich mühsam in der Pubertät stabilisierende Identitätsentwicklung (psychisch und psychosozial einschließlich entsprechender beruflicher Pläne) wurde jäh durch das Kriegsende abgebrochen und konnte aufgrund der späteren Lebensumstände (Verschleppung, Vertreibung, lang anhaltender sozialer Abstieg, Verarmung) nie mehr fortgeführt werden. Die so Betroffenen – meist Männer – wirken bis in ihr Altern hinein zurückgezogen, skeptisch, resigniert bis depressiv und eben auch »gebrochen«. Aber auch bei Kriegsende jüngere Erwachsene, wie viele autobiografische Berichte[36] belegen, erleben sich bewusst als lebenslang durch diese Ereignisse Betroffene und Beschädigte.

Folgen: Funktionelle Störungen und körperliche Erkrankungen

Bei den vorliegenden Untersuchungen zum Gesundheitszustand bzw. zur Symptom- und Krankheitshäufigkeit der Gesamtbevölkerung in Deutschland fällt für die Altersgruppen von 60 Jahren und älter immer wieder eine hohe Rate funktioneller bzw. somatoformer Symptome auf.[37] Sie liegt im Vergleich zu den bei unter 60-Jährigen um ein Vielfaches höher.[38] Einen zusätzlichen wichtigen Hinweis ergab die Sekundäranalyse der Mannheimer Kohorten-Studie. Eine Gruppe von Männern in ihrem 40. Lebensjahr mit leichterer funktioneller Symptomatik zeigte im 60. Lebensjahr eine auffallende Zweiteilung: Die eine Gruppe zeigte keinerlei funktionelle Symptomatik mehr, die andere dagegen eine ausgeprägte. Der einzige unterscheidende Faktor war die Abwesenheit des Vaters über 6 Monate lang in den prägungssensiblen ersten sechs Lebensjahren.[39]

So lässt sich vermuten, dass ein bestimmter Teil (ein wie großer?) geklagter funktioneller Symptomatik bei über 60-Jährigen als Ausdruck einer nur über den Körper vermittelbaren »larvierten« depressiven Symptomatik zu verstehen ist, die man wiederum auf spezifische Verlusterfahrungen in der Kindheit zurückführen kann.

Zwei weitere Untersuchungen[40] verweisen auf die Möglichkeit eines Einflusses beschädigender bis traumatisierender belastender zeitgeschichtlicher Erfahrungen – hier gesehen als Ausdruck von pathologischem Dauerstress – auf koronare Herz-Krankheiten (KHK). Sowohl in einer Gruppe von passiven (14 Jahre und jünger) als auch aktiven (15 Jahre und älter) Kriegsteilnehmern (vorwiegend männliche Patienten), die nach einem Herzinfarkt bypass-operiert waren, fanden sich bei praktisch bei allen deutschen Teilnehmern intensive und ausgeprägte (sequenzielle und kumulative) beschädigende bis traumatisierende zeitgeschichtliche Erfahrungen aus dem Zweiten Weltkrieg.

Neuere Untersuchungen zum Gesundheitszustand der Männer[41] belegen aus der Perspektive einer psychosozialen Krankheitsätiologie und dazu noch über die Lebensspanne hinweg betrachtet folgende psychische Risiken: psychischer Stress, Risikoverhalten, Persönlichkeitsdisposition, soziale Unterstützung und Umgang mit Beschwerden. Sieht man die beschriebenen ich-syntonen bis ich-einengenden Verhaltensweisen als lebenslang wirksam an und fasst man sowohl die Auswirkungen der beschädigenden bis traumatisierenden zeitgeschichtlichen Erfahrungen als auch der auferlegten familiären Delegationen und Parentifizierungen als Ausdruck von chronischem Dauer-Stress auf, dann erscheint die schon lange bekannte Parallele zu den bekannten ätiologischen Einflussfaktoren für koronare Herzerkrankungen unübersehbar. Allerdings wurden auch hier diese spezifischen zeitgeschichtlichen Einflüsse nicht untersucht.[42]

Zu den Auswirkungen des Gesundheitsverhaltens während des Älterwerdens soll in Kapitel 8 noch die Rede sein.

Folgen: Erscheinungsformen im Zeitablauf

Die Erscheinungsformen psychischer Symptome/psychischer Störungen geben ebenso wichtige Hinweise auf mögliche Zusammenhänge: Seit wann zeigen sie sich? In welchen Situationen und wie oft sind sie bisher aufgetreten?

Lebenslang und damit auch während des Alterns fortbestehend erweisen sich Posttraumatische Belastungsstörungen, spezifische ich-syontone bis ich-einengende Verhaltensweisen sowie Einschränkungen der psychosozialen Funktionsfähigkeit und Lebensqualität.

Angstzustände und Panikattacken können sich *immer wieder* anlässlich von Trauma-Reaktivierungen bzw. Re-Traumatisierungen (siehe unten), also auch nach dem 60. Lebensjahr zeigen. Seltener treten sie erst *erneut* im höheren bis hohen Alter auf – in der Regel können sich die Betroffenen nicht mehr an die in der Kindheit aufgetretenen Symptome und Verhaltensstörungen erinnern.

Phobisches Vermeidungsverhalten als Teilsymptom einer PTBS besteht lebenslang. Bindungs-, Beziehungs- und Identitätsstörungen werden – auch wenn sie sich schon früh ausbilden – erst aufgrund wiederholter Erfahrungen in der Erwachsenenzeit den Betroffenen selbst bewusst und fallen auch der Umwelt jetzt auf.

Die Depressivität, die nach dem 60. Lebensjahr auftritt und in Zusammenhang mit beschädigenden bis traumatisierenden zeitgeschichtlichen Erfahrungen zu sehen ist, zeigt unterschiedliche Erscheinungsformen:

- Lebenslang zeigt sie sich immer wieder anlässlich des Verlusts von psychisch hoch besetzten, insbesondere Sicherheit und Geborgenheit vermittelnden Beziehungspersonen und anlässlich eines erneuten Erlebens von ausgesprochener Hilflosigkeit und drohender Abhängigkeit.
- Sie tritt erstmals nach dem 60. Lebensjahr beim Verlust der Mutter (als einziger wichtiger Bezugsperson, mit der man lebenslang symbiotisch verbunden war) und beim Ende der identitätstiftenden Berufstätigkeit auf.
- Sie manifestiert sich allmählich ab dem mittleren Erwachsenenalter und verstärkt sich in der Alternssituation, wenn

berufliche Tätigkeit, familiäre Delegationen und intergenerationelle Verpflichtungen (gegenüber Eltern und Kindern) wegfallen.

Folgen: Trauma-Reaktivierungen und Re-Traumatisierungen

Folgen früherer Traumatisierungen in Kindheit, Jugendzeit und jüngerem Erwachsenenalter können sich in der Alternssituation in unterschiedlicher Form[43] zeigen (siehe Abbildung 1, S. 83).

Frühere Traumatisierungen können in der Alternssituation dadurch reaktiviert werden, dass

1. älter werdende Menschen, befreit vom Druck direkter früherer Lebensanforderungen wie Berufsausbildung, Existenzaufbau und Versorgung der Familie, »mehr Zeit haben«, bisher Unbewältigtes innerlich wahrzunehmen;

2. älter werdende Menschen nicht selten den (vorbewussten) Druck verspüren, sich einer bis dahin unerledigten Entwicklungsaufgabe stellen zu wollen und stellen zu müssen;

3. der Alternsprozess selbst (z. B. im Sinne einer narzisstischen Kränkung) traumatische Inhalte reaktivieren kann.

Insbesondere diese dritte These macht darauf aufmerksam, dass manche Menschen den körperlichen Alterungsprozess insbesondere wegen einer drohenden Abhängigkeit und ohnmächtigen Hilflosigkeit als enorm ängstigend erleben. Diese emotionale Erlebnisqualität von Abhängigkeit und Hilflosigkeit (Ausgeliefertheit) kommt derjenigen in der traumatischen Situation (hilflos ausgeliefert zu sein) sehr nahe und kann damit möglicherweise zu einer Reaktivierung des Traumas führen. Die Geschäftigkeit des mittleren Erwachsenenalters ermöglicht es vielen Betroffenen offensichtlich, diese intrapsychische Dynamik bis zum Symptomausbruch erfolgreich abzuwehren.

Eine Re-Traumatisierung kann 1. durch eine erneute traumatische Erfahrung oder auch 2. durch forcierte, erzwungene »Er-

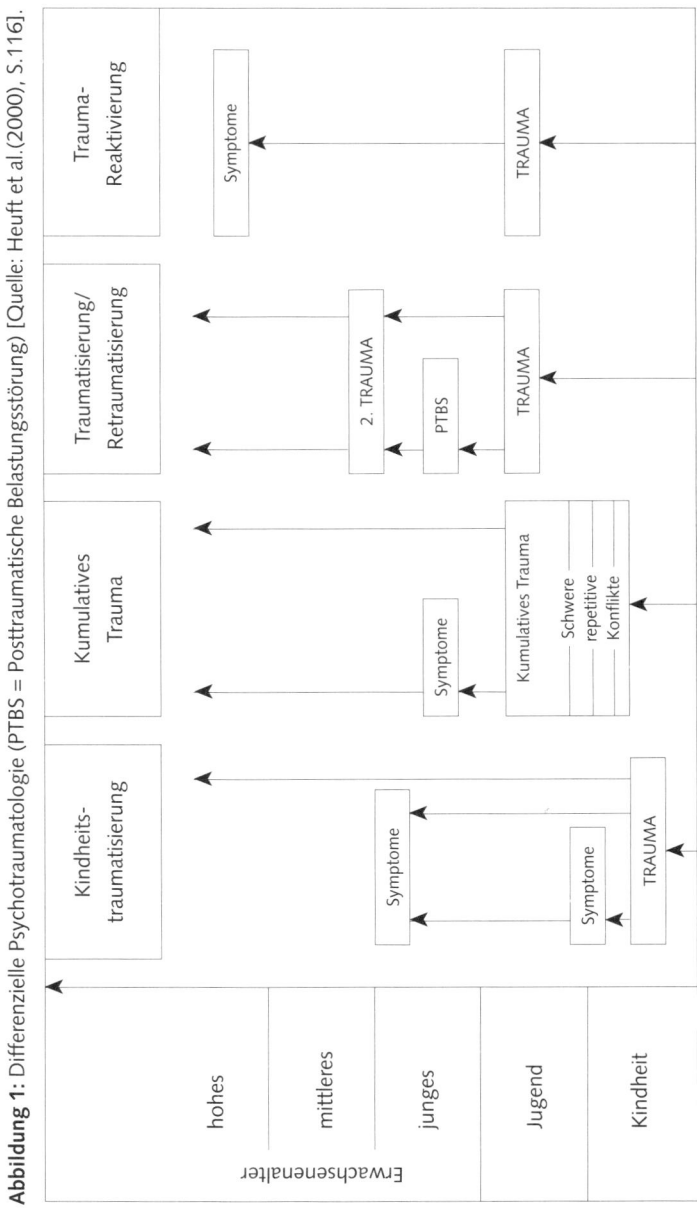

Abbildung 1: Differenzielle Psychotraumatologie (PTBS = Posttraumatische Belastungsstörung) [Quelle: Heuft et al.(2000), S.116].

innerungsarbeit« etwa bei Zeugenaussagen in polizeilichen Er-
mittlungen erfolgen. Re-Traumatisierungen sind grundsätzlich
auch durch eine nicht sachgerecht durchgeführte Psychotherapie möglich, in der das Trauma ohne ausreichenden intrapsy-
chischen Schutz wiederbelebt wird.[44]

Folgen: Nationalsozialistische Erziehung, Traumatisierung und/oder neurotischer Konflikt

Bei langfristigen Psychotherapien und Psychoanalysen dieser
Betroffenen[45] stellt sich immer wieder (sei es zu Anfang, sei es im
Verlauf oder sei es im Rückblick) die Frage, ob sie auch ohne beschädigende bis traumatisierende zeitgeschichtliche Erfahrungen
psychisch erkrankt wären. Sie ist generell zu stellen: Die nationalsozialistische Erziehungspolitik wollte, gestützt auf Leit- und
Idealbilder von Männern und Frauen aus dem Ersten Weltkrieg
und der Zwischenkriegszeit, ein bestimmtes Verhaltensmuster
vermitteln.[46] Einige Verhaltensweisen wurden als *männlich* und
damit erstrebenswert angesehen und andere als *unmännlich* und
damit abgelehnt bzw. angstbesetzt vermieden. Diese Leitbilder
halfen – als Selbstbilder übernommen – offenbar vielen Jungen
und Mädchen bei Kriegsende zu überleben und mit den damaligen Anforderungen zurechtzukommen. Somit war gleichzeitig
ein bestimmter Umgangs- und Bewältigungsstil für das weitere
Erwachsenenleben vorgegeben. Selbstverständlich dürfen die
damaligen Eltern nicht idealisiert werden; selbst wenn sie rückwirkend (verstanden als Schutzmechanismus gegen bedrückende Erfahrungen) aus der Perspektive einer »vergoldeten Kindheit« so empfunden wurden.[47]

   Die zwischen der Jahrhundertwende und 1925 geborenen
Väter und Mütter dieser betroffenen Kinder und Jugendlichen
zeigten teilweise ebenfalls neurotische Persönlichkeitszüge, neurotische Konflikte und neurotische Beziehungsstörungen. Ein
Teil von ihnen war durch die Ereignisse des Ersten Weltkriegs

in ihrer biografischen Entwicklung ebenfalls beschädigt bis traumatisiert (vgl. Kapitel 2 und 6). Diese Störungen waren selbstverständlich auch während der Weimarer Republik und während des Dritten Reiches vorhanden. An eine entsprechende Psychopathologie bei diesen Eltern erinnern sich dementsprechend die Betroffenen noch viele Jahrzehnte später.[48] Dazu zählen insbesondere prügelnde, übergriffige, gewalttätige Väter; Väter und Mütter, die tranken und ihre Kinder (sozial, materiell und psychisch) vernachlässigten und sie aufgrund von Trennung oder Scheidung verließen.

Eine für die Entwicklung der heute anzutreffenden Störungen verlässliche Beurteilung dieser Väter und Mütter erweist sich insgesamt jedoch als schwierig.[49]

- Die Entwicklung der betroffenen Väter und Mütter in Kindheit, Jugendzeit und jüngerem Erwachsenenalter ist ihren Kindern und Jugendlichen wenig bekannt; Einzelheiten und spezielle Aspekte wurden nur über die Mütter und Väter selbst vermittelt; oft waren die Kinder an der Geschichte ihrer Eltern nicht interessiert oder fragten nicht nach.
- Je jünger die Kinder bei Kriegsende 1945 waren, desto weniger können sie sich auf eigene Erinnerungen an ihre Mütter und Väter berufen; so sind sie noch stärker auf familiäre Überlieferungen und Berichte von Verwandten angewiesen, auch bezüglich möglicher psychischer Veränderungen der Eltern durch den Zweiten Weltkrieg.
- Die Väter und Mütter (vgl. Kapitel 2, 3) konnten sich aufgrund eigener beschädigender bis traumatisierender Erfahrungen ausgeprägt und langanhaltend verändert haben: insbesondere den jüngeren Kindern fehlt die Vergleichsmöglichkeit zwischen der Zeit vor dem Krieg und nach dem Krieg. Bewusste Erinnerungen gibt es dann nur an die Eltern nach dem Krieg.
- Die aufgrund des Krieges eingeforderte Berufstätigkeit und Übernahme von Verantwortung in vielen Bereichen förder-

te die Selbstständigkeit der Frauen damals und emanzipierte
sie im Sinne einer Entwicklungsförderung. Viele Mädchen[50]
und Jungen[51] hatten selbständige, zufrieden und vergnügt
wirkende und mit ihren Aufgaben in diesen Kriegsjahren
gut zurecht kommende Mütter – teilweise für sich allein, teilweise im Familienverbund.

▪ Bei den Müttern bestand damit für die Kinder die Chance,
diese Veränderungen während des Krieges bewusst mitzu-
erleben. Weitaus schwieriger gestaltete es sich bei den langfristig wegen Krieg und Gefangenschaft abwesenden Vätern;
sie kamen oft als »unbekannte« Männer zurück. Bezüglich
der dauerhaft abwesenden (gefallen, vermisst, den Verlet-
zungen/Krankheiten erlegenen) Väter verfügten die Kinder,
je jünger sie waren, über immer weniger Erinnerungen und
schließlich über keine mehr. Sie waren vollständig auf die
Berichte der Mütter, der älteren Geschwister und der Verwandten angewiesen.[52]

▪ Dazu veränderten sich die Väter und Mütter möglicherweise
in der Nachkriegszeit noch weiter[53]: Ein Teil der Mütter trat
ins »zweite Glied« zurück – teils lebenslang krank bleibend,
teils scheinbar ohne weitere Folgen; eine weitere Gruppe
kämpfte um ihre Emanzipation: teils akzeptiert, teils mit
Trennung oder Scheidung endend. Die Frauen, die kurz vor
dem Krieg oder während des Krieges geheiratet hatten, standen jetzt nach dem Krieg erstmals vor der Aufgabe, bewusst
eine Partnerschaft zu leben und zu gestalten, und dies dazu
oft schon als Eltern.

▪ Traumatisierung und intensive symbiotische Kind-
(oft Sohn-)Mutter-Beziehungen hatten aufgrund der Situation am Kriegsende und in der Nachkriegszeit eine anschließende neurotische Entwicklung zur Folge.

Diese Zusammenstellung begründet den Hinweis zu Anfang des
Kapitels: Vielfältige psychische Symptome und Störungen können auf eine entsprechende spezifische Vorgeschichte hinweisen;

auf jeden Fall müssen sie für eine *Positiv*-Diagnose (Kapitel 9.4) in Betracht gezogen werden.

Notwendige Differenzierung: nach Jahrgangsgruppen und Geschlecht

Die aufgeführten Untersuchungen belegen, in welch großem Umfang[54] weitere Forschungen benötigt werden: Jahrgangsspezifische, repräsentative Untersuchungen liegen bisher nur für die Jahrgänge 1930/1932[55] und für die Jahrgänge 1935 und 1945[56] vor. Weitere Studien könnten detailliertere Angaben über phasenspezifische entwicklungspsychologische, geschlechts- und kohortenspezifische und dazu noch repräsentative Aussagen ermöglichen. Ebenso liegen nur allgemeine geschlechtsspezifische Befunde für damalige Jungen[57] und für Mädchen[58] vor.

Notwendige Differenzierung: nach Entwicklungsphasen

Auch entwicklungspsychologische Aspekte sind bedeutungsvoll: In welcher normalen Entwicklungsphase wurden welche zeitgeschichtlichen Erfahrungen erlebt, welche zusätzlichen belastenden wie auch schützenden oder fördernden Umstände waren vorhanden und wie (vgl. Kapitel 4) wurde reagiert?

Die nachfolgende Übersicht verdeutlicht am Beispiel der abwesenden Väter[59] diese entwicklungsphasen-spezifischen Aspekte:

Zu den endgültig abwesenden Vätern zählen als erste Gruppe die Väter, die *zwischen Zeugung und Ende des 3. Lebensjahres* ihres Kindes gefallen sind, vermisst waren oder in der Kriegsgefangenschaft oder im Lazarett starben. Sie bleiben lebenslang ein »Geist«, manchmal sogar ein bedrohliches »Gespenst«. Dieser Vater wird – abgesehen von Fotos und Briefen – in der Regel nur durch die Mutter belebt und mit Erinnerungen und Persönlichkeitszügen ausgestattet. Oft handelte es sich um die erste Schwangerschaft bei einer Kriegsheirat (vor dem Feldeinsatz oder während des Fronturlaubs) ohne längere Bekanntschaft oder aufgrund nur sehr kurzer Zeit einer Partnerschaft: Diese Mütter verfügen dann selbst über keine ausgeprägte Erinnerung. Sehr selten verfügen Dreijährige über vereinzelte – wahrscheinlich durch Erzählungen stabilisierte – Erinnerungen an ihre Väter.

Die zweite Gruppe der endgültig abwesenden Väter bilden diejenigen, die *zwischen dem 4. und 10. Lebensjahr* ihrer Kinder gefallen sind, vermisst waren, in Kriegsgefangenschaft oder im Lazarett starben. Die Kinder verfügen über ausreichende bis viele (beim Tod des Vaters in ihrem späteren Alter über entsprechend mehr) Bilder von und Erinnerungen an diese Väter, die allerdings weitgehend aus kurzen Fronturlauben stammen. Die Mütter hatten entsprechend längere Beziehungen zu den Vätern und ebenso (falls vorhanden) die älteren Geschwister. Dadurch sind in diesen Familien zahlreiche zusätzliche Erinnerungen vorhanden mit oft detaillierten Kenntnissen über das Elternhaus mit den Großeltern und anderen Verwandten, über Kindheits- und jugendliche Entwicklung sowie über Persönlichkeitszüge, Interessen und vieles mehr.

Die dritte Gruppe der endgültig abwesenden Väter sind diejenigen, die *nach dem 10. Lebensjahr* ihrer Kinder fielen, vermisst waren oder in Kriegsgefangenschaft oder im Lazarett starben. Diese Kinder verfügen über sichere eigene Erinnerungen aus der Vorkriegszeit und eher geringere von den Fronturlauben. Diese Kinder werden spätestens jetzt in die verpflichtende, vertraute oder sogar Partnerrolle eingesetzt und damit frühzeitig zu Erwachsenen gemacht.

Bei der zweiten und dritten Gruppe schrumpft die mögliche Erinnerungszeit dadurch, dass diese Väter teilweise schon 1939/1940 eingezogen wurden und nur noch zum Fronturlaub zurückkehrten.

Zu den *zeitweise abwesenden* Vätern zählen solche, die nach langer Kriegszeit (bereits 1939 oder 1940 eingezogen) oder langer Kriegsgefangenschaft (mitunter bis 1951) in unterschiedlichen Phasen der psychosexuellen und psychosozialen Entwicklung ihrer Kinder zurückkehrten. Auf jeden Fall sind sie zunächst und oft sehr lange ihren Kindern »unbekannt«; häufig sind und bleiben sie chronisch physisch und psychisch beeinträchtigt oder krank (also Invaliden); der soziale Aufstieg gestaltet sich öfter schwierig oder misslingt. Sie erweisen sich in jedem Fall als ganz fremde Personen: Sie sind ganz anders, als man sie in Erinnerung hat oder sich nach den Erzählungen von Mutter und älteren Geschwistern vorstellt; die Kinder haben sich selbst verändert und befinden sich in heftiger Konkurrenz, ödipaler Auseinandersetzung oder pubertärer Ablösung. Die Väter empfinden sich selbst auch als veränderte Menschen, die den Aufgaben als Ehemann, Vater und Ernährer – zumindest für einen langen Zeitraum – nicht mehr nachkommen können. Ein kleinerer Teil dieser Väter stirbt später an den Folgen der im Krieg erworbenen Krankheiten und Verletzungen. Öfter trennen sich auch die Eltern, und die Kinder verlieren ihren Vater erneut.

Die fünfte Gruppe sind die *innerlich abgekapselten* und damit auf diese Weise dauerhaft psychisch abwesenden Väter. Sie kamen als eher jüngere Erwachsene nach längerer Kriegsteilnahme äußerlich unversehrt zurück und setzten dann ihre berufliche Tätigkeit erfolgreich mit weiterem sozialen Aufstieg fort. Äußerlich erlebten ihre Kinder – auch im deutlichen Kontrast zu anderen Schicksalen – eine »heile Welt« ohne größere Einschränkungen oder Mängel. Diese Väter konzentrieren sich auf ihre berufliche Arbeit, gestalten die Beziehungen zu ihrer Ehefrau und ihren Kindern karg und verwirklichen erziehungsmäßig bestimmte, durch ihre Kriegserfahrungen offenbar bestätigte Erziehungsideale, die in fataler Weise an Hitler-Jugend und Bund Deutscher Mädchen erinnern. Die gegen Ende des Kriegs oder danach geborenen Kinder können die offensichtlichen Veränderungen im Wesen dieser Väter (innere Abkapselung bei äußerlich überspielendem und überaktivem Verhalten, z. T. mit Suchtzügen) nicht wahrnehmen, weil sie diese Väter nicht von früher kennen. Nur die Mütter kannten den Ehemann aus der Vorkriegszeit oder der Anfangszeit des Kriegs als deutlich anderen und sie können diese Veränderung auch teilweise eindeutig benennen.

Notwendige Differenzierung: nach Subgruppen

Inzwischen kann man zusätzlich bestimmte Gruppen – teilweise mit deutlicher und entsprechender in der Öffentlichkeit so benannter Gruppen-Identität – unterscheiden: »Besatzungskinder« von amerikanischen (dazu noch von weißen und schwarzen), französischen und russischen Soldaten; Kinder, die in anderen Ländern, z. B. in Norwegen, von deutschen Soldaten gezeugt wurden; »Wolfskinder« (elternlos im Osten aufgefundene Kinder, teilweise von Partisanen gezeugt und/oder geboren); Täterkinder[60]; »Lebensborn«-Kinder; Vertriebenenkinder[61]; Kinder von »politisch und religiös Verfolgten des NS-Regimes«[62]; die »unsichtbaren« Kinder (1938 ohne ihre Eltern nach England verschickt)[63]; in nationalsozialisitischen Fürsorge- und Erziehungsheimen zwangsweise untergebrachte Kinder[64]; Kinder-»Soldaten«, ebenso bei den Jugendlichen »Luftwaffenhelfer«[65]; »Blitzmädel« und viele andere.

■ Zwischenfrage III
Muss man die alten Geschichten wieder aufwühlen?

Wie begründet ist der Befund eindeutig: viele Ältere erlebten beschädigende bis traumatisierende zeitgeschichtliche Erfahrungen. Diese sind bis heute – wenn auch unterschiedlich bewusst und mit unterschiedlichem Leidensdruck – bis heute *weitgehend unverändert* vorhanden mit teilweise andauernden Folgen. Jüngere Angehörige und ebenso jüngere Professionelle äußern häufig ihre Besorgnis, dass diese *aufgewühlten*, »also wieder bewusst werdenden« und somit wiederbelebten »schrecklichen« Erfahrungen und Erinnerungen erneut dazu führen, dass diese Älteren beunruhigt, erschrocken und verzweifelt reagieren und dadurch möglicherweise akut oder sogar längerfristig anhaltend seelisch dekompensieren könnten.

Auf welchen Vorstellungen beruht das hier verwendete plastische Bild? Offensichtlich wird das psychische Innenleben mit einem See verglichen, der als Ausdruck optimalen psychischen Befindens ruhig und still, von der Sonne beschienen daliegt. Wind, Regen und Sturm, d. h. äußere Einflüsse, vermögen ihn nur wenig in Wallung zu versetzen. Dagegen lauert offenbar in der *Tiefe* (entsprechend dem alten Vorwurf an die *Tiefen*-Psychologie) etwas Dunkles, Gefährliches und in letzter Konsequenz hochwirksam Bedrohliches: sei es als aufgewirbelter Schlamm, der den bisher klaren See verschmutzt und unter Umständen aufgrund seiner »giftigen« Beimengungen sogar zum »Absterben« bringt, sei es als ausbrechender Vulkan, dessen Lava den See zum Kochen bringt und anschließend die Umgebung zerstört, sei es als aufgescheuchtes krakenartiges Ungeheuer[1], das die Lebenden in die Tiefe zieht und ertränkt. Diese Bilder verdeutlichen die Sorge, dass ein relativ kleiner Anstoß ausreicht, um schwere und anhaltende, letztendlich selbstzerstörerische psychische Turbulenzen zu bewirken. Stimmt diese Annahme?

Erschreckende und insbesondere traumatisierende Erfahrungen können aufgrund von Re-Traumatisierungen oder von Trauma-Reaktivierungen wiederbelebt[2] werden (vgl. Kapitel 5). Nachfolgend zeigen sich oft tief beunruhigende, beängstigende und verstörende Erinnerungen und Gefühle, die schließlich in die damaligen Gefühle tiefster Verzweiflung und völligen Alleingelassenseins einmünden können. In welcher Situation besteht diese Gefahr? Im Erstgespräch oder bei ersten Kontakten in der Regel nicht. Die allmählich erworbene (vgl. Kapitel 4) und lebenslang weitgehend aufrechterhaltene (vgl. Kapitel 5, 7) psychische Abwehrstruktur bewirkt, dass diese bei einem professionell geführten (Erst-)Gespräch nicht durchlässig oder sogar zerstört wird. In der Regel können nur im Bewusstsein behaltene Fakten und Gefühle erinnert werden.[3] Betroffene Ältere haben so viel in ihrem Leben erlebt, dass sie keinesfalls in einem solchen Gespräch kurzfristig oder langfristig psychisch dekompensieren. Sie zeigen allerdings öfter Reaktionen, die gerade Jüngere beunruhigen und die sie schwer ertragen können: Traurigkeit, stilles bis heftiges Weinen (insbesondere bei Männern), Verzweiflung und anderes. Jüngere erleben bei sich dann ebenso erschreckende, beunruhigende und verängstigende Gefühle, und sie möchten schließlich nichts mehr davon hören (vgl. auch 9.12).

Bestimmte Situationen können allerdings auch eine stabile, lebenslang bestehende psychische Abwehrstruktur beeinträchtigen:

- Re-Traumatisierungen und Trauma-Reaktivierungen: Ausgeprägte depressive Zustände, teilweise mit suizidalen Impulsen, wie auch schwere Ängste und Panikattacken bedingen in der Regel intensive Behandlungen – dabei steht anlässlich notwendiger Fragen professioneller Schutz zur Verfügung.
- Im Rahmen laufender Psychotherapien, in denen man selbst dem »inneren« Kind, insbesondere dem »verletzten«, »traumatisierten« Kind begegnet.

- Beginnende wie weiter fortgeschrittene demenzielle Erkrankungen können zu einer beeinträchtigten psychischen Abwehrstruktur führen, ebenso auch schnell dekompensierende körperliche Erkrankungen, z. B. bestimmte Herzerkrankungen oder hoher Blutdruck mit der Gefahr von Blutdruckkrisen. Auch hier sind Folgen eher bei laufenden Behandlungen zu erwarten.

Das Fazit ist relativ eindeutig: Jüngere Angehörige oder Professionelle befürchten derartige Reaktionen; offensichtlich können sie es als Jüngere kaum ertragen, die Älteren (= Eltern und Großeltern) schwach, hilflos, verzweifelt und weinend zu erleben. Zudem wissen sie nicht, wie sie im Augenblick helfen können – selbst wenn sie möchten. Die Aufgabe bleibt aber: Nur durch Fragen finden wir Zugang zu zeitgeschichtlichen beschädigenden bis traumatisierenden Erfahrungen, und diese Fragen müssen professionell (Kapitel 9.4) gestellt werden. ▪

6. Kapitel
Welche Erfahrungen wurden an wen
weitergegeben?

Berücksichtigt man die von Großeltern, Eltern und Kinder real
erlebte und familiär überschaubare Zeitspanne einschließlich ihrer zeitgeschichtlichen Erfahrungen, so ergibt sich eine *Mehrgenerationen-Perspektive.* Dieser familiär überschaubare Zeitraum
von über 80 Jahren kann sowohl die Entwicklungstendenzen der
einzelnen Familienmitglieder als auch die transgenerationelle
Weitergabe verdeutlichen.[1] Man vergegenwärtige sich: Die von
den beschriebenen zeitgeschichtlichen Erfahrungen betroffenen Kinder und Jugendlichen (= zweite Generation, bei Kriegsende 1945 zwischen 0 und 18 Jahre alt) gehören zu den Geburtsjahrgängen 1927/1928 bis1945/1946. Unterstellt man einen
durchschnittlichen Generationssprung von 25 Jahren (zuzüglich
Schwankungsbreite und Geburt mehrerer Kinder), so wurden
ihre Eltern (= erste Generation) zwischen 1900 und 1925 und
ihre Kinder (= dritte Generation) zwischen 1950 und 1975 geboren.

Was konnte diese erste Generation – möglicherweise bereits
in größerem Umfang vom Ersten Weltkrieg und seinen Folgen
betroffen – an die zweite Generation weitergeben?

- Eine Erziehung, geprägt durch die Wilhelminische Kaiserzeit, mit entsprechenden moralischen, sozialen, religiösen
  und politischen Normsetzungen sowie geschlechtsspezi-
  fischen Selbst- und Idealbildern. Diese Erziehung wurde später verstärkt und teilweise abgelöst durch die nationalsozialistischen Erziehungsnormen und -ideale.
- Folgen der zum ersten Mal in größerem Umfang (2 Millionen Kriegstote) eingetretenen realen Vaterlosigkeit[2] wie auch
  die Erfahrungen mit einer aus dem Ersten Weltkrieg beschä-

digten oder physisch und psychisch versehrt zurückgekehrten Vätergeneration.³

- Die eigenen neurotischen Konflikte (immerhin gehörten
  die noch von Freud selbst und der nachfolgenden Generation von Psychoanalytikern behandelten Patienten zu dieser
  ersten Generation).

Die beschriebenen zeitgeschichtlichen belastenden, beschädigenden bis traumatisierenden Erfahrungen des Zweiten Weltkriegs und der direkten Nachkriegszeit erlebten und erlitten beide Generationen: die erste als Erwachsene und in ihrer Funktion
als Eltern der zweiten Generation und die zweite als selbst betroffene Kinder oder Jugendliche und in ihrer Position als Kinder
der ersten Generation. Erst aufgrund dieser möglichen doppelten Betroffenheit kann man die Phänomene der zunächst beobachteten intergenerationellen und nachfolgend der transgenerationellen Weitergabe verstehen.

Schon im Alten Testament⁴ wird die Weitergabe von Erfahrungen an die nachfolgenden Generationen, und zwar *der Väter
Missetat an die Kinder bis ins dritte und vierte Glied* angedroht.
Sigmund Freud⁵ betonte bereits 1913, dass *keine Generation
imstande ist, bedeutsamere seelische Vorgänge vor der nächsten
zu verbergen*. Die intergenerationelle Weitergabe von (neurotischen) Konflikten ist inzwischen gut erforscht⁶; die Weitergabe
von traumatisierenden Erfahrungen wurde erst in den letzten
zwanzig Jahren untersucht⁷, die transgenerationelle Weitergabe
an die dritte Generation bisher kaum. Voraussetzung dafür waren – leider durch das vergangene Jahrhundert gegeben – häufige Erfahrungen mit individuellen und familiären Traumatisierungen. Entsprechend hat sich die Forschung seit zwanzig Jahren
zunehmend bei ihren Beobachtungen bzw. Behandlungen mit
Kindern von Holocaust-Opfern⁸, Täter-Kindern⁹, Kindern von
Vietnam-Veteranen und Folteropfern – insbesondere aus den
von Militärdiktaturen geprägten lateinamerikanischen Ländern – befasst.

Welche Modellvorstellungen[10] bestehen darüber? Der Begriff *Zeittunnel*[11] übermittelt ein Bild von einer Untergrabung des »normalen« (oder als normal erlebten) Zeitablaufs. Er umfasst, das – auch bewusst erlebte – Gefühl, zwar in der Gegenwart zu sein, doch nicht wirklich in ihr. Die Gegenwart ist da, aber nicht lebendig erfahrbar, weil die innere Phantasie – und Affektwelt – ganz an der Vergangenheit haftet und diese als innere Realität gegenwärtiger ist als die reale Außenwelt der Gegenwart. Das Bild vom Zeittunnel ist auch deswegen sehr anschaulich, weil das Unterirdisch-Unbewusste, unser Realitätsprinzip und Realitätsgefühl Untergrabende sehr eindrucksvoll zu fassen ist. Gleichzeitig weist er auf die Rückbindung der späteren Generationen an ein Ereignis einer früheren Zeit hin, die nicht deren eigene war. Der Begriff *Telescoping*[12] verdeutlicht das Ineinanderrücken der Generationen. Wie ein Teleskop werden sie aufgrund der verbindenden, die Ablösung verhindernden Gefühlserbschaften ineinander geschoben. Zieht man das Teleskop auseinander, dann ergibt sich eine raumzeitliche Entfernung, die aber keine wirklichen Unterschiede zulässt, sondern eher – gemäß diesem Bild – eine Verlängerung der Vergangenheit in die Zukunft. Es handelt sich um eine Nichtdifferenzierung zwischen Vergangenheit, Gegenwart und Zukunft. Die damaligen Kinder und Jugendlichen standen aufgrund dieser doppelten möglichen Betroffenheit vor folgenden, zweifellos individuell unterschiedlichen Aufgaben: Sie mussten innerpsychisch wie auch real auf die erlebten belastenden bis traumatisierenden Erfahrungen reagieren und allmählich eine möglichst stabile psychische Abwehr aufbauen (vgl. Kapitel 3). Sie mussten die diesbezüglichen Reaktionen und Verhaltensweisen der ersten Generation (Eltern, Erzieher und möglicherweise sogar noch der eigenen Großeltern) wie auch der eigenen Generation (Geschwister, Gleichaltrige aus der Schule und aus dem Freundeskreis und den Jugendorganisationen) zur Kenntnis nehmen und wiederum darauf selbst reagieren. Wie schon beschrieben (Kapitel 3), waren die weitgehend verstummten Erwachsenen mit sich selbst beschäftigt. Sie stuften das erlebte Leid ihrer Kinder im Vergleich zu dem eigenen als deutlich geringer ein. Sie hofften, dass diese es bald vergessen und davon unbehelligt und insgesamt ungestört aufwachsen würden.

Gleichzeitig vermittelten diese Erwachsenen – teilweise eindeutig bewusst delegiert – bestimmte Anforderungen, so insbesondere, die jeweils geschlechtsspezifische Nachfolge von verlorengegangenen (verstorbenen/vermissten) Angehörigen der ersten Generation anzutreten, also von Partnern, Geschwistern, Kindern sowie Freunden (d. h. also von Vätern, Müttern, anderen Verwandten aus der ersten Generation) sowie Geschwistern aus der zweiten Generation. Die beauftragten Kinder und Jugendlichen sollten sich weiterlebend erfolgreich entwickeln, jetzt alle auf sie umgelenkten Erwartungen erfüllen und die entstandenen seelischen Lücken sowie die bestehenden Bedürfnisse mit Hilfe der beschriebenen frühzeitigen Parentifizierung zumindestens teilweise abdecken und möglichst lebenslang zur Verfügung stellen. Zu dieser allgemeinen Beauftragung bestand häufig zusätzlich eine spezifische, etwa zwischen den Eltern und in der Familie »Frieden zu stiften«.

Weiterhin erhielten die Kinder die Aufgaben des *Containings*: Sie sollten die individuelle und familiäre Geschichte mit allen angedeuteten bis ausgesprochenen schrecklichen Erfahrungen bei sich aufbewahren; und des *Holdings*: Sie sollten insbesondere ihre verzweifelten und hilflosen Mütter emotional unterstützen und halten.

So belastet durch die eigenen und familiären Erfahrungen und die beschriebenen Anforderungen hatten diese Kinder jetzt ihre eigene psychosexuelle und psychosoziale Entwicklung zu durchlaufen. Daher verwundert es nicht, dass z. B. vielen damaligen Kindern die Erfahrung einer – heute als so selbstverständlich angesehenen – durchlebten Pubertät (abgesehen von den biologischen Veränderungen) fehlt.

Trotz des immer wieder berichteten Schweigens der damaligen Erwachsenen wurden offensichtlich bestimmte gefühlsmäßige Botschaften vermittelt. Auf welchem Wege geschah dies?

»Der neueren Säuglingsforschung verdanken wir grundlegende Erkenntnisse darüber, wie ›affektive Kommunikation‹ und die Mitteilung von Stimmungen und Affekten verläuft und wie sich innere Bilder vom eigenen Selbst und von den Bezugspersonen aufgrund der Erfahrungen mit diesen bilden. Der Affekt als die Sprache der frühen Kindheit bleibt unter der bewussten, gesprochenen Sprache stets wirksam, auch wenn wir sie nicht mehr so unmittelbar wahrnehmen. Unbewusste Gefühlserbschaften nehmen ihren Weg in die Psyche der Kinder eben über diese affektive Mitteilung, die die Eltern und andere Erwachsene signalisieren. Die ›Sprachelemente‹ sind der traurige, leere oder verschämte, zornige Blick, die zusammengepressten Lippen, die stillen Seufzer, unwirsche oder müde Gesten, resignierte Körperhaltungen etc. … diese von Geburt an bestehende Fähigkeit des Kindes, Affekte anderer richtig zu interpretieren, bleibt lebenslang erhalten. Mit dem Spracherwerb stellt sich die symbolische Bedeutung neben – und in unserer bewussten Wahrnehmung – oft über die der Affekte. Aber letztere bleiben in hohem Maß relevant als Signale für Freude oder Ärger, Interesse und Neugier oder Ablehnung und Ekel, Lust oder Angst. Das Schweigen über Unerträgliches, Verleugnetes, Beschämendes, Peinliches, Tabuisiertes, das zu den Familiengeheimnissen führt, ist ein verbales Schweigen, ein Nichtbenennen. Aber dieses Ver-Schweigen ist stets Begleiter von Affekten, seien es die des Erschreckens, des Ärgers, der Scham oder der Furcht. Hierin liegt ein zentraler Mechanismus der unbewussten und ungewollten Übermittlung von abgewehrten traumatischen Ereignissen oder von peinlich gehüteten Geheimnissen in der Familie.

Dabei sprechen das erlittene *Trauma* und die *verleugnete Schuld* eine verschiedene Affektsprache: das Trauma, das gekennzeichnet ist durch die Erfahrung und das Miterleben von unermesslichem Leid, Ausgeliefertsein und Todesangst, Willkür,

Missachtung und Demütigung sowie völlige Negierung des eigenen Lebensrechtes durch eine unberechenbare, destruktive Brutalität, vermittelt sich den Kindern der Opfer durch Schweigen oder endloses Erzählen von grausamen Bildern, die sich durch die Wiederholung des Erzählens nicht verändern; sie vermitteln sich durch innere Verhaftung am Ort des Grauens, durch Überlebensschuld, gelegentlich durch paranoide Phantasien von den eigenen Kindern als den alten Verfolgern, verbunden mit einer unerklärlichen Vorwurfshaltung, ferner durch Parentifizierung der Kinder und häufig ihrer Identifizierung mit verlorenen früheren Angehörigen.« Diese Situation wurde dadurch erschreckend kompliziert, dass die betroffenen Kinder und Jugendlichen damals selbst Traumatisierungen erlitten hatten, die bewältigt werden mussten. Bei »Täter-Kindern finden wir andere Elemente unbewusster oder halbbewusster Mitteilung durch die Täter: deren Verleugnung, Tendenzen zur Verharmlosung, Selbstrechtfertigung, gemischt mit heimlichen Sehnsüchten nach dem Entwerteten und Verlorenen; heimlichen Stolz auf einstige Erfolge, gelegentlich durchbrechende Größenphantasien, die an vergangene Ideale und erlebte Machtgefühle anknüpfen und die zur Kompensation der jetzigen Entwertungserfahrung verwendet werden. Bei einigen Tätern und Mitläufern findet sich Scham, sich vermeintlich guten Objekten (Führer, Ideologie) verbunden zu haben, die nun entwertet sind, sich als schlecht erwiesen haben. Diese Täter fühlen sich getäuscht und betrogen und vermitteln ihren Kindern die Botschaft, misstrauisch zu sein, nichts zu glauben, sich nicht zu engagieren. Und ein immenses Verleugnen und Ignorieren des Leides, das Anderen angetan wurde – mit der Konsequenz, empathische Haltungen mitgefühlt zu verweigern. So betroffene Kinder erhielten somit ›eine Art double-bind-Botschaft‹: an die Kinder der Täter (lautete sie): es war doch damals ganz toll, aber wir dürfen es nicht mehr sagen; wir sind ja die Besseren, Stärkeren etc., aber wir dürfen es nicht mehr zeigen; schuld sind die Opfer doch selbst, aber das darf man heute nicht mehr sagen. Anstelle einer Einsicht in reale Schuld besteht eine Haltung gegenüber einer nach außen verlegten Autorität, der gegenüber man sich, um nicht Strafe zu erleiden, bedeckt halten und opportun verhalten muss.«[13]

Nach meinem Eindruck erhielten auch die (teilweise eben selbst traumatisierten) Kinder von damalig traumatisierten Erwachsenen eine derartige double-bind-Botschaft; sie lautete: Wir müssen gemeinsam »heldenhaft und stolz« trauern, nach vorn schauen und unsere Welt wieder aufbauen. Unseren eigenen tiefen Kummer, unsere Verzweiflung und unsere Hoffnungslosigkeit wie auch unser Verlorensein dürfen wir nicht zeigen – weder bis zum Ende des Dritten Reiches im Mai 1945 noch danach und für lange Zeit angesichts der deutschen Schuld.

Wenn damals überhaupt jemand dazu imstande war, Sicherheit, Schutz, Geborgenheit und Überleben zu ermöglichen, waren es in der Regel die auf sich selbst gestellten Mütter – seltener gemeinsam mit anwesenden Vätern und Großeltern. Dies führte nach dem Zweiten Weltkrieg zu einer spezifischen Loyalitätsbeziehung, nämlich zur Treue gegenüber diesen Müttern und dem Familienverband. Man übernahm klaglos, sich aufgrund von Delegationen und der Identifizierung bestätigt fühlend, das psychische »Erbe« von der ersten Generation. Wie hätte man sich von diesen Müttern abgrenzen, sich ihnen entziehen oder sogar gegen sie revoltieren können? Erst die Mitglieder der 68er-Generation, allerdings größtenteils erst nach dem Zweiten Weltkrieg geboren, waren in der Lage, wenigstens gegen die zurückgekehrten Väter zu revoltieren; das besondere Treueverhältnis gegenüber ihren Müttern blieb allerdings unverändert bestehen.

Die zweite Generation gab ihr psychisches »Erbe« intra- und intergenerationell weiter. Selbst wenn diese intragenerationelle Weitergabe bisher noch wenig erforscht wurde, kann man doch bestimmte Aspekte beschreiben: beiderseits Betroffene – seien es Geschwister oder Partner – suchten als »verirrte und verwirrte Kinder im dunklen Wald« beim anderen Schutz und Geborgenheit. Sie bildeten und bilden lebenslang ein Bollwerk gegen die Widrigkeiten und Hemmnisse ihrer Umwelt. Ihr Bündnis basiert auf der unausgesprochenen Vereinbarung, dass beide Teile einander nicht über beschämende, schuldhafte Erfahrungen ihrer eigenen Biografie informieren und ebenso auch nicht gemeinsam trauern; unter Umständen könnte die bei dem anderen zugelassene Trauer die eigene uneingestandene und weitgehend abgewehrte Trauer wachrufen.[14] Wenn dann ein Geschwister oder der Partner stirbt, reagiert der Überlebende oft mit einer schweren und kaum behandelbaren Verlassenheitsdepression. Bringt ein Partner aufgrund seiner Biografie entsprechende Beziehungs- und Bindungsschwierigkeiten mit, folgen daraus im weiteren Leben mehrfach Abbrüche von Partnerschaften – insbesondere solange die Mutter noch lebt, die aufgrund der symbiotischen Kindheitsbindung so mächtig ist. Männliche Betroffene, die im mittleren Erwachsenenalter von ihren Frauen verlassen werden, reagieren mit stummer anklagender Verzweiflung und erleben sich weitgehend leer und orientierungslos.[15] Die beschriebenen ich-syntonen Verhaltensweisen können zumindest in der Anfangsphase einer Beziehung, manchmal auch lange anhaltend auf wenig Verständnis stoßen.[16] Wenn sie sich in Krisensituationen oder anlässlich von Trauma-Reaktivierungen verstärken, kann Trennung die Folge sein. Geschwister mit einer derartigen Erfahrungsgeschichte zeigen trotz aller Rivalität häufig eine lebenslang anhaltende, sehr verlässliche und gegenseitig unterstützende Beziehung als Ausdruck einer eben schon in der Kindheit bewährten Allianz, die sich häufig noch in der Alternssituation aufgrund erlebter eigener Schwierigkeiten verstärkt.

Intergenerationell gesehen »kommen (jetzt) die Kinder der Kriegskinder in die Psychoanalyse«[17], d. h., die erwachsenen Angehörigen der dritten Generation benötigen nun psychotherapeutische Hilfe: auch ein zeitgeschichtlich bedingtes psychisches »Erbe«? »Ihre Familiengeschichte verliert sich im Dunkeln« – wenn erforscht, besteht häufig eine katastrophale Kindheitsgeschichte der Eltern. »Schemenhaftes Wissen und nebulöse Andeutungen – eine von Trauma und Schuld der Eltern durchdrungene geheimnisvolle Atmosphäre, die unter dem Mantel von Tabuisierung nicht konkretisiert werden und dazu führen, dass Phantasie und Realität nicht genügend getrennt werden.«[18] Ihre Eltern vermittelten wiederum einen abgekapselten Bereich, den diese Kindern spürten, der ihnen aber nicht zugänglich ist. Die Kinder fühlten sich bei ihren durchschnittlichen Entwicklungsproblemen »allein gelassen«. Diese Eltern schufen zwar materielle Sicherheit und eine »sorglose« Kindheit, schätzten aber ihre damals selbst in der Kindheit zu bewältigenden Schwierigkeiten im Vergleich zu denen ihrer Kinder als viel wichtiger ein.[19]

Als Ausdruck dieser transgenerationellen Weitergabe von den Großeltern über die Eltern bis hin zu diesen Kindern wird unverändert unbewusst eingefordert, allein zurecht zu kommen und Schwierigkeiten allein zu bewältigen. Insbesondere die Kinder von jugendlichen Vertriebenen (= dritte Generation) erhielten »meist unbewusst Aufgaben wie etwa Trauer, Wiedergutmachung erlittener Verletzungen und Kränkungen, Wiederbeschaffung von Verlorenem und Ungeschehenmachen von Hilflosigkeit delegiert«. Die (ebenso unbewussten) Botschaften dieser Eltern an ihre Kinder lauten: »Ich darf nie mehr Opfer werden, ich darf nicht meines Eigentumes beraubt werden, ich darf nicht von meinem Platz verdrängt werden, ich muss viel leisten, damit meine Eltern das zurück erhalten, was sie verloren haben, ich will in der neuen Umgebung nicht Außenseiter sein.«[20] Dazu wuchsen sie »mit zwei Heimaten« auf. Es gab die reale Heimat, in der man geboren wurde, und daneben aber noch eine zweite, imaginäre, die die Eltern und Verwandten meinten, wenn sie von »dahoam« sprachen.[21] Die Angehörigen der ersten und der zweiten Generation konnten offensichtlich bisher keinen Trauerprozess durchleben und durchlaufen. Dieser hätte sowohl bei den Angehörigen der ersten als auch bei den Angehörigen der zweiten Generation dazu geführt, bewusst voreinander und gegenseitig vermittelt Abschied zu nehmen und gemeinsam zu trauern. So erhielt auch die dritte Generation keine Chance, über das Verlorengegangene ihrer Eltern und Großeltern einschließlich der damit verbundenen aggressiven und ambivalenten Gefühle zu trauern: So kann z. B. ihre Berufswahl der Kontrolle und Bekämpfung von Gefahren, Krankheit, Leid, Ungerechtigkeit und Wiedergutmachung[22] dienen. Überdurchschnittliche Kreativität kann in unbewussten Motiven von Wiedergutmachung, Reparation und Ersatz begründet sein.[23] Die Ablösung von den Eltern ist erneut oft schuldbeladen und mit Anpassungstendenzen an die neue Umgebung vermischt. Wiederum kann sie oft nur erschwert stattfinden. Häufig kommt es wiederum zu Loyalitätskonflikten gegenüber den Eltern und damit zur Abwehr autonomiefördernder Tendenzen von Sexualität und Aggressivität.[24]

Kann der immer wieder beobachtbare Rechtsextremismus gerade in den Altersgruppen der 30- bis 44-Jährigen und 18- bis 29-Jährigen[25] Folge einer transgenerationellen Weitergabe[26] sein?

7. Kapitel
Lebenslang psychisch stabil?

Erreichte vorläufige psychische Stabilität

Ab 1950, spätestens jedoch 1952 schienen die bei diesen Kindern und Jugendlichen beobachteten erschreckenden und beunruhigenden Symptome und Verhaltensweisen weitgehend abgeklungen. Ihre psychische Abwehrstruktur hatte sich dadurch stabilisiert, dass die traumatisierenden Erfahrungen innerlich abgekapselt waren. Früh parentifiziert entsprachen sie den familiären Delegationen. Insgesamt *funktionierten* sie im Rahmen einer noch immer *anomalen* Normalität.

Die Familienstrukturen – selbst wenn teilweise nur unvollständig vorhanden – hatten sich äußerlich ebenso weitgehend stabilisiert: Die Väter waren größtenteils aus der Kriegsgefangenschaft entlassen und nach Hause zurückgekehrt; die Scheidungsraten gingen zurück; die Familienzusammenführungen im Westen und im Osten waren weitgehend abgeschlossen. Die zahlreichen Flüchtlinge hatten den Ort ihres endgültigen Aufenthalts erreicht. Schließlich mussten sich die Kriegswitwen mit ihrer Situation in der alleinigen Verantwortung für ihre Kinder arrangieren. Dazu begann eine allmähliche Verbesserung der Lebenssituation. In den Wiederaufbaujahren war der Blick nach vorn gefordert, keineswegs der kritische oder bedrückende Blick zurück.

Die betroffenen Kinder und Jugendlichen durchliefen ihre psychosexuellen und psychosozialen Entwicklungsphasen insgesamt progressiv – ungeachtet der sich bei individuellen Konflikten zeigenden Entwicklungsstillstände (Moratorien) oder der (sich in Symptomen und Verhaltensweisen zeigenden) regressiven Schritte. Man nahm an, dass nach abgeschlossener Pubertät eine ausreichende Identität für sie als jüngere Erwachsene mit ausreichender Autonomie folgte. So erwartete man jetzt, dass sich die Folgen »auswachsen« würden.

Vulnerabilität und Resilienz

Die Vorstellung des »Sich-Auswachsens« meint ein spezifisches Modell menschlicher Entwicklung: durch gesetzmäßig aufeinander aufbauende Entwicklungsstufen wird als letzte am Lebensende die der »Reife« als Ausdruck des höchsten psychischen Entwicklungsniveaus[1] erreicht. Versteht man dagegen Entwicklung als Abfolge von Phasen, die sich aufgrund besonderer Entwicklungsanforderungen ständig neu stabilisieren müssen[2], so kommt sowohl protektiven Faktoren als auch Risikofaktoren entscheidende Bedeutung zu. Dabei müssen bei beiden auf das Individuum bezogene von »übergreifenden« externen Rahmenbedingungen unterschieden werden. Letztere beinhalten als Risikofaktoren für Kindheit und Jugendzeit insbesondere ungenügende Lebens-, Bildungs-, Versorgungsmöglichkeiten, Armut, Randgruppenzugehörigkeit und Unterernährung. Die auf das Individuum bezogene psychische Vulnerabilität (Verletzlichkeit) wird unter anderem begründet durch unvollständige Familienstrukturen, psychische Krankheiten der Eltern, beeinträchtigte und gestörte eigene Entwicklung und frühzeitige Parentifizierung. Resilienz (psychische Widerstandsfähigkeit)[3] erfordert vorhandene protektive Faktoren (Schutzfaktoren), die die Nutzung vorhandener internaler und externaler Ressourcen zulassen. Als für Kindheit und Jugendzeit bedeutsame Ressourcen gelten: eine stabile Mutter-Kind-Beziehung; eine vollständige und befriedigende Familien- und Großfamilienkonstellation; ein höheres Intelligenzniveau; aktive Coping-(Bewältigungs-)Mechanismen sowie dementsprechend die Abwesenheit oder zumindestens Verringerung von externen Risikofaktoren.

Vulnerabilität und Resilienz stellen keine stabilen Persönlichkeitsmerkmale dar, sondern variieren über die Zeit hinweg und in bestimmten Situationen, d. h., dass die Resilienz- bzw. Vulne-rabilitätsentwicklung[4] der betroffenen Kinder oder Jugendlichen untersucht werden muss. Das Verständnis dieser Zusammen-hänge von Rahmenbedingungen, Vulnerabilität und Resilienz wird zusätzlich dadurch kompliziert, dass äußere Umstände nicht in stets gleicher Weise die Entwicklung von Resilienz för-dern. So konnten z. B. die in der Extremsituation am Ende des Krieges und der unmittelbaren Nachkriegszeit notwendige Här-te gegen sich selbst, die mangelnde Rücksicht auf die Bedürf-nisse des eigenen Körpers, die abgewehrte Trauer und das Funk-tionieren entscheidend dazu beitragen, überhaupt zu überleben. Inzwischen als ich-syntone Verhaltensweisen integriert, können sie sich allerdings Jahrzehnte später auf die eigene Entwicklung hemmend auswirken.

Die möglichen Relationen von Vulnerabilität – Rahmenbe-dingungen – Resilienz verdeutlichen das Risiko psychischer Ge-sundheit gegenüber Krankheit[5]:

- Hohe Vulnerabilität + ungünstige Rahmenbedingungen + geringe Resilienz ⇒ Krankheitsrisiko ↑
- Hohe Vulnerabilität + günstige Rahmenbedingungen + ge-ringe Resilienz ⇒ Krankheitsrisiko ↑
- Ungünstige Rahmenbedingungen + ausgeglichenes Verhält-nis von Vulnerabilität und Resilienz ⇒ Krankheitsrisiko →
- Geringe Vulnerabilität + ungünstige Rahmenbedingungen + hohe Resilienz ⇒ Krankheitsrisiko →
- Geringe Vulnerabilität + günstige Rahmenbedingungen + hohe Resilienz ⇒ Krankheitsrisiko ↓

Psychisch stabil = psychisch gesund?

Als entscheidend erwies sich für das jüngere Erwachsenenalter, in welchem Umfang die ablaufende psychosexuelle und psycho-soziale Entwicklung durch folgende internale und externale pro-tektive Faktoren unterstützt wurde:

- gesicherte soziale und materielle Lebenssituation;
- Erreichen einer stabilisierenden, befriedigenden und identitätssichernden Berufstätigkeit (mit somit eingelöster familiärer Delegation);
- äußere (und möglichst auch innere) Ablösung von der Kindheitsfamilie mit erreichter gewisser Autonomie;
- Aufnahme und Gestaltung von (auch sexuell) befriedigenden und längerfristigen Beziehungen.

Diese Schutzfaktoren – auch verstehbar als anzugehende Entwicklungsaufgaben – ermöglichten oftmals eine stabil erscheinende und befriedigende weitere Entwicklung zwischen dem 20. und 40. Lebensjahr. Eindeutig hatten die so betroffenen damaligen Kinder und Jugendlichen in der überwiegenden Mehrzahl eine psychische Stabilität erreicht. Betrachtet man allerdings ihre weiteren Entwicklungsmöglichkeiten unter der Perspektive Resilienz und Vulnerabilität, so erschienen ihre Chancen, *psychische Gesundheit* zu erlangen, auf jeden Fall unsicher und vermutlich eingeschränkt. Psychische Gesundheit wird entweder allumfassend (wie z. B. in der bekannten WHO-Definition[6]) oder stärker aus der Sicht des jüngeren bis mittleren Erwachsenenalters (z. B. durch Sigmund Freud als »liebes- und arbeitsfähig«) definiert. Aus der Perspektive des gesamten Lebenszyklus kann *psychische Gesundheit* als Fähigkeiten[7] des Menschen definiert werden:

- mit seinem Leben zurechtzukommen,
- dauerhafte und emotional befriedigende Beziehungen zu anderen Menschen zu unterhalten,
- erfolgreich zu arbeiten, zu entspannen und sich freuen zu können,
- die eigenen Gaben und Unzulänglichkeiten realistisch einzuschätzen und sich des eigenen Wertes bewusst zu sein,
- sich die kognitive Leistungsfähigkeit ebenso wie Aktivität und Motivation zur Aktivität lebenslang zu erhalten,
- sich als belastbar gegenüber äußeren Einflüssen zu erweisen

- und im Rückblick insgesamt mit seinem abgelaufenen Leben zufrieden zu sein.

Abnehmende psychische Stabilität im mittleren Erwachsenenalter

Seit 1985 durchgeführte langfristige Psychotherapien und Psychoanalysen konfrontierten mit einer sich allmählich entwickelnden funktionellen, psychosomatischen und depressiven Symptomatik bei Betroffenen.[8] Diese Patienten zeigten eine lebenslange chronische (Selbst-)Überforderung sowie eine zunehmende »psychische Müdigkeit«; offensichtlich stand nicht mehr genügend psychische Energie zur Verfügung, um die bisherige Abwehrstruktur aufrechtzuerhalten. Weiterhin entfielen der Druck der sozialen Pflichten und der Loyalität gegenüber den (wegsterbenden) Eltern und den nachwachsenden Kindern wie auch der Druck der familiären Delegationen. Unübersehbar war schließlich für die Betroffenen selbst, dass sie in ihren Beziehungen immer wieder Abbrüche erlebten bzw. sich nicht in der Lage sahen, langfristige Beziehungen befriedigend zu gestalten. Gleichzeitig merkten sie, wie wenig sie fähig waren, eigene Bedürfnisse und Wünsche wahrzunehmen, zu äußern und auch umzusetzen.

Dieser Befund wurde durch einen Extremgruppenvergleich des Langzeitspontanverlaufs über 13 Jahre hinweg anhand zweier zum ersten Untersuchungszeitpunkt 1979 gleich beeinträchtigter Probandengruppe (Jahrgang 1935) im Rahmen der Mannheimer Kohorten-Studie bestätigt.[9] Die beiden Gruppen (jeweils 28 Probanden) waren anhand von inhaltlichen Verlaufskriterien gebildet worden und zeigten in den folgenden Jahren einen konträren Verlauf ihrer psychogenen Beeinträchtigung. Der positive Verlaufstyp zeigte eine kontinuierliche Verbesserung, der negative Verlaufstyp eine stetige Verschlechterung im Sinne einer zunehmenden adaptativen Dekompensation. Das Fehlen des Vaters während der ersten sechs prägungssensiblen Lebensjahre erwies sich als die wichtigste verlaufsdifferenzierende Variable.

Meist wird erst im Rückblick deutlich, über welch langen Zeitraum hinweg sich die jetzt im Querschnitt so eindeutig wahrnehmbaren Störungen entwickelten.

Lebenslang psychisch stabil?

Man begegnet immer wieder über 60-Jährigen, die aufgrund ihrer biografischen Angaben eindeutig zu den Betroffenen zählen und im Gespräch auf ihr Wohlbefinden wie auch auf ihre psychische Stabilität hinweisen. Ebenso berichten bisher die meisten betroffenen Zeit-Zeugen kaum über bis heute anhaltende beschädigende Auswirkungen. Sind diese Älteren insgesamt psychisch stabiler (in Umkehrschluss die anderen psychisch labiler)? Überwogen nach den beschädigenden bis traumatisierenden Erfahrungen in Kindheit, Jugendzeit und im weiteren Erwachsenenalter fördernde Einflüsse, insbesondere eine befriedigende stabile, langdauernde Partnerbeziehung?[10] Handelt es sich bei dieser Einschätzung um eine Selbst-Einschätzung oder um eine Fremd-Einschätzung (z. B. von Seiten des Partners oder der Kinder)? Wird die (noch?) bestehende psychische Stabilität lebenslang erhalten bleiben? Diese Fragen lassen sich zur Zeit nicht sicher beantworten. Auf jeden Fall bringt die Alternssituation (Kapitel 8) für größere Gruppen Betroffener zusätzliche Schwierigkeiten, geringere Entwicklungschancen und eine eingeschränkte Lebensqualität mit sich.

Eine sich verstärkende oder sogar erstmalige funktionelle oder depressive Symptomatik im mittleren Erwachsenenalter resultiert oft aus spezifischen Situationen: die zwangsweise frühe Aufgabe der identitätsstabilisierenden Berufstätigkeit (Vorruhestand, Krankheit) mit dem endgültigen Gefühl, »nutzlos und wertlos zu sein«; die von den Partnerinnen eingeleiteten Trennungen, die erneut ein Gefühl des Verlassenseins bedingen[11], sowie das chronologische Älterwerden als die schon verstorbenen eigenen Väter oder Mütter als Ausdruck des endgültigen ödipalen Triumphes.[12] Ein gutes Beispiel für Spätfolgen bietet in Parallele die lebensbedrohliche Krankheit Kinderlähmung (Poliomyelitis). Überlebte man als Kind oder Jugendlicher die schweren Formen (teilweise mit Hilfe der »Eisernen Lunge«, einem mechanischen Beatmungsgerät, in welches man sich tagelang und völlig ausgeliefert eingesperrt erlebte), so bildeten sich viele Lähmungen der Arme und Beine völlig zurück. Erst 30 bis 40 Jahre später zeigt sich dann ein »Post-Polio-Syndrom«, d. h. eine schnelle Erschöpfbarkeit und Ermüdung der Muskulatur, die häufig zur vorzeitigen Beendigung der Berufstätigkeit zwingt und die Lebensqualität zunehmend einschränkt. 30 bis 40 Jahre lang hoffte man, ohne Folgen überlebt zu haben (diese Spätsymptomatik ist noch immer weitgehend unbekannt und wird erst allmählich erforscht). In diesem Zusammenhang erscheint es mir notwendig, bestimmte, so schnell in der Psych-Szene benutzte Begriffe kritisch zu reflektieren: Kann man wirklich schwere psychische Traumen »völlig verarbeiten«, mit ihnen dann »umgehen« oder sie gar »bewältigen« – selbst mit Hilfe einer längerfristigen Psychotherapie? Was verlangen wir von so Betroffenen, wenn wir mit Hilfe dieser Begriffe gleichzeitig bestimmte Erwartungen formulieren? Für mich ist entscheidend, ob Betroffene ihre Beschädigungen und Traumatisierungen als Bestandteil ihrer Biografie akzeptieren können und ob sie in der Lage sind, spätestens jetzt mit Trauer von damals Abschied zu nehmen.

8. Kapitel
Älterwerden: Entlastung oder Verschlimmerung?

Fasst man die Phasen des höheren (60 bis 75/80) und des hohen Erwachsenenalters (75/80 bis Lebensende) als Phasen eines *lebenslangen Entwicklungsprozesses*[1] auf, so stellt sich die Frage nach den jeweils zu lösenden (psychischen oder psychosozialen) *Entwicklungsaufgaben*.[2] Folgende erhalten zentrale Bedeutung:

- Durchleben eines ständigen Trauer- und Befreiungsprozesses aufgrund der vielfältigen Verluste (an noch älteren, gleichaltrigen und schon jüngeren wichtigen Bezugspersonen; an sozialen, physischen und psychischen Funktionen);
- Akzeptanz (möglicherweise auch in Form einer Versöhnung) des bisherigen Lebens einschließlich aller Erfahrungen aus der Kindheit und Jugendzeit und aus dem jüngeren und mittleren Erwachsenenalter für einen insgesamt doch befriedigenden Lebensrückblick;
- möglichst lange Erhaltung der eigenen (körperlichen, psychischen und sozialen) Autonomie;
- allmähliche und immer wieder neu vorzunehmende Anpassung an die eigene Alternssituation mit zunehmender eigener Akzeptanz möglicher Abhängigkeit und Hilfsbedürftigkeit und
- Akzeptanz der nur noch begrenzt zur Verfügung stehenden Lebenszeit und des Lebensendes.

Welche Voraussetzungen bringen die Betroffenen mit, um diese Entwicklungsaufgaben anzugehen bzw. zu lösen, mit dem Ziel nicht so sehr eines erfolgreichen, sondern mehr eines befriedigenden Alterns?

Der eigene Körper als letzter Verbündeter

Dem eigenen Körper und seinen Funktionen (körperliche Leistungsfähigkeit und Aktivität, Beweglichkeit, Hören, Sehen, Potenz u. a. m.) kommt – weiterhin und erst recht – während des Älterwerdens zentrale Bedeutung zu: Er bestimmt über das Ausmaß möglicher Autonomie; er ermöglicht oder verhindert das Teilhaben am Leben draußen; er schafft weiterhin Befriedigungsmöglichkeiten; er wird zum letzten Verbündeten bei zunehmend verlorengehenden Beziehungen und er garantiert das (Über-)Leben überhaupt.

Welche Vorstellungen von ihrem eigenen Körper haben insbesondere die betroffenen Älteren? Wie sind sie bisher mit ihrem Körper umgegangen?

Die heute über 60-Jährigen wurden von Eltern erzogen, deren insbesondere männliche, aber auch weibliche Erziehungsnormen und -ideale aus der Kaiserzeit und dem Ersten Weltkrieg stammten. Diese wurden sowohl durch die direkt an die Mütter weitergegebenen Erziehungsvorstellungen[3] als auch über die in den Jugendorganisationen des Dritten Reiches und der Schule vermittelten Erziehungsideale verstärkt. Vermutet werden kann, dass viele der damaligen Kinder und Jugendlichen (bewusst oder unbewusst und je älter, um so stärker) diese Normen und Ideale übernahmen. Unübersehbar ist dabei das sich im letzten Jahrhundert nur wenig veränderte Männer-Bild, das aus der Perspektive einer psychosozialen Krankheitsätiologie[4] zahlreiche Risikofaktoren insgesamt und insbesondere für das Altern mit sich bringt. Früher lautete ein zentraler Anspruch an den eigenen Körper: unter allen Bedingungen/Belastungen zu funktionieren, ohne dass man auf ihn Rücksicht nehmen muss. Dieser Anspruch half den Jungen (ebenso den Mädchen) offensichtlich, die Strapazen, den Hunger und die Unterernährung in der Kriegszeit und der unmittelbaren Nachkriegszeit sowie viele damals kaum bis nur mäßig behandelbare Erkrankungen oder körperliche Verletzungen zu ertragen und insgesamt zu überleben. Die aktuelle Literatur zum Thema Männer-Gesundheit weist auf die lebenslangen Risikofaktoren psychischer Stress, Risikoverhalten, Persönlichkeitsdisposition, soziale Unterstützung und Umgang mit Beschwerden hin.[5] Als Folgen für betroffene Männer lassen sich daher vermuten:

- weiter anhaltender Stress aufgrund von Überaktivität (Abwehr regressiver Züge?) und fortbestehender (unbewusster) Delegationen;
- fehlende Rücksichtnahme auf den eigenen Körper und Umgang mit ihm im Sinne eines mechanistischen Modells (»Maschinen-Modell«), der mit Hilfe von Ersatzteilen, speziellen »Treibstoffen« (Alkohol, Nikotin, Schmerz- und Schlafmitteln) dauerhaft funktionieren soll;
- fehlender Wechsel von Ruhe und Aktivität mit fehlender Rücksichtnahme auf die sich einschränkende Leistungsfähigkeit;
- entfallende Körperpflege einschließlich der Verwöhnung des eigenen Körpers;
- Nichtinanspruchnahme von Vor- und Nachsorgeuntersuchungen;
- unsystematische Behandlung von (insbesondere) chronischen Erkrankungen;
- fehlende Inanspruchnahme von Rehabilitationsbehandlungen;
- geringe Bereitschaft, anlässlich von schweren Erkrankungen entscheidende und notwendige Lebensveränderungen vorzunehmen.

Diese für die Männer getroffenen Feststellungen treffen auch teilweise für die über 60-jährigen Frauen zu. Als besondere Gruppe fallen dabei die sich lebenslang im Sinne einer eigenen Normensetzung altruistisch verhaltenden Frauen auf; sie kümmern sich andauernd und intensiv zunächst um ihre Eltern, dann um ihre Kinder und Enkelkinder, andere Verwandte, Freundinnen, Bekannte und die Nachbarschaft; entsprechend bleiben wenig Zeit und Möglichkeiten, sich um sich selbst zu sorgen. Insbesondere für die Männer verringern sich so die Chancen, langfristig die notwendige eigene Autonomie zu behalten und adäquat auf körperliche Leistungseinschränkung zu reagieren.

Fehlende Kindheit oder Pubertät

Betrachtet man den möglichen Einfluss weitreichender und lang anhaltender zeitgeschichtlicher Erfahrungen auf die unterschiedlichen Geburtsjahrgänge (vgl. Kapitel 2, 3), so lässt sich vermuten, dass viele Kinder und auch Jugendliche eine *wirkliche Kindheit* entbehren mussten.

- Die Kinder, die nach dem Anfang des Krieges, insbesondere in der Mitte und gegen Kriegsende, aber auch direkt nach Kriegsende geboren wurden: ihnen, insbesondere den Flüchtlings- und Vertriebenenkindern, fehlt eine sichere und behütete frühe Kindheit. Dieser Mangel setzt sich aufgrund des bestehenden Flüchtlingsstatus (Armut, Platzmangel, schlechte Schulverhältnisse, frühe Mitarbeit) weiter fort und engt möglicherweise ebenso die Pubertät ein.
- Die Kinder, die zu Kriegsanfang und kurz vor dem Krieg geboren wurden, durchlaufen oft eine ähnliche Entwicklung: bewusst wahrgenommene frühe Kindheit, unbeschwerte Kinderzeit bis hin zur Pubertät fehlen oder erweisen sich zumindest sehr eingeschränkt.
- Die 1935 und davor geborenen Kinder wissen noch um eine sichere unbeschwerte frühe Kindheit in Anwesenheit beider Eltern; diese endet dann teilweise mit Evakuierung oder Kinderlandverschickung, teilweise durch die Umstände am Ende des Krieges sowie in der direkten Nachkriegszeit: früh parentifiziert, müssen sie in vielfältiger Weise mithelfen, teilweise ziehen sie die jüngeren Geschwister auf. Ihre Pubertät fällt in die unmittelbare Nachkriegszeit.

- Die um und vor 1930 geborenen Kinder hatten die Chance
  einer sicheren, stabilen und eher unbeschwerten Kindheit
  in Anwesenheit beider Eltern. Die Kinderlandverschickung
  führt bereits zu deutlichen Veränderungen und Einschränkungen; die später eingeforderte aktive Teilnahme am Krieg
  schränkt die Möglichkeiten der Pubertät teilweise deutlich
  ein.

Was bedeutet hier, keine *wirkliche* Kindheit oder Jugendzeit gehabt zu haben? Es bedeutet: keine Zeit zum Spielen, kein Spiel-
zeug, keine Bücher, keine Rückzugsmöglichkeiten, kein Geld
für kindliche Wünsche, Aktivitäten, Unternehmungen und Reisen sowie mangelnde oder eingeschränkte schulische Angebote
(Schul- und Lehrbücher, Ausstattung der Schulen, Sportmittel
etc.). Die abenteuerlichen Geschichten über das *Spielen in den
Ruinen* und über das *Hamstern und Organisieren* dürfen nicht
darüber hinwegtäuschen, dass eine *wirkliche* Kindheit und Jugendzeit mit all ihren spielerischen, schöpferischen Möglichkeiten (freie Zeit, Erprobungen in Wirklichkeit und Phantasie
und Kennenlernen eigener diesbezüglicher Möglichkeiten) so
nicht zur Verfügung stand. Diese Kinder waren ernst, verant-
wortungsvoll und wurden frühzeitig erwachsen. Ihre Identifika-
tion mit den Delegationen ihrer (Rest-)Familie und der Umwelt
erlebten sie zunächst und für lange Zeit als Auszeichnung – ohne
zu merken, was sie verloren hatten bzw. nie erleben durften.

Somit geht es (immer wieder auch in einer Psychotherapie)
um die Frage, wie viel *Kind* oder wie viel *Junge*[6] – d. h. entsprechende Erfahrungen, Phantasien und Wünsche – in dem heute
älteren Mann vorhanden sind, die wiederbelebt und für das eigene Älterwerden genutzt werden könnten. Interessanterweise
fehlt ein derartiges Sprichwort für die Mädchen: ein Sprichwort
wie das *Mädchen in der Frau* ist mir unbekannt. Dieser Befund
spricht dafür, dass erst recht den Mädchen (bis auf ihre Puppen?)
keine derartigen Möglichkeiten zur Verfügung standen – möglicherweise wurden sie auch von der Familie und der Gesellschaft

nicht für notwendig erachtet. Wie lässt sich dann das heutige Leben als älterer Mann oder ältere Frau nach Berufstätigkeit und Familie sinnvoll gestalten?

Fortschreitende Einschränkung der Identität?

Welche Lebensbereiche oder Aufgaben trugen bisher entscheidend zur eigenen Identitätsbildung und -ausprägung bei? Nach dem damaligen traditionellen Gesellschaftsmodell waren es eindeutig für die Männer ihr Beruf und für die Frauen die Versorgung ihrer Männer und ihre Familie. Wie geht es diesen Männern und Frauen jetzt in der Alternssituation? Die Identität über den Beruf – selbst wenn freiwillig oder ehrenamtlich in entsprechenden Positionen fortgesetzt – entfällt zunehmend oder ist entfallen. Die Kinder – soweit überhaupt vorhanden – haben das Elternhaus verlassen, suchen und erproben ihre ganz eigenen Wege. Als altruistisch noch zu erfüllende Pflichten bleibt die Versorgung der zunehmend pflegebedürftigen Eltern und Schwiegereltern, die Mitarbeit in der Nachbarschaft und das Kümmern um die – häufig schon lange und intensiv – herbeigesehnten Enkelkinder. Viele Pflegeaufgaben wurden und werden aufgrund von *Pflichtgefühlen* übernommen, aber auch (wie in Psychotherapien und entsprechenden Gesprächsgruppen zu beobachten), um sich selbst zu bestätigen und um die eigene innere Leere auszufüllen. Damit entfallen gerade für die Frauen spätestens jetzt viele Möglichkeiten, noch vorhandene Interessen und Fähigkeiten kennen zu lernen und zu nutzen. Betrachtet man unter diesem Aspekt die in der Öffentlichkeit so anerkannten und als Vorbild angesehenen »aktiven Jung-Senioren«, so kann man vermuten, dass viele der gezeigten Aktivitäten, die vielen Reisen und Unternehmungen und der damit fast völlig ausgefüllte Terminkalender nicht nur ein Nachholen damaliger fehlender Lebensmöglichkeiten darstellen, sondern auch (unbewusst) dazu dienen, eine jetzt wahrgenommene innere Leere auszufüllen.

Geht man durch die Straßen, so fragt man sich häufig: welche Schicksale bringen viele dieser so »unauffällig wirkenden, grau oder beige gekleideten und nichts aus sich hermachenden Älteren« mit? Worauf stützen sie jetzt ihre Identität? Aufopferung, Härte gegen sich selbst, Funktionieren ohne Kranksein, Zuverlässigkeit, geringe Ansprüche sowie insbesondere bei den Frauen ein ausgeprägter Altruismus brachten in großem Umfang familiäre und gesellschaftliche Bestätigung und häufig auch beruflichen Erfolg mit sich. Die diskreten körperlichen und psychischen Symptome und ihr besonderer Umgang mit dem Körper blieben zunächst unbemerkt oder fielen kaum ins Gewicht.

Lebenslang und für das Altern benachteiligt?

Viele gerontologische (insbesondere soziologische) Untersuchungen[7] weisen seit langem auf relativ große Gruppen von im höheren und insbesondere im hohen Alter benachteiligter Frauen hin: aufgrund geringer oder ungenügender Schulbildung, fehlender beruflicher Qualifikationen oder fehlender Berufstätigkeit, lang bestehender chronifizierter Erkrankungen mit entsprechenden Behinderungen sowie – bekanntlich nur zum Teil geschwundener – Altersarmut. Wiederum Folgen dieser zeitgeschichtlichen Einflüsse?[8]

Vorhandene und dazu noch brauchbare Modelle für das eigene Altern?

In unbekannten, besonders in beängstigenden (Lebens-)Situationen greift man gern (vorbewusst bis unbewusst) auf frühere Erfahrungen und auf durch Andere vermittelte Lebensmodelle zurück. In der Kultur-und Sozialgeschichte Europas (auch der anderen westlichen Industrienationen) ist das jetzige Älterwerden bis dahin völlig unbekannt; noch nie wurden so viele Menschen alt und so viele Menschen immer älter. Somit stellt sich für jeden heute älter Werdenden die Frage nach seinen inneren Vorstellungen, Ansichten, Ängsten bezüglich des Alterns, aber insbesondere nach seinen Erfahrungen mit früheren älter werdenden Menschen: Gab es sie überhaupt in Familie und Nachbarschaft? Wie alterten sie? Welche Botschaft über das Altern vermittelten sie somit? Bekanntlich sind diese Erfahrungen jeweils höchst individuell und beziehen sich eher auf alt gewordene Frauen (Großmütter, Tanten) als auf alt gewordene Männer. Diese starben eher oder waren gar nicht vorhanden. Diese Älteren vermitteln ein breites Spektrum unterschiedlicher Lebensformen von geistiger Frische und vielfältigen Aktivitäten sowie langer rüstiger Lebenszeit bis hin zu schwerer Demenz mit lang anhaltender Pflegebedürftigkeit.

Hilfreich wäre es, wenn sowohl Männer als auch Frauen zur jeweils eigenen Identitätserhaltung während des Alterns jeweils Männer (also ihre Väter) und jeweils Frauen (also ihre Mütter) als Modelle gehabt hätten: sie hätten dadurch wenigstens *eine* entscheidende Erfahrung machen können und sich gegebenenfalls von ihr auch abgrenzen können (»so nicht, eindeutig anders!«). Die Bedeutung der vorangehenden und damit beispielgebenden Generation soll am Beispiel der Väter[9] dargestellt werden. Diese – jeweils aufgrund des Generationszyklus in der Entwicklung 25 bis 30 Jahre vorangehend – zeigen ihren Söhnen (aber auch ihren Töchtern) ein möglichst reales Modell, wie man(n) sich weiterentwickelt, insbesondere dadurch,

- wie er trotz der Wirren und Abgrenzungen infolge ihrer Pubertät und Adoleszenz die Beziehung zu ihnen verlässlich aufrecht erhält, weiterentwickelt und schließlich erwachsenengerechter gestaltet;
- wie er Freundin und Freund und später Schwiegertochter und Schwiegersohn akzeptiert, in die Familie hineinnimmt und eine eigene Beziehung zu ihnen aufbaut;
- wie er seine Entwicklungsphasen vom mittleren bis zum hohen Alter durchläuft und bewältigt und wie er jeweils die

anfallenden psychosozialen und psychosexuellen Entwicklungsaufgaben wahrnimmt;
- wie er sich die jeweils erforderlichen Lebensstrukturen
schafft und sich ihnen (im Bedarfsfall) anpasst;
- wie er lebenslang die intra- (insbesondere zur Ehefrau oder
Partnerin, zu Geschwistern und Freunden) und die intergenerationellen (insbesondere zu seinen Eltern und Schwiegereltern und eben seinen Kindern, aber auch Enkelkindern)
Beziehungen gestaltet und verändert;
- wie er bedrohliche Veränderungen (Arbeitsplatzwechsel,
-verlust oder Ausscheiden aus dem Arbeitsprozess oder
Krankheiten) erträgt und bewältigt;
- wie er seinen Interessen und Fähigkeiten nachgeht, wie sich
diese während des Lebensablaufs ändern und wie er parallel
soziale Aufgaben und Verantwortung übernimmt;
- wie er den langen Prozess seines Alterns gestaltet und dabei
sowohl die bestehenden Möglichkeiten erforscht und aus-
schöpft als auch wie er auf die potenziell zunehmenden physischen, psychischen und sozialen Veränderungen reagiert;
- wie er stirbt.

Das erste Fazit ist eindeutig: Lebenslang fehlten vielen heute älteren Männern die Modelle und sie fehlen auch jetzt für das eigene Altern. Man erinnere sich: Die Väter waren gefallen oder
vermisst oder ihren Verletzungen erlegen; sie starben später an
ihren Verletzungen oder Krankheiten; sie trennten sich in der
Nachkriegszeit von ihren Familien; sie kehrten als Besatzungs-
soldaten in ihre Heimat zurück. Ein Teil dieser Väter war dazu
schon vaterlos aufgrund der Folgen des Ersten Weltkriegs aufgewachsen. Viele Großväter starben in der Endphase des Zweiten
Weltkriegs (Teilnahme am Volkssturm, Entkräftung oder Tot-
schlag während Flucht und Vertreibung).

Auch den Töchtern fehlte so ein anfassbares und kennen zu
lernendes Modell »Mann«: die fehlenden, abwesenden Väter boten keine Chance, einen Mann als Vater, (Ehe-)Partner und spä-

ter als Großvater kennen zu lernen. Weiterhin vermittelten ihre Mütter ein bestimmtes Bild einer Frau überhaupt und später einer älteren Frau: früh verwitwet oder geschieden und damit lebenslang alleinstehend. Wiederum belegen die publizierten Biografien und Psychotherapien, dass diese Mütter häufig Bilder von pflichtbewussten, verhärmten, sich altruistisch verhaltenden, wenig Rücksicht auf sich nehmenden, allen Bedürfnissen (auch den sexuellen) entsagenden insgesamt »grauen« Frauen boten; bezogen auf das Älterwerden zusätzlich die von bedürfnislosen, asexuellen Witwen – teilweise ihre Kinder lebenslang beherrschend, teilweise viele Jahre krank und hilfsbedürftig (vgl. Kapitel 6).

Das weitere Fazit lautet ebenso eindeutig: Den Söhnen fehlten die Väter nicht nur lebenslang und als mögliche Modelle für das eigene Älterwerden, sondern sie fehlten insbesondere den Söhnen und den Töchtern als mögliche Modelle für die Partnerschaft in der postfamilialen Phase; für die Töchter und die Söhne boten auch die anwesenden Mütter keinesfalls immer ein brauchbares Modell einer älter werdenden Frau.

Abgewehrte Trauer

Die anfangs beschriebene erste Entwicklungsaufgabe der zweiten Hälfte des Erwachsenenalters lautet: mit Hilfe eines ständigen *Trauer- und Befreiungsprozesses* auf die vielfältigen Verluste zu reagieren und sich dadurch für neue Beziehungen und Lebensmöglichkeiten freizumachen. Kann man diese Aufgabe wirklich sinnvoll angehen, wenn man zunächst in der Kindheit und Jugend und nachfolgend während des gesamten weiteren Lebens eine eigene Trauer nicht zulassen konnte und insbesondere nicht die damit verbundenen vielfältigen intensiven und dazu zwiespältigen Gefühle? Man erinnere sich: in den damaligen Familien wurde häufig anlässlich der vielen Verluste (an Vätern, Müttern, Geschwistern, Großeltern und weiteren Verwandten; an Heimat

und Geborgenheit, an körperlichen Funktionen oder Gliedma-
ßen aufgrund von Verletzungen) kaum oder nur in bestimmter
Weise getrauert. Lange Zeit bis in die letzten Kriegsjahre hinein gab es die durch das Regime vorgegebenen offiziellen Trauer-
feiern, bei denen man diese Verluste (heldenhaft und vorbild-
haft) in »stolzer« Trauer ertrug. Dennoch erhielten diese Kinder
von ihren Müttern eine zweifache Botschaft – verbal: Man trau-
ert nicht, averbal, durch Körpersprache und atmosphärisch: Ich
als Mutter bin aufgrund meines Kummers tief bedrückt, verzweifelt und innerlich erstarrt. In den Erinnerungen dieser Kinder
gibt es selten ein bewusstes gemeinsames Trauern mit Zulassen
aller dazugehörigen Gefühle. Bei vielen Verstorbenen war der
Ort des Todes bzw. die (wenn überhaupt vorhandene) Grabstätte unbekannt. So gab es noch nicht einmal die Chance eines zumindest formalen Abschiedes. Oft fühlten sich die Kinder auch
in ihrem Kummer allein gelassen oder verbargen ihn gut vor ihrer Umwelt.[10]

Häufig nahmen auch die Erwachsenen – wohl auch zum Selbst-
schutz – an, dass ihre Kinder kaum zu trauern brauchten, die Bedeutung und das Ausmaß der Verluste kaum ermessen könnten
und eher wenig von allem berührt seien. In der Endphase des
Krieges und der unmittelbaren Nachkriegszeit bestand für viele
die (zunächst einzige) Aufgabe: in diesem Chaos und angesichts
vielfältiger Not überhaupt zu überleben. Diese Aufgabe erforder-
te gerade von den Müttern (und auch von den übrig gebliebenen
Verwandten und den teilweise zurückkehrenden Vätern) vielfältige Aktivitäten, stellte eine ständige Überforderung dar und ließ
keine Zeit für Gefühle überhaupt und für die notwendige Trauer
zu. Diese konnte offenbar so in vielen Fällen erfolgreich abgewehrt und oft völlig geleugnet werden. So erlebten diese Kinder –
insbesondere die Jungen in Fortsetzung des Idealbildes eines
»wirklichen Mannes« – ein spezifisches Modell des Umgangs mit
der Trauer: Vermeiden von Gefühlen, hart gegen sich selbst sein
sowie allein in dieser Situation zurechtkommen. Auf keinen Fall

durften Gefühle von Wut oder Zorn wie auch Vorwürfe ob des Alleingelassenseins als Kind und ob des fehlenden Schutzes durch die Väter und die Mütter zugelassen werden.

Gefürchtete erneute Abhängigkeit

Die damaligen – sich teilweise sogar wiederholenden – Erfahrungen von extremer Gewalt und plötzlichen Verlusten stellten für viele dieser Kinder Ereignisse dar, die die Fähigkeit ihres Ichs, für ein minimales Gefühl der Sicherheit und integrativen Vollständigkeit zu sorgen, abrupt überwältigten und zu einer überwältigenden Angst oder Hilflosigkeit oder dazu führten, dass diese drohten.[11] Infolgedessen werden Gefühle von Hilflosigkeit und damit Abhängigkeit anlässlich einer unveränderbaren Situation lebenslang gefürchtet und möglichst vermieden, z. B. durch die beschriebenen ich-syntonen Verhaltensweisen. Die Phasen des höheren, insbesondere des hohen (ab dem 75. oder 80. Lebensjahr) Alters verlangen sowohl eine allmähliche Anpassung an eingeschränkte eigene körperliche und psychische Funktionen und Leistungsfähigkeit als auch die Bereitschaft, in dieser Situation zunehmender Abhängigkeit bei anderen Menschen durch Hilfsmittel und unter Umständen auch mit Hilfe von Institutionen entsprechende Hilfe für sich zu suchen und anzunehmen – letztendlich auch eine eigene Pflegebedürftigkeit zu akzeptieren. Gerade eine ausgeprägte Hilfs- und dazu noch Pflegebedürftigkeit kann bei entsprechender Vorgeschichte die lebenslang bestehende Angst vor hilflosem Ausgeliefertsein bei gleichzeitiger Befürchtung unzuverlässiger Unterstützung durch Andere wieder wachrufen. Bekannt sind die Beispiele aus der Pflege (vgl. 9.10): notwendige und angebotene pflegerische und weitere Hilfe werden nicht angenommen, unverändert möchte man (insbesondere die Männer) selbstständig bleiben und kämpft darum mit allen Mitteln; man erlebt sich in Pflegesituationen völlig hilflos, ausgeliefert und resigniert apathisch – wie schon einmal.

Prognose

Die Lebenserwartung für 60-jährige Männer beträgt derzeit 19 bis 20 und für 60-jährige Frauen 23 bis 24 Jahre[12] – es handelt sich also nicht nur um »wenige« Jahre, sondern um mindestens ein Drittel der Lebenszeit von Erwachsenen! In den Phasen des höheren (60–75 Jahre) und des hohen (ab dem 75. oder 80. Jahr) Erwachsenenalters sind die beschriebenen psychosozialen Entwicklungsaufgaben anzugehen und jeweils befriedigend zu lösen – insgesamt schon schwierig genug. Wie beschrieben bestehen für Betroffene dafür zusätzliche bedeutsame Schwierigkeiten. Daher ist die Prognose bezüglich eines *befriedigenden Alterns* aus meiner Sicht zweifelhaft bis eher ungünstig – insbesondere dann, wenn sich schon deutliche Folgen (vgl. Kapitel 5) damaliger beschädigender bis traumatisierender Erfahrungen zeigen.

Die aufgeführten Bereiche weisen somit gleichzeitig auf wichtige zusätzliche Aufgaben hin, sei es für sich selbst, sei es im Rahmen von längerfristiger Hilfestellung, Beratung, Psychotherapie oder in anderen psychosozialen Arbeitsfeldern (vgl. Kapitel 9.3–12).

■ Zwischenfrage IV:
Müssen wir uns jetzt erneut die Geschichten von »damals« anhören?

Wenn über diese zeitgeschichtlichen Themen und insbesondere Erfahrungen gesprochen wird, so hört man viele erbetene, aber auch nicht erbetene Kommentare und Berichte – sei es anlässlich von Vorträgen, sei es in Gesprächsgruppen im psychotherapeutischen und im nicht-therapeutischen Bereich, sei es in der ärztlichen Versorgung, Pflege oder Seelsorge. Teilweise wird über die »gute alte Zeit« berichtet, in der wieder »Ruhe und Ordnung« herrschten; die »Arbeitsplätze beim Autobahnbau« zur Verfügung stellte und das »Heer der Arbeitslosen von der Straße brachte«; sie bot darüber hinaus »endlich wieder Lebensmöglichkeiten« und vermittelte die Erfahrung »toller Kameradschaft im Schützengraben«. Bestimmt haben viele Männer und Frauen[1] damals für sie wichtige und befriedigende Erfahrungen gemacht. Entscheidend ist für mich, wenn sie heute zurückblicken, wie sie darüber berichten; ob sie zusätzlich reflektieren können, was damals passierte und worin sie verstrickt waren. Teilweise äußert man sich empört über die »Verunglimpfungen durch die Wehrmachtsausstellung«[2] und verweist auf die »saubere und soldatische« Kriegsführung durch die Wehrmacht. Teilweise argumentiert man mit den »Opfern« der Deutschen und rechnet dabei die Toten und Verluste gegeneinander auf. Manchmal hört man noch ausgeprägte rassistische Äußerungen und manchmal wird noch die deutsche Schuld für Ausbruch und Verlauf des Zweiten Weltkriegs, der systematischen Ausrottung vieler Millionen jüdischer und auch nicht jüdischer Menschen geleugnet, bagatellisiert oder beschönigt.

Erkundigt man sich anlässlich dieser unerbetenen Beiträge nach dem Geburtsjahrgang, so handelt es sich in der Regel um die Geburtsjahrgänge 1915 bis 1930, also um diejenigen Älteren, die bei Kriegsende Jugendliche oder schon jüngere Erwachsene waren. Die noch Jüngeren äußern sich nach meinen Erfahrungen keinesfalls so. Weitgehend unbekannt ist allerdings, was diese ganzen Geburtsjahrgänge an die nächste Generation an politischen Überzeugungen weitergegeben haben (Stichwort: Rechtsradikalismus).[3]

Öfter begegnet man diesen Älteren bei Veranstaltungen zu dieser Thematik. Im Frühjahr 2004 nahm ich an einer Vortragsveranstaltung unter dem Thema *Traumafolgen im Alter – wenn Kriegsschicksale in Erinnerung treten*, als Zuhörer teil. Die Sozialstationen, die AOK und die Volkshochschule hatten dazu eingeladen. Sie fand im Rahmen einer Vortragsreihe für pflegende Angehörige statt.

In der Diskussion meldete sich ein in der ersten Reihe sitzender Mann (mindestens 80 Jahre alt) und begann ausführlich von seinen Kriegserlebnissen zu berichten: über 3 ½ Jahre Russlandfeldzug, über seine mehrfachen schweren Verletzungen sowie seine Eindrücke von der dortigen von den Sowjets unterdrückten Zivilbevölkerung (alle ihre Geschwister, Väter und Verwandten seien nach Sibirien geschickt worden). Er forderte die Anerkennung, dass er »seine Pflicht getan habe«, und wehrte sich gegen die »Lügen der Wehrmachts-Ausstellung«. Von dem Referenten im mittleren Alter darauf hingewiesen, dass es sich um keine politische Diskussion handele, schwieg er zunächst. Später meldete er sich noch einmal mit hoher, sich fast überschlagender und lauter Stimme – im Gesicht noch starrer und abweisender – zu Wort: er setzte die nach seiner Ansicht seit 1925 laufenden Kriegsvorbereitungen der Russen in Gegensatz zu den erst von Hitler 1935 begonnenen Kriegsvorbereitungen; er betonte noch einmal seine Pflichterfüllung dem deutschen Volk gegenüber und stellte schließlich fest, dass sein Leid dazu beigetragen habe, dass »die Russen nur an die Oder, aber nicht an den Rhein oder noch weiter westlich« gekommen seien. Fast atemlos, konnte er erst jetzt wieder unterbrochen werden.

Die die Diskussion leitende jüngere Frau (wohl um 35; ihr Vater war auch im Krieg und auch in Russland gewesen) wirkte völlig hilflos und schwieg. Der Referent wies erneut darauf hin, dass »die Politik hier nicht hingehöre«. Aus dem Publikum kamen einige wenige Gegenreden, u. a. auch von einem älteren Mann, der auf die Vorgeschichte des Krieges und den deutschen Angriff hinwies.

Ich selbst erlebte mich zwiespältig: auf der einen Seite kannte ich aus vielen Gesprächen mit Älteren derartige Argumentationen. Dabei habe ich den Eindruck, dass diese mit zunehmenden Alter immer eindeutiger, schärfer und rigider – von mir verstanden als sich verstärkende psychische Abwehr – geäußert werden. Ich merkte, dass ich immer wütender wurde und dicht davor war, zwar noch argumentativ, aber doch eindeutig verärgert dagegen zu halten. Ich stand erneut vor der grundsätzlichen Frage (die sich auch für Mitarbeiter in Sozialstationen, Heimen und ambulanten Pflegesituationen wie auch in Tagespflegeeinrichtungen stellt): Wie verhalte ich mich? Ich könnte mich zurückziehen, die »ewig Gestrigen« ausgrenzen und ihre Meinungen bagatellisieren. Nach allen Erfahrungen werden sie ihre politischen Ansichten – die sie wohl schon viele Male gegen Jüngere (Kinder, Verwandte, politisch anders Denkende) verteidigten – nicht ändern. Unübersehbar war ebenso für mich, dass dieser alte Mann litt! Würde seine Verteidigungsstrategie der Pflichterfüllung bis zu seinem Lebensende noch stabil bleiben? Möglicherweise – und das ist nicht nur eine Bestrafungsphantasie von mir – wird er in seinen eindeutig erlebten Schrecken und unter größten Ängsten sterben. Bestimmt hätte er es uns leichter gemacht, sein Leid anzuerkennen, wenn er gesagt hätte: ich war damals als Hitler-Junge vom Dritten Reich und vom deutschen Auftrag angetan und angespornt. Ich habe erst hinterher begriffen, dass wir einem verbrecherischen Regime gedient haben, das Europa mit einem Krieg überzogen hat. Diese reflexive Seite vermittelte er nicht – hatte er sie nicht?

Wie sollen wir uns also als Jüngere (ich, 1935 geboren, so wie die noch viel Jüngeren, die diese Zeit nur aus Erzählungen oder aus dem Geschichtsbuch kennen) verhalten? Gegenüber denen, die ausschließlich derartige Ansichten vertreten, nur von ihren »Heldentaten« berichten und dazu noch vermitteln, dass sie »unverletzt, in sicherer ›Etappe‹ überlebend und ohne Folgen« aus dem Krieg zurückgekehrt sind, kann man nur eindeutig Stellung beziehen: »Ich bin eindeutig anderer politischer Ansicht als Sie. Meine Aufgabe ist, Sie zu behandeln, zu betreuen, zu pflegen … Entweder Sie lassen dieses Thema und Ihre Ansichten außen vor oder es ist mir nicht möglich, meine Aufgaben bei Ihnen wahrzunehmen.« (Ich werde mich auch auf keine Diskussion einlassen, weil sie in der Regel nicht weiterführt.)

In der geschilderten Situation wurde mir aber eine doppelte Botschaft übermittelt: einerseits seine vermutbare Unbelehrbarkeit auch bezüglich der verbrecherischen Beteiligung der Wehrmacht an der Verfolgung und Ausrottung der Juden etc. und andererseits seine immer noch spürbaren Ängste, Entbehrungen sowie sein Leid aufgrund der offensichtlich schweren Verletzungen und der anderen lebensbedrohlichen Situationen. Bei einer derartigen doppelten Botschaft (vermittelt durch die Angaben und wahrgenommen in der Gegenübertragung) erscheint mir zum Verständnis meines Gegenüber und für eine möglicherweise notwendige Hilfestellung ein spezifisches Gesprächsangebot notwendig: *Was haben Sie damals erlebt? Wie geht es Ihnen heute damit?*

Öfter wird dann aufgrund dieses Gesprächsangebots über wirklich schreckliche Kriegserfahrungen, über eine unterbrochene bzw. abgebrochene Entwicklung und über bis heute anhaltende quälende und beunruhigende Symptome, die sich teilweise in der Alternssituation verstärken, berichtet. Man rechne zurück, dieser wohl zwischen 80 und 85 Jahre alte Mann gehört zu der Alterskohorte 1920–1925, d. h., er war bei Kriegsanfang 19 bis 24 Jahre alt und bei Kriegsende 25 bis 31 Jahre alt. In der

Regel lässt sich dann mit einigen zusätzlichen Fragen klären, zu welcher Truppe er gehörte und wo er im Einsatz war. Damit kann man einigermaßen den sich immer wieder einstellenden Verdacht klären, dass er an entsprechenden verbrecherischen Handlungen beteiligt gewesen sei. Auch anscheinend sichere Zeichen einer Mittäterschaft wie z. B. die eintätowierte Blutgruppe der SS erweisen sich bei genauer Sicht[4] als nicht zuverlässig; sie bedürfen auf jeden Fall einer Überprüfung. Argumentieren die Älteren weiterhin nur aus ihrer »unbelehrbaren« Sicht, dann kann man nur wie oben beschrieben verfahren. Anderenfalls erlaubt dieser auf das Leid zentrierte Zugang jedoch, die Älteren in der Situation ihres höheren und insbesondere hohen Alters besser zu verstehen und gemeinsam mit ihnen zu überlegen, wodurch sie entlastet und unterstützt werden könnten (vgl. 9.5). ▪

9. Kapitel
Zeitgeschichtlich denken und einfühlen

Als Fazit aus den Kapiteln 1 bis 8 lassen sich folgende Feststellungen treffen: Die Alternssituation bringt potenziell sich verstärkende Trauma-Reaktivierungen mit sich; während des gesamten Älterwerdens können unverändert Re-Traumatisierungen eintreten.

So Betroffene suchen in der Regel, d. h. mehrheitlich keineswegs bewusst und dazu noch gezielt aufgrund ihrer erlittenen zeitgeschichtlichen Erfahrungen (psycho-)therapeutische Hilfe, sondern wegen sich verstärkender oder neu auftretender psychischer und funktioneller Symptome. Selbst wenn ihnen das Ausmaß ihrer diesbezüglichen (Erfahrungs-)Geschichte bewusst ist, werden sie beim ersten Kontakt darüber nichts berichten. Ihre früheren Erfahrungen wie auch insbesondere ihre diesbezüglichen Erfahrungen mit Jüngeren warnen sie eher. Erst ein verlässlicher Kontakt birgt die Chance, dass darüber erzählt wird.

Wir haben eine Geschichte, wir sind Geschichte und wir verkörpern unsere Geschichte, d. h., die dazugehörigen beschädigenden zeitgeschichtlichen Erfahrungen begleiten uns lebenslang. Ein großer Teil der heute über 60-Jährigen machte diesbezügliche sequenzielle und sich kumulierende Erfahrungen mit unterschiedlichen psychischen, psychosozialen und wohl auch körperlichen Folgen. Ihre Intensität und ihr Ausmaß hängen auch davon ab, in welcher Entwicklungsstufe sie einwirkten und wie weit beschützende Einflüsse damals und lebenslang vorhanden waren. Die Zugehörigkeit zu einem Jahrgang klärt, was möglicherweise geschehen sein kann, aber erlaubt im Umkehrschluss nicht die Feststellung, was jeweils geschehen sein muss. Das Ausmaß der bestehenden psychischen Abwehr gegenüber

den Erinnerungen an die damaligen Erfahrungen samt dazu-
gehöriger Gefühle und der Grad des Leidensdruckes variieren
sehr, d. h. sie reichen von völliger Abwehr bis hin zu lebenslang
quälendem Leid. Diese zeitgeschichtlichen Erfahrungen gehören
in die Zeit vor der Gründung der beiden deutschen Staaten. Sie
wurden aber politisch und damit öffentlich unterschiedlich rezi-
piert. Aufgrund der nach Art, Intensität, Umfang und Entwicklungsstufe unterschiedlichen Folgen bestehen unterschiedliche
Erfordernisse und Bedürfnisse nach (psycho-) therapeutischer
Hilfestellung. Der an die Professionellen dadurch erteilte Auftrag
muss daher genau ergründet werden.

Vorher stellen sich zwei Fragen: inwieweit können über 60-
Jährige überhaupt psychotherapeutisch behandelt werden und
welche Schwierigkeiten bringt die im Regelfall dann bestehende Beziehungskonstellation jüngere Professionelle und ältere Betroffene mit sich?

9.1 Zur Psychotherapie über 60-Jähriger –
Kenntnis- und Erfahrungsstand

Seit ca. 1990 wird Psychotherapie zunehmend als wichtiger Bestandteil des Behandlungsspektrums psychischer Störungen
über 60-Jähriger[1] anerkannt und genutzt. Heute stehen uns um-
fangreiche Kenntnisse über die Möglichkeiten der unterschiedlichen psychotherapeutischen Schulrichtungen gestützt auf die
verschiedenen Formen von Psychotherapie (Kurz- und längerfristige Einzelpsychotherapie, Gruppen-, Paar- und Familientherapie) zur Verfügung. Bei korrekter »Positiv«-Diagnose einer
mit Psychotherapie behandelbaren psychischen oder psychosomatischen Störung[2] und gegebener allgemeiner[3] sowie spezieller[4] Therapieindikation ergeben sich auch bei über 60-Jährigen
gute und stabile Behandlungserfolge. Auf der Symptomebene
zeigt sich eine weitreichende Verringerung bis hin zum völligen

lang anhaltenden Verschwinden psychischer, funktioneller und psychosomatischer Symptomatik. Bisher ungelöste (bewusste, aber auch vorbewusste bis unbewusste) pathologische innerpsychische wie auch intra- und intergenerationelle Konflikte können – bewusst gemacht – bearbeitet und so weit geklärt werden, dass sie teils erwachsenengerecht gehandhabt und teils gelöst werden können. Problematische und störende Verhaltensweisen und Einstellungen können aktuell durch kognitive Lernprozesse verändert werden. Einzelne Befunde sprechen darüber hinaus dafür, dass sich auch lang bestehende Persönlichkeitszüge wandeln können[5] und weitere Entwicklungen möglich werden.[6] Dabei kommt dem chronologischen Alter bezüglich Therapieindikation und Therapieerfolg nur relativ geringe Bedeutung zu.[7]

Bekanntlich besteht während des Alterns die Bedrohung, zunehmend körperlich und hirnorganisch zu erkranken (Multimorbidität) mit schwerwiegenden Folgen bezüglich Aktivität, Beweglichkeit und Sinnesleistungen (Hören, Sehen). Ebenso zeigen sich – ebenfalls mit dem Alter zunehmend – vielfältige Verluste an noch älteren (Elternteile, Verwandte), gleichaltrigen (Partner, Geschwister, Freunde) und auch jüngeren (Kinder) wichtigen Bezugspersonen wie auch an sozialen Funktionen. Infolge dessen verringert sich die Selbstständigkeit bei immer stärkerer Abhängigkeit. Daher können die mit Hilfe von Psychotherapie erreichten Erfolge im Vergleich zu anderen Lebensaltern kurzzeitiger anhalten oder sich als eingeschränkt erweisen.[8]

9.2 Spezifische Beziehungskonstellationen

Von praktisch allen psychotherapeutischen Schulrichtungen ist seit langem die Bedeutung einer stabilen, vertrauensvollen und akzeptierenden Beziehung zwischen Professionellen und Patienten, Klienten oder Ratsuchenden anerkannt und wird insbesondere[9] von den tiefenpsychologischen und psychoanalytischen

Schulrichtungen als ein direkt für den Behandlungsprozess zu nutzender zentraler Aspekt angesehen. Die (psycho-)therapeutische Arbeit mit im Verhältnis und insbesondere aufgrund ihres Lebensalters chronologisch Älteren (= über 60-Jährigen) wird dabei durch eine spezifische unbewusste Beziehungskonstellation geprägt. Die vertraute *klassische* oder *regelhafte* unbewusste Übertragungsbeziehung konstelliert sich dadurch, dass die Patienten, Klienten oder Ratsuchenden aufgrund ihres teilweise eingeschränkten sowie regressiven psychosexuellen und psychosozialen Entwicklungsniveaus die professionell Tätigen unbewusst als Eltern-Ersatzbilder ansehen und entsprechend bei ihnen Schutz, Hilfe, Geborgenheit und Verständnis suchen. Für die Professionellen ist es aus dieser psychisch sicheren »Eltern«-Position heraus einfacher, die mit ihnen in unbewusster Wiederholung ausgetragenen und häufig ausagierten kindlichen Konflikte zu verstehen, als Wiederholungen zu deuten und dadurch zu klären und zu bearbeiten – aber auch selbst psychisch auszuhalten.

Dagegen stellt sich die Übertragungsbeziehung zu den im Verhältnis und aufgrund ihres Lebensalters chronologisch Älteren als *umgekehrt*[10] dar, d. h., die professionell Tätigen als Jüngere befinden sich jetzt zunächst in der Position von *Kindern* oder *Enkelkindern* und werden entsprechend auch so von Seiten der Älteren angesehen und eingeschätzt. Auf Seiten der Jüngeren werden dadurch eigene frühere, insbesondere aus Kindheit und Pubertät stammende Konflikte ebenso wie Ängste, Befürchtungen, aber auch Wünsche wiederbelebt. In (oft vorbewusster bis unbewusster) Reaktion zeigt sich dann bei den Jüngeren ein weites Spektrum von Verhaltensweisen, die den Behandlungsprozess beeinflussen: sofortiger Kontaktabbruch, Weiterverweisung, sachlicher Umgang, skeptische bis misstrauische Einstellungen, Abwertung sowie Verkindlichung, sehnsüchtige Wünsche und großartige Erwartungen bis hin zu jeweils geschlechtsspezifisch wiederbelebter tiefer ödipaler Verliebtheit.[11] Von Seiten der Älteren werden diese »Kinder« bzw. »Enkelkinder« aufgrund ihrer geringeren Lebenserfahrungen und aufgrund der Erfahrungen mit den eigenen Kindern und Enkelkindern und anderen Jüngeren gerade in seelischen Angelegenheiten als nicht sehr kompetent angesehen – dagegen werden ihre technischen, medizinischen und pflegerischen Kenntnisse in der Regel geschätzt. Manchmal bestehen auf Seiten der Älteren auch unerfüllbare Erwartungen an die Jüngeren: sie hoffen auf lang anhaltende Unterstützung und Wiedergutmachung im Sinne eines Ausgleiches für alle erlebten Widrigkeiten und Versagungen ihres bisherigen Lebens (Abbildung 2, S. 134).

Diese umgekehrte Übertragungsbeziehung ist ganz offensichtlich eine ungünstige Voraussetzung, um in der Anfangsphase einer Beratung oder Psychotherapie eine vertrauensvolle, stützende und akzeptierende Arbeitsbeziehung aufzubauen und sie dazu noch für den therapeutischen Prozess nutzbar zu machen. Der weitere Arbeitsprozess mit Älteren wird dadurch geprägt, dass diese umgekehrte Übertragungsbeziehung in der Regel nur das anfängliche Beziehungsangebot darstellt. Dahinter verbergen sich – selbstverständlich auch bei Älteren – die bekannten regelhaften Übertragungswünsche im Sinne einer Kind-Eltern-Beziehung.

Entsprechend erleben sich die Jüngeren dann zunehmend mehr und stärker als »Eltern« gefragt und aufgefordert bei sich stabilisierender und im Erleben der Älteren verlässlicher gefühlsmäßiger Beziehung, diese in ihrer psychischen Notsituation zu unterstützen, ihnen zu helfen, sie zu beschützen und sie zu trösten.

Weiterhin können *multigenerationelle* und *gleichberechtigte* Übertragungen auftreten. Multigenerationell heißt, dass Übertragungen aufgrund von Erfahrungen mit zentralen weiteren Beziehungspersonen aus dem *gesamten* bisherigen Leben erfolgen können, hier also insbesondere aus den betroffenen zeitgeschichtlichen Abschnitten. Gleichberechtigte Übertragung meint ein Übertragungsangebot bei geringer Altersdifferenz und Erfah-

Abbildung 2: Eigene Schwierigkeiten und (Gegen-)Übertragungsaspekte bei jüngeren Psychotherapeuten [Quelle: Hirsch (1997), S. 93].

- Ältere als schwache, hilfsbedürftige Eltern (Symptome, Verhalten als Altersvariable)
- Ältere als asexuelle Wesen erwünscht (Vorstellungen über eigene Sexualität im Alter; Abwehr von eigenen präödipalen und ödipalen Wünschen oder aber deren Reaktivierung)
- Rache- oder Revanchegelüste sowie Schuldgefühle ausagieren (»Triumph von Ödipus über Laios«)
- eigene Ängste vor Altern, Alter, Abhängigkeit, Pflegebedürftigkeit, Krankheit, Isolation, Sterben und Tod (»Gerontophobie«)
- projektive Identifizierung und starker regressiver Sog
- Aktivierung von unbewussten Wünschen und Fantasien nach »idealen, verwöhnenden Eltern«
- Teilidentifizierung mit Kindern und Enkelkindern von Patienten (vorübergehende Angst, Distanz, Wut und Versteinerung)
- Erleben von intensiven Hass- und Verliebtheitsgefühlen von alten Patienten (Wer will schon von den Eltern gehasst werden? Wer will sich von einer alten Frau/einem alten Mann lieben lassen?)
- gewünschtes Bild der »weisen« alten Frau/des »weisen« alten Mannes (Bild vom jenseits libidinöser und aggressiver Triebimpulse stehenden Alten)
- Norm- und Gesetzgeber (hinsichtlich der Zielvorstellungen und des Behandlungsrahmens der Psychotherapie; in Bezug auf Verhaltensweisen in der Öffentlichkeit, Aktivitäten und Interessen, sexuelle Bedürfnisse, Umgang mit Geld, Kinder und Enkelkinder)
- Beeinflussung der Gegenübertragung durch Multimorbidität und Chronizität des Patienten

rungen mit eigenen Geschwistern (bzw. intensiven Wünschen an erhoffte Geschwister). So können sich z. B. jüngere Professionelle mit Angehörigen der dritten Generation in ihren Erwartungen, Phantasien und auch Vorwürfen gegenüber der zweiten Generation (also den betroffenen Älteren) verbünden.[12]

Nachhaltig wird die (psycho-)therapeutische Arbeit mit Älteren durch die *Eigenübertragung*[13] beeinflusst. Sie umfasst alle von professionell Tätigen auf die Älteren übertragenen eigenen Wünsche, Vorstellungen, politischen Ansichten, Vorurteile sowie anderweitig gesammelten Erfahrungen. Um ihr gerade in der Arbeit mit Älteren zu beobachtendes hohes Ausmaß zu erfassen, erscheint es notwendig, sie von der *Übertragung* und der *Gegenübertragung* wie auch von der *Realbeziehung* und von der *Arbeitsbeziehung*[14] zu unterscheiden. In der Regel gelingt es nur mit Hilfe von langfristiger Praxisanleitung, Supervision (vgl. 9.12), Balint-Arbeit – unterstützt durch entsprechende Fortbildung –, diese spezifische Beziehungsdynamik und ihre Veränderungen im laufenden Behandlungsprozess zu verstehen.

9.3 Aufgabenstellung

Berücksichtigt man in der Arbeit mit Älteren parallel zu der jeweiligen professionellen Perspektive *zusätzlich* die zeitgeschichtliche Perspektive, so erweitert sich die Aufgabenstellung. Ich habe an anderer Stelle[15] – gestützt auf das Bild und die symbolische Gleichsetzung des Lebensablaufes mit einer Reise durch die (psychosozialen) Landschaften – diese bereits theoretisch beschriebenen Schwierigkeiten und die Aufgabenstellung bei der Psychotherapie Älterer so dargestellt: »Die Älteren – seien sie 60, 70 oder 80 Jahre alt – befinden sich zum Zeitpunkt des Erstkontaktes in bestimmten Landschaften ihres Alterns. Die sie jetzt in die Psychotherapie führenden Lebensumstände (Konflikte, Verluste, nicht zu bewältigende Lebenssituationen, Krankheiten mit

Behinderungen) lassen verstehen, warum diese Landschaften zur Zeit als karg, düster, einengend erlebt werden bei einer gleichzeitigen bedrückenden oder beängstigenden psychischen ›Wetterlage‹. Die Älteren fühlen sich in diesen Landschaften des Alterns noch nicht zu Hause oder wollen es auch (noch) nicht. Sie kennen sie lediglich aus Berichten und durch die eigenen Eltern und Älteren – ohne damals dort bei ihnen lange verweilen zu wollen und zu müssen. Bestimmt bestehen auch andere, befriedigendere, verwöhnende schöne Landschaften des Alterns; sie sind aber für diese Älteren im Augenblick nicht erreichbar. Die Aufgabe für die Jüngeren (mehr freiwillig in der ambulanten Praxis, mehr gezwungen in der Klinik oder in Institutionen aufgrund des dienstlichen Auftrags) lautet, die Älteren in diesen bedrückenden Landschaften ihres Alterns aufzusuchen und sich ihnen als kompetente (z. B. durch eine psychotherapeutische Weiterbildungsqualifikation) Reiseführer und -begleiter zur Verfügung zu stellen. Diese Reise kann unterschiedlichen Zwecken dienen: um eine schon direkt vor einem liegende Landschaft zu erkunden (in der diese Älteren eigentlich noch nicht leben wollen!); um in die Landschaften der eigenen Kindheit und Jugend vorübergehend zurückzukehren oder um auch den Älteren selbst noch unbekannte Landschaften des Alterns kennenzulernen. Entsprechend lautet die psychotherapeutische Aufgabe, so zu helfen: durch Kurzpsychotherapie bei Aktualkonflikten; durch längere bis langfristige Psychotherapie bei sich wiederholenden neurotischen Kindheitskonflikten oder durch begleitende Psychotherapie insbesondere zur Anpassung an den körperlichen Alternsprozess oder an bestehende Krankheiten oder Behinderungen.

Insbesondere die langfristige Reise zurück in die Landschaften der Kindheit und Jugend (und auch des jüngeren bis mittleren Erwachsenenalters) erweist sich für Jüngere und Ältere gleichermaßen schwierig: die Älteren wissen nicht, was ihnen – in den Nebeln und Schatten der Vergangenheit – begegnen wird. Ihre Kindheitserinnerungen erscheinen entweder verklärt oder sind voll von beängstigendem Schrecken. Berücksichtigt man die zeitgeschichtliche Perspektive, so stellt sich jetzt – bleibt man bei dem Bild der Reise – die Frage: Was verbirgt sich anstatt der damaligen Konflikte und Schwierigkeiten oder auch zusätzlich zu diesen im und hinter dem Nebel – selbst wenn man bestimmte beängstigende Schatten zu kennen meint? Erinnert man sich zunehmend seiner belastenden Erfahrungen, werden die dazugehörigen Gefühle wiederbelebt: Angst und Panik; Kummer, Verzweiflung; Verlassensein und Resignation und ebenso das Gefühl, damals in einer düsteren, grauen und schweigenden Umwelt gelebt zu haben. Die vor 1935 Geborenen wissen allerdings, dass hinter diesen negativen Erfahrungen häufig eine sichere, beschützende, möglicherweise sogar »goldene« Kindheit und Jugend lag. Die zwischen 1935 und 1939 Geborenen wissen teilweise nur noch aus Erzählungen ihrer Eltern, älteren Geschwister und Verwandten, dass es für die Familie und in ihrer frühen Jugend eine derartige – für sie aber nicht mehr erinnerbare – Lebenszeit gab.[16] Für die im und insbesondere gegen Ende des Krieges Geborenen gab es oft eine derartige Zeit überhaupt nicht, und sie kennen teilweise noch nicht einmal derartige Erzählungen.

Folgende (bewusste bis unbewusste) Motive für die Reise zurück und damit für eine Psychotherapie sind mir begegnet oder begegnen mir immer wieder:

- Um sich von diesen quälenden, beunruhigenden und das eigene Leben, die Partnerschaft und die Beziehung zu den Kindern einengenden Erinnerungen zu trennen und um letztendlich ein eigenes befriedigendes Altern gestalten zu können.

- Um sich von neu auftretenden oder von sich verstärkenden schon längerfristig bestehenden psychischen Symptomen (depressive Verstimmungen, Angstzustände, Panikattacken, Suchtverhalten) zu befreien.

- Um aufgrund von sich wiederholenden Beziehungsstörungen die Chance einer neuen Beziehung für das eigene Altern nutzen zu können.

▪ Um endlich oder überhaupt erstmals wirklich trauernd Abschied zu nehmen (von den damals verlorenen Vätern und Müttern wie auch von den lebenslang fördernden und unterstützenden kürzlich verstorbenen Müttern).

Voraussetzung dieser Reise »zurück in die Nebel« ist, dass man selbst seine Symptomatik und seine Störungen mit damaligen beschädigenden bis traumatisierenden Erfahrungen in Verbindung bringt oder dass diese von Seiten Professioneller hergestellt wird.

Parallel zu der zentralen Entwicklungsaufgabe für das höhere und hohe Lebensalter (also das eigene Älterwerden mit Hilfe eines ständigen Trauer- und Befreiungsprozesses möglichst lange selbstständig zu gestalten) verlangt *zeitgeschichtliches Denken und Einfühlen*:

▪ Sich ein umfassendes Bild von der Kindheit und Jugend einschließlich möglicher damaliger beschädigender bis traumatisierender Erfahrungen (Verluste von zentralen Bezugspersonen, Gewalterfahrungen, Verluste von Heimat und Sicherheit einschließlich Alter bei Eintritt, Kumulation, Dauer) zu machen. Dazu gehört sowohl die *objektive* Sammlung und Sichtung von Fakten als auch die *subjektive* Wahrnehmung aus der Perspektive des damaligen Kindes oder Jugendlichen.

▪ Über die damalige Familienkonstellation und -geschichte Bescheid zu wissen.

▪ Sich über die weitere Entwicklung im Lebensablauf (einschließlich fördernder und schädigender Einflüsse) zu informieren.

▪ Die augenblickliche Lebenssituation (einschließlich von Fähigkeiten und Ressourcen) und die anstehenden Veränderungen und Entwicklungsaufgaben kennen zu lernen.

▪ Sich über frühere Behandlungsversuche und -erfahrungen zu informieren.

Drei weitere Fragen dürfen keinesfalls vergessen werden:

- Warum will oder muss sie oder er jetzt diese Reise antreten?
- Will ich als Professionelle(r) selbst diese Reise und dazu zusammen mit diesem Klienten oder Patienten antreten? Wie gut fühle ich mich für diese Reise ausgestattet (Kompetenz, Erfahrung mit Älteren)?
- Wie lautet der aktuelle Arbeitsauftrag?

Bei so Betroffenen muss vermutet werden, dass dieser »Nebel« nicht nur das bekannte »allgemeine kindliche Vergessen« symbolisiert, sondern dass er aus besonderen Abwehrgründen damals (unbewusst, vgl. Kapitel 4) geschaffen und lebenslang aufrecht erhalten werden musste, um die damaligen *Katastrophen-Landschaften* zu verbergen und um selbst einigermaßen psychisch stabil zu bleiben. Die verbliebenen »abenteuerlichen« Geschichten halfen z. B. offenbar dabei, die eigene schreckliche andere Geschichte zu verstecken. Wer von den so Betroffenen traut sich schon freiwillig in diese damaligen Katastrophen-Landschaften? Möglicherweise sind die verhüllenden Nebel aufgrund des eigenen Alterns noch dichter geworden? Möglicherweise liegt auch jenseits des Schrekkens und des Kummers eine verlockende Erinnerung an eine ungestörte Kindheit? Möglicherweise quälen die Stimmen und Geräusche aus dem Nebel einen älteren Menschen so sehr, dass er sich noch weiter von ihnen entfernen will? Warum wollte oder sollte er jetzt – wenn auch unterstützt und möglicherweise geschützt (?) durch einen jüngeren Begleiter – in diese Katastrophen-Landschaften seiner Erinnerungen zurückkehren?

9.4 Zugang, Abklärung und Arbeitsauftrag

Um eine traumatische Geschichte erzählen zu können, braucht es einige Vorbedingungen, wie sie anlässlich der Hilfestellung für Akut-Traumatisierte eingefordert werden:

– Der Erzähler muss so ruhig sein, dass er erzählen kann.
– Der Erzähler muss sich so sicher fühlen, dass er erzählen kann.
– Der Zuhörer muss dem Erzähler die Sicherheit geben, dass er das Zuhören erträgt. Er muss, wenn er es eben als Professioneller tut, die Technik des Nachfragens und Zuhörens so gut beherrschen, dass er den Erzähler vor dem Abgleiten in und Überschwemmtwerden von traumatischen Gefühlen schützen kann.
– Gleichzeitig müssen aber diese Gefühle anerkannt, als zutreffend und stimmig bestätigt werden.[17]

Die Möglichkeiten des Zugangs zu diesem Thema sollen beispielhaft an einem Erstgespräch verdeutlicht werden. Bekanntlich entscheidet dieses darüber, ob von professioneller Seite ein (psycho-)therapeutisches Angebot erfolgt und ob dieses umgekehrt vom ratsuchenden Klienten oder Patienten angenommen werden kann. Für die über 60-Jährigen erhält ein derartiges Erstgespräch zur Zeit zusätzliche Bedeutung, weil sie bei negativem Verlauf aufgrund der bisher unzureichenden Versorgungs- und Behandlungsangebote kaum eine weitere Chance für eine Beratung, Therapie oder anderweitige Hilfe erhalten. Nach allen bisherigen Erfahrungen berichten nur auffallend wenige Ältere spontan von ihren damaligen belastenden Erfahrungen oder beziehen ihre aktuelle Symptomatik und die bestehenden Probleme darauf. Wie kann man jetzt im Erstgespräch die zeitgeschichtliche Perspektive berücksichtigen? Hier wird das Beispiel eines psychodynamisch orientierten Erstgesprächs gewählt – je nach eigener Profession, Arbeitsfeld und auch Lebenssituation der Älteren ergeben sich entsprechende Modifikationen (Kapitel 9.8–11).

Hinweise und Chiffren

Generell empfiehlt es sich, der oder dem Älteren zunächst ausreichend Zeit zu geben, um in der häufig für sie unbekannten Situation eines derartigen Gespräches »anzukommen«, d. h. sich zurecht zu finden, auf die angebotene Beziehung zu reagieren und die eigene bedrückende oder leidvolle (Krankheits-)Situation darzustellen. Bekanntlich führen Eröffnungsfragen wie *Was führt Sie zu mir?* oder *Woran leiden Sie?* schnell zu der Schilderung von Symptomen, Beschwerden und münden oft in den Bericht über eine gerade bei Älteren in der Regel lange Krankheits- und Behandlungsgeschichte. Eine Eröffnungsfrage wie *Was möchten Sie mit mir besprechen?* oder *Worüber möchten Sie mit mir reden?* stellt ein offenes Angebot dar mit der gleichzeitigen Annahme, dass es etwas zu besprechen gibt – ohne dass damit sofort auf vermutbare Schwierigkeiten, Probleme oder Konflikte hingewiesen wird. Angesichts dieses Angebotes und verbunden mit dem Hinweis auf ausreichende Zeit für ein derartiges Gespräch werden auch Ältere über für sie wichtige Aspekte reden. Unabhängig von der jetzt eingebrachten Materialfülle, von den Daten und den Hinweisen auf unterschiedliche Lebensphasen und der Schilderung der aktuellen Situation werden auch – quasi nebenbei – für die zeitgeschichtliche Perspektive wichtige Angaben vermittelt. Dazu zählen Geburt und Aufwachsen an Orten, in Regionen oder Ländern außerhalb des heutigen Deutschland, gesprochene Dialekte und besondere Lebensumstände (möglicherweise auf Flucht oder Vertreibung, Kriegserfahrungen, Evakuierung hinweisend). Häufig werden auch gegenüber jüngeren Professionellen – wiederum wie selbstverständlich und nebenbei – unbekannte Begriffe, Abkürzungen, Redewendungen und Ereignisse (im Sinne von »Chiffren« = versteckte Mitteilungen) erwähnt:

Wir gingen dann hamstern, das hieß: Die Städter fuhren trotz schwieriger Verkehrsverbindungen (Fahrt im oder auf dem Güterwagen) aufs Land, um bei den Bauern ihr Hab und Gut gegen Lebensmittel einzutauschen oder auf den Feldern nach der Ernte Kartoffeln oder Getreide aufzulesen – teilweise bettelte man um Nahrungsmittel oder *organisierte* sie (indem man sie stahl).

Einmal verlor ich die Karten, das hieß: sämtliche Lebensmittelkarten der ganzen Familie, die daraufhin für fast einen Monat keine (der an sich schon kargen) Lebensmittelrationen mehr erhielt – eine Katastrophe!

Ich ging einmal beinah auf dem Treck verloren, das hieß: Der zweieinhalbjährige Junge war im strengen Winter 1944/1945 bei einem Halt vom Pferdewagen herunter geklettert, irrte umher und der Treck musste wieder aufbrechen. Zufällig fand ihn ein Nachbar, nahm ihn auf den Arm und brachte ihn zu seiner Mutter zurück, sonst wäre im günstigsten Fall ein kleines Kind als Vollwaise später in einem Heim aufgewachsen oder noch später vielleicht wieder aufgefunden worden – im ungünstigsten Fall wäre dieses Kind bald erfroren.

Wir durften nicht mehr auf der Wilhelm Gustloff mitfahren, das hieß: Die Mutter mit drei kleinen Kindern war in Ostpreußen auf der Flucht und entging so knapp der (von Günter Grass in seiner Novelle »Im Krebsgang« geschilderten) Katastrophe. Die Flucht ging dann viele Monate weiter.

Der Rest in der Miete war für uns, das hieß: Im Frühjahr 1945 mussten die Frauen und Kinder für die russischen und polnischen Besatzungstruppen für die Verpflegung die damaligen Mieten (mit Stroh geschützte Erdkeller zur Lagerung von Kartoffeln, Rüben etc.) öffnen. Von den verfaulten Exemplaren blieben die nicht verfaulten Stücke zum Essen übrig.

Alles war kaputt, das hieß: überall lagen aufgrund von Bombenangriffen und direktem Beschuss riesige Berge von Schutt, über die man kaum hinweg kam.

Ihr blonder Zopf hat ihr auch nicht geholfen, das hieß: die Freundin aus dem Nebenhaus wurde auch trotz ihres blonden Zopfes vergewaltigt.

Ich war für GeKadoS zuständig, das hieß: er bearbeitete geheime Kommandosachen und war mindestens im militärischen Abwehrdienst oder Geheimdienst (Gestapo = Geheime Staatspolizei) tätig.

Was uns nicht umbringt, macht uns stark. Man wird leicht verführt, diesen Spruch eines damaligen Hitler-Jungen als ironischen Kommentar zur Lage zu verstehen. Weiß man aber, dass eben dieser als 15-jähriger Zivilgefangener nach Russland verschleppt wurde und schwer krank zwei Jahre später erst zurück kam, und weiß man weiterhin, dass viele der damals so verschleppten jungen und alten Männer starben, dann bekommt diese Redewendung eine andere Bedeutung. Derartige Hinweise und Chiffren stellen gleichzeitig einen Test dar, ob jüngere Professionelle über entsprechende Kenntnisse verfügen, mit einer kurzen Nachfrage reagieren oder diese spezifischen Hinweise übergehen.

Die Frage nach Alter oder Jahrgang

Fragen Jüngere über 60-Jährige nach ihrem Alter, so bewirkt die chronologische Altersangabe auf beiden Seiten vielfältige und unterschiedliche Assoziationen sowie Zuschreibungen: Jüngere verbinden mit der chronologischen Altersangabe, dazu für Mann oder Frau unterschiedlich, bestimmte Vorstellungen über Lebensumstände, Leistungsfähigkeit, Gebrechen, Hinfälligkeit und Abhängigkeit bis hin zu noch bestehender Lebenserwartung; Ältere befürchten derartige Zuschreibungen und überlegen oft: »Was trauen die mir *noch* zu?« Fragt man dagegen nach dem Jahrgang, so wird damit die historische Perspektive, d. h. die Zugehörigkeit zu einer durch bestimmte zeitgeschichtliche Erfahrungen geprägten Gruppe oder Generation angesprochen. Ein sich anschließender Satz wie *Ihr Jahrgang hat bekanntlich in der Kindheit und der Jugend vielfältige Erfahrungen machen müssen* gibt die Chance für einen diesbezüglichen und damit erweiterten Bericht von Seiten der Älteren. Aufgrund der eigenen Erwartungen wird man oft verführt, sofort von *schrecklichen, bedrückenden, belastenden* oder sogar *traumatisierenden Erfahrungen* zu sprechen. Betroffene haben aufgrund ihrer erworbenen jahrzehntelang stabilen psychischen Abwehrstruktur (Kapitel 4) öfter gar nicht den Eindruck, besonders belastet oder sogar traumatisiert zu sein. Bewusst sind sie dann lediglich in der Lage, Fakten (sogar »abenteuerliche« Geschichten) zu erzählen. Dazu befürchten sie oft *vorbewusst*, von intensiven Gefühlen »überrollt« zu werden. Sie wissen außerdem nicht, wie die Jüngeren dann darauf reagieren.

Behutsame Neugier

Bestätigen die jetzt ins Gespräch eingebrachten Informationen unsere Vermutung, dass beschädigende, möglicherweise auch traumatisierende Erfahrungen vorliegen, so sind jetzt behutsame, interessierende (Nach-)Fragen möglich und auch notwendig: *Wie sind sie mit diesen Ereignissen damals und auch lebenslang zurecht gekommen? Werden sie heute durch die Erinnerungen daran stärker bedrängt?* Häufig machen diese Fragen erst Leid, Kummer, Schrecken, Vernachlässigung und Verlassensein (also das ganze Elend einer solchen Kindheit oder Jugend und dazu noch aus Perspektive des Kindes oder Jugendlichen) zugänglich wie auch das weitere mühsame Zurechtkommen mit diesen Erfahrungen während des jüngeren und mittleren Erwachsenenalters.

Mögliche Schwierigkeiten

Zunächst bleibt im Gespräch unbekannt, wie bisher die engeren Angehörigen und die Umwelt auf derartige Berichte reagierten: früher die Eltern, Geschwister und Schulfreunde, später die Partnerin oder der Partner, noch später die eigenen Kinder oder andere Jüngere. Oft wollte man diese Geschichten nicht (mehr) hören. Manchmal wurde man als Lügner bzw. Angeber hingestellt.

Man wollte sich den Partner oder die Partnerin oder die eigenen Eltern keinesfalls als versehrte, psychisch verletzte, verängstigte und verzweifelte Kinder oder Jugendliche vorstellen oder ebenso keinesfalls wahrhaben, dass die lediglich aus den Geschichtsbüchern bekannten Ereignisse auch die eigene Familie und dazu jahrzehntelang mitgeprägt hatten. Häufig führte die familiäre Diskussion zu der Frage nach der politischen Verantwortung bzw. Schuld: *Was hast du, was habt ihr gemacht? Wie wart ihr politisch eingestellt? Warum habt ihr das Verbrecherische dieses Regimes nicht erkannt? Was habt ihr von den KZs, der Judenverfolgung und der Ausrottung gewusst? Warum wart ihr für Hitler begeistert?* etc. Diese wichtigen Fragen mussten und müssen bestimmt an die vor 1927 Geborenen gerichtet werden. Gehören sie aber auch an die Adresse derjenigen, die damals Kinder oder Jugendliche waren? Sie wurden von Seiten der Jüngeren nicht mit Bemühen um Verständnis, sondern häufig – Grund vieler endloser Auseinandersetzungen in Familien – bohrend, mit vorwurfsvoller Schärfe und von vornherein moralisch verurteilend gestellt. Daher befürchten die Älteren, dass sich eine derartige Situation im Gespräch mit Jüngeren wiederholt. Wenn diese Jüngeren jedoch jetzt interessiert, einfühlsam, nicht von vornherein vorwurfsvoll oder verurteilend vorgehen, ergibt sich möglicherweise erstmals eine Chance, über die leidvolle eigene Biografie und über diese Erfahrungen mit den Jüngeren zu sprechen.

In meinen Kursen zur Psychotherapie/Beratung Älterer[18] erfährt das Thema »zeitgeschichtliche Einflüsse« bei allen Kursteilnehmern verstärkt Beachtung. Zuerst stellen sie in der Regel resigniert fest, dass sie darüber mit ihren Eltern nie reden konnten. Die Teilnehmer sind sich jetzt allerdings selbstkritisch ihres damaligen bohrenden, vorwurfsvollen und rigorosen Untertones der Fragestellungen wohl bewusst. Erzählen sie ihren jetzt noch lebenden Eltern von der Teilnahme an diesem Kurs und von ihrem erneuten Interesse an dieser Thematik, reagieren viele Eltern – leider nicht alle – plötzlich deutlich anders. Sie beginnen, von ihren Erfahrungen zu erzählen, reagieren auf Nachfragen und sind auch bereit, über ihre damaligen politischen Ansichten und Verführungen wie auch über ihre eigenen Aktivitäten in Krieg und Nachkriegszeit zu sprechen. Plötzlich erhalten viele dieser jetzt erwachsenen Kinder erstmals einen sie befriedigenden Zugang zu diesem Teil der eigenen Familiengeschichte.

Wenn man auf Seiten der Älteren ein gewisses Zögern oder vorsichtige, ablehnende, ja sogar resignative Reaktionen spürt, hilft manchmal folgende Frage weiter: *Jetzt sollen Sie einem Fremden und dazu noch deutlich jüngerem Menschen von Ihren damaligen Erlebnissen erzählen: Wie hat denn bisher Ihre Familie und Ihre Umwelt auf Ihre Erzählungen reagiert?* Diese Frage macht ein vielfältiges Gesprächsangebot: Man kann über das Gespräch mit einem völlig Fremden (erschreckend oder sogar hilfreich?), dazu mit einem Jüngeren (in der Kind- oder Enkelkindposition?) oder über frühere Versuche und leidvolle Erfahrungen (von der Kindheit bis jetzt?) sprechen.

Akzeptierendes Einfühlen

Viele dieser – häufig noch unverändert ganz sachlich und ohne Gefühle – berichteten Erfahrungen bewirken bei den Jüngeren oft gefühlsmäßig vielfältige eigene Reaktionen: Man empfindet tiefes Mitleid, Kummer oder Traurigkeit; Wut auf die damaligen Umstände und den mangelnden Schutz für diese Kinder und Jugendlichen; manchmal erstarrt man oder zieht sich innerlich zurück ob der Fülle der berichteten Schrecken. Dazu können Fernsehbilder von Kindern aus heutigen Kriegen oder Katastrophen auftauchen. Möglicherweise wird bei Professionellen eine mögliche eigene Familiengeschichte wiederbelebt (vgl. Kapitel 12). Diese auftauchenden unterschiedlichen eigenen Gefühle müssen sowohl als durch diese Schilderung vermittelte (aber noch immer abgewehrte) diesbezügliche Gefühle der Älteren (= Gegenübertragung) verstanden werden wie auch als möglicherweise mit der eigenen (Familien-)Geschichte zusammenhängende persönliche Gefühle (= Eigenübertragung). Oft bedarf es nach einem derartigen Gespräch einer langen Reflexion, um diese wirklich als zur eigenen Geschichte gehörend zu begreifen.

Zwei Reaktionen können fatale Folgen haben: Es entwickelt sich ein unbewusstes Bündnis zwischen betroffenen Älteren und dem Professionellen dahingehend: Die ohne Affekt vorgetragenen Erfahrungen werden gemeinsam als sachliche Fakten einer Biografie verstanden und somit gemeinsam als nicht bedeutsam (z. B. für die jetzige Situation) erklärt.

Werden allmählich oder sogar intensiv von den Älteren Gefühle wie Bedrückung, Verzweiflung, Kummer oder insbesondere stilles bis heftiges Weinen – insbesondere bei Männern – gezeigt, reagieren Professionelle oft hilflos und ziehen sich innerlich zurück. Wer erträgt schon als Jüngerer verzweifelte, in ihrer Biografie beschädigte oder sogar weinende »Mütter«, »Großmütter«, »Väter« oder sogar »Großväter«? Entscheidend ist jetzt, diese Gefühle anteilnehmend zuzulassen und damit zu gestatten – eine tröstende Geste hilft oft zusätzlich. In der Supervision zeigt sich immer wieder, dass es die Angst der Jüngeren vor der psychischen Dekompensation Älterer ist, warum sie derartige Gefühle so schlecht zulassen können. Diese Älteren haben aber in ihrem Leben so viel erlebt und durchlitten, dass sie *im Erstgespräch* in der Regel jetzt nicht plötzlich psychisch zusammenbrechen (vgl. Zwischenfrage III). Wenn das Gespräch auf der Ebene der scheinbar sachlichen Fakten und sogar »abenteuerlichen« Geschichten bleibt, muss man dies als Ausdruck der vorhandenen Abwehrstruktur verstehen und so zunächst akzeptieren. Innerlich hilft eine *vorübergehende Teil-Identifizierung*: kann man selbst die damalige Situation mit den »Augen« und mit den »Gefühlen« eines damals 4-jährigen Kindes, eines 10-jährigen Jungen oder Mädchens oder eines 15-jährigen Jugendlichen nacherleben? Aufgrund der jetzt auftauchenden eigenen Gefühle kann man dann besser die bei den Betroffenen mit

Sicherheit zu vermutenden »dahinter liegenden« schrecklichen bis traumatisierenden Erfahrungen wirklich selbst begreifen.

Es empfiehlt sich, das Gespräch an dieser Stelle zunächst zu beenden, ein Angebot für ein weiteres Gespräch zu machen und dann möglichst – um auch die Beziehung weiterhin zu stabilisieren – einen weiteren Termin fest zu verabreden. Da man nie weiß, welche Erinnerungen und welche Gefühle durch das erste Gespräch angesprochen bzw. wachgerufen wurden, darf man auch Ältere in einer derartigen Situation nicht allein lassen. Es besteht sonst die Gefahr, dass sich diese frühere gefährliche Situation wiederholt, nämlich die, eben allein gelassen oder auch verloren zu sein.

Zwischenschritt: Zeit lassen

Gemäß unserem trainierten professionellen Vorgehen müssten jetzt als nächste Schritte folgen: systematische Erfassung der zeitgeschichtlichen Ereignisse, biografische Anamnese im Längs- und Querschnitt, diagnostische und differenzialdiagnostische Überlegungen sowie schließlich darauf aufbauend ein Behandlungsvorschlag. Vergessen wir aber nicht, dass unsere älteren Gesprächspartner meist bewusst nicht wegen mindestens 55 bis 60 Jahre zurückliegender zeitgeschichtlicher belastender Lebenserfahrungen kommen, sondern dass sich die Hinweise darauf oft im Gespräch erst ergeben. Ebenso oft sind diesen Älteren die von uns vermuteten Folgen dieser zeitgeschichtlich belastenden Lebenserfahrungen *nicht bewusst*. Daher müssen wir folgende Verständigungsschritte zwischenschalten: Konfrontation mit unseren Vermutungen und Klärung des Arbeitsauftrages an uns und des weiteren Vorgehens.

Unsere Feststellung *Sie haben mir bisher vermittelt, dass Sie in Ihrer Kindheit (in Ihrer Jugend, in Ihrem jüngeren Erwachsenenalter) viele durch den Krieg (und/oder die Nachkriegszeit) bedingte belastende Lebenserfahrungen gemacht haben* und ebenso die nachfolgende zur Reflexion anregende eigene Überlegung: *Ich frage mich, ob diese Ihr bisheriges Leben entscheidend mitgeprägt haben und ob sie auch mitverantwortlich für Ihren jetzigen seelischen Zustand (für Ihre Lebenssituation, für Ihre Symptome) sind?* bedingen auf jeden Fall eine Reaktion: sie kann von Unverständnis, weitgehender Ablehnung, Zögern bis hin zu eindeutiger Bejahung reichen.

Falls unsere Vermutung bejaht, bestätigt oder sogar durch weitere Informationen untermauert wird, ist der nächste Schritt fällig: *Ich möchte vorschlagen, dass wir uns darüber weiter unterhalten. Ich möchte insbesondere verstehen, wobei Sie jetzt Hilfe benötigen und welche Form der Hilfe Sie sich wünschen.*

Dieses Angebot garantiert die Fortsetzung des Dialogs, lässt Zeit für eigene Überlegungen und Gefühle sowie weitere Erinnerungen und hält eine Hilfestellung für möglich. Auch im Falle einer neutralen, ja sogar ablehnenden Einstellung muss das Gespräch weitergeführt werden, weil ja die Älteren mit anderen Anliegen und Problemen kamen. Diese müssen wir als Professionelle auf jeden Fall klären, um entsprechende Hilfestellung selbst zu leisten oder zu vermitteln. Öfter kann man beobachten, dass diese unsere Überlegungen doch einen nachwirkenden Anstoß darstellen, der schon beim nächsten Gesprächstermin eindeutige Auswirkungen[19] zeigen kann.

Zwischenschritt: reflektierend innehalten

Was geschah bisher bewusst und unbewusst im bisherigen Gespräch? Professionellerseits wurde das Thema »zeitgeschichtlich belastende Lebenserfahrungen« eingeführt und damit als möglicherweise wichtig sowohl für die biografische Entwicklung als auch für das Verständnis der heutigen Situation benannt. Dadurch bestand die Chance, über dazugehörige intensive Gefühle, über die Reaktionen der familiären Umwelt und über die eigene Ansicht zu sprechen. Zu vermuten ist, dass dadurch bei den Äl-

teren viele Erinnerungen wach und viele weitere Überlegungen
angestoßen werden; sie fangen an, sich weitere Fragen zu stellen – auf jeden Fall wird diese Vergangenheit lebendiger. Der
verabredete nächste Gesprächstermin bietet für den Augenblick
die Gewähr, nicht damit allein gelassen zu sein. Dazu konnten
die Älteren ihre professionellen Gesprächspartner – wenn auch
deutlich jünger – als interessiert und einfühlend erleben.

Professionellerseits muss jetzt gut überlegt werden, ob man
selbst – um im Bild der Reise zu bleiben – gemeinsam mit *diesem*
oder dieser Älteren in *die Welt der zur Zeit im Nebel liegenden be-*
lastenden zeitgeschichtlichen Erfahrungen aufbrechen, sie gemeinsam erkunden und Hilfe leisten will. Als eigene Ausrüstung für
das therapeutische Arbeiten mit Älteren werden benötigt: zeitgeschichtliches Interesse; die Fähigkeit, mitzufühlen, mitzutrauern
und auch mitzuleiden; letztendlich auch die Bereitschaft, möglicherweise der eigenen Familiengeschichte zu begegnen. Die
Dauer dieser Reise lässt sich im Augenblick nicht voraussagen.
Dieser Moment des reflektierenden Innehaltens muss also dazu
dienen, dass beide Seiten für sich und anschließend gemeinsam
klären, was zu tun oder auch was nicht zu tun ist.

Wenn sich Beide in dem verabredeten nächsten Gespräch darüber verständigen können, dass sie gemeinsam die Bedeutung
dieser zeitgeschichtlichen Lebenserfahrungen erkunden wollen,
bedarf es dann weiterer systematischer Schritte.

Zur Diagnose: Systematische Erfassung

Wir wissen an dieser Stelle nicht, welchen Arbeitsauftrag (siehe
unten) wir als Professionelle erhalten und welche Möglichkeiten
der individuellen (psycho-)therapeutischen oder weiteren Hilfestellung bestehen. An dieser Stelle darf und kann es noch nicht
darum gehen, das *innere Kind* und dazu noch das *beschädigte*
oder *traumatisierte innere Kind* wiederzubeleben. Dies ist Aufgabe einer späteren spezifischen Psychotherapie.[20] Bei der not-

wendigen Erfassung der Erfahrungen muss es hier darum gehen, diese als *Fakten* und aus der *subjektiven* Sicht des heute Erwachsenen kennenzulernen und ebenso seine *zur Zeit zugelassenen* dazugehörigen Gefühle. Einige so Betroffene bedürfen wahrscheinlich längere Zeit, um sich diesen unter unserem Schutz mehr anzunähern.

Berichtete belastende Erfahrungen dürfen nicht von vornherein als traumatisierende und dazu noch als für die heutige Symptomatik (vgl. Kapitel 5) ursächlich verantwortlich angesehen werden. Diese Frage bedarf weiterer Klärung und insbesondere einer *Positiv*-Diagnose eines wahrscheinlich ursächlichen Zusammenhanges. Die (Nach-)Fragen im nächsten Gespräch *Hat Sie noch etwas aus unserem Gespräch weiterbeschäftigt? Sind weitere Erinnerungen wie auch Gefühle aufgetaucht?* verdeutlichen, welche Ereignisse, Lebensphasen und Themen nach dem ersten Gespräch darüber wichtig wurden, und sie vervollständigen gleichzeitig unser Wissen über diese Themen. Manchmal kann auch eine vorhandene rigide Abwehrstruktur dazu führen, dass zunächst den berichteten Fakten innerlich keine weitere Bedeutung zugemessen wird. Bei eindeutig geschilderten spezifischen Erfahrungen und Ereignissen in Kindheit und Jugend muss jetzt zusätzlich geklärt werden:

- Ausmaß, Dauer und Kumulation dieser Art Erfahrungen;
- möglicherweise vorhandene protektive Einflüsse (stabile Mutter-Kind-Beziehung, stabile (Groß-)Familienstruktur und ausreichende soziale, gesundheitliche und materielle Versorgungssituation, vorhandene andere Männer, wie ältere Geschwister, Verwandte, Großväter etc.);
- Entwicklung in Jugendzeit, im jüngeren und mittleren Erwachsenenalter bezüglich weiterer fördernder Einflüsse (z. B. langjährige stabile Partner-Beziehung; Befriedigung über den Beruf) oder weiterer belastender Einflüsse (Erkrankungen, Bindungs-, Beziehungsprobleme, Berufsprobleme etc.)[21];

- Zurechtkommen mit der Situation des eigenen Alterns, insbesondere nach dem Verlust einer weitgehend beruflichen Identität;
- in der Alternssituation vorhandene Ich-Stärken, konfliktfreie Bereiche sowie Ressourcen und Potentiale; vorhandene bzw. wiederbelebbare Beziehungen;
- eigene Sicht der Älteren darüber, ob diese Ereignisse und Erfahrungen lebenslang prägend waren und jetzt in der Situation des eigenen Alters für wirksam gehalten wurden und werden.

Öfter erweist sich eine belastungsorientierte Systematisierung der vielfältigen Informationen als hilfreich, um den Überblick zu behalten und diese Informationen gleichzeitig nach bestimmten Fragestellungen zu ordnen (siehe Abbildung 3, S. 153). Anschließend stehen folgende differenzialdiagnostische Überlegungen an.

Zur Diagnose: Differenzialdiagnose funktioneller und psychischer Symptomatik

Die über den Lebensverlauf beobachtbaren Veränderungen psychischer Symptomatik führen dazu, dass bei über 60-Jährigen oft eine diffuse, funktionell wirkende Symptomatik überwiegt. Psychodynamisch betrachtet ergeben sich die in Abbildung 4 (S. 155) dargestellten Verursachungsmöglichkeiten. Zu erinnern ist daran, dass eine depressive Symptomatik Älterer häufig nur in »larvierter« Form besteht, d. h., die eigentliche depressive Symptomatik versteckt sich hinter einer diffusen, wiederum funktionell anmutenden körperlichen Symptomatik und wird erst auf direktes Befragen zugänglich. Besonders schwierig wird eine diagnostische Abklärung, wenn diese depressive Symptomatik sich erst jetzt im Lebensverlauf zeigt und daher den Betroffenen selbst unbekannt ist.

Abbildung 3: Zeitgeschichtliche Erfahrungen im entwicklungspsychologischen Kontext [Quelle: Fischer, Riedesser (1998), S. 249, ergänzt durch Spranger (2004), S. 237].

	Entwicklungs-aufgaben	Entwicklungs-schwierigkeiten	Traumatische Situation	Bewältigungs-versuche	Symptome	Interventionen	Aufbau/Abbau elterlicher Kompetenz
Fötus							
Säugling							
Kleinkind							
Vorschulkind							
Schulkind							
Jugendlicher							
Erwachsener							
Berufstätiger							
Vater-/ Mutterschaft							
Ende der Berufstätigkeit							
Rentner							
Verlust naher Angehöriger							
Alter, Gebrechlichkeit							
Verlust der Selbstständigkeit							
Im Pflegeheim leben und sterben							

Zur Diagnose: Depression oder Trauer

Außerdem muss eine Depression von (chronifizierter) Trauer abgegrenzt werden (siehe Abbildung 5, S. 155).

Zur Diagnose: Depression oder Demenz

Zusätzlich muss eine demenzielle Erkrankung ausgeschlossen werden, weil diese andere Behandlungsansätze[22] (vgl. auch 9.8) erfordert. Manchmal besteht auch eine Kombination einer Depression mit einer Hirnleistungsstörung (siehe Abbildung 6, S. 156).

Zur Diagnose: Trauma oder neurotische Störung

Man erinnere sich zunächst an die unterschiedlichen Wege der Symptombildung (siehe Abbildung 7, S. 157). Oft kann man in den Erstgesprächen neurotische Entwicklungen (im Sinne einer Primärsozialisation) von beschädigenden bis traumatisierenden Erfahrungen (im Sinne einer Sekundärsozialisiation) insgesamt und dazu noch von der auf die traumatisierenden Erfahrungen folgenden neurotischen Entwicklung sicher abtrennen – manchmal wird eine eindeutige Zuordnung erst aufgrund einer langen Behandlung möglich. Dennoch ist eine gewisse Schwerpunktsetzung erforderlich und möglich (Abbildung 8, S. 158).

Arbeitsauftrag

Wie weit reicht unser Kenntnisstand jetzt? Wir sind einem älteren Menschen mit bestimmten zeitgeschichtlichen Erfahrungen begegnet, die mindestens 60 Jahre zurück liegen. Seine Erfahrungen betrafen unterschiedliche Bereiche (Verluste von Beziehungspersonen, Verlust von Geborgenheit, Sicherheit und Heimat und Gewalterfahrungen), teils kumuliert, teils sequenziell und mit unterschiedlichen langfristigen Folgen. Sie wider-

Abbildung 4: Typologie akuter psychosomatischer oder psychischer Symptombildungen im Alter [Quelle: Heuft, Kruse, Radebold (2000), S. 105].

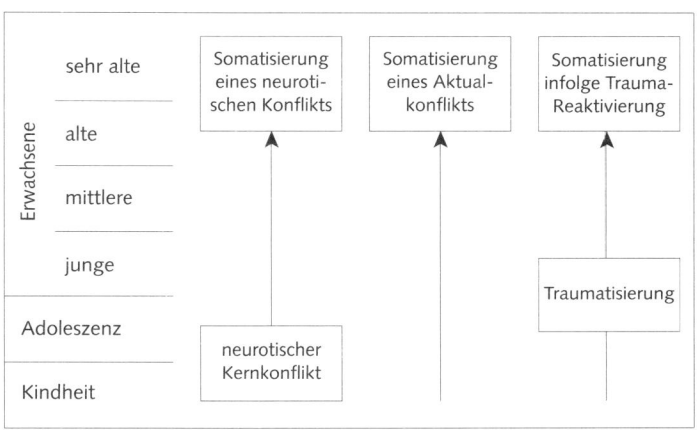

Abbildung 5: Psychopathologische Differenzierung von Depression und Trauer [Quelle: Heuft et al. (2000), S. 130].

	Depression	Trauer
Hemmung	+++	
Suizidgedanken	+++	
Wertlosigkeit	+++	
Hoffnungslosigkeit	+++	
Schuldgefühle	++	+
Erschöpfung	++	+
Interesselosigkeit	++	++
Schlafstörung	+++	+++
Niedergeschlagenheit	+++	+++

Abbildung 6: Abgrenzung einer Pseudo-Demenz (Depression mit Hirnleistungsstörungen) von einer Demenz vom Alzheimer-Typ (DAT) [Quelle: Heuft et al. (2000), S. 133].

	Depression	Demenz
Persönliche Anamnese		
Depressive Episoden in der Vorgeschichte	häufig	selten
Familienanamnese (Depressionen)	häufig positiv (Demenz)	häufig positiv
Krankheitsbeginn	meist schneller, abgrenzbarer Beginn	schleichender, unscharfer Beginn
Neurologische Symptomatik	meist unauffällig	initial häufig Wortfindungsstörungen, später oft zusätzliche neurologische Symptome
Psychopathologie		
Orientierung	ungestört	meist gestört
Merkfähigkeits- und Gedächtnisstörungen	leicht; klingen nach Remission ab	regelmäßig; initial besonders Kurzzeitgedächtnis; Progredienz
Formales Denken	Denkhemmung	umständlich, weitschweifig
Auffassungsstörung	meist keine	ausgeprägt
Krankheitsgefühl	Aggravationstendenz	Bagatellisierungstendenz
Affekt	wenig moduliert; Hilf-, Hoffnungs- und Wertlosigkeit; Libidoverlust; Morgentief	affektlabil, affektarm, ratlos; Umkehr des Tag-Nacht-Rhythmus
Antrieb und Psycho-Psychomotoriik	antriebsarm, antriebsgehemmt	oft motorisch unruhig, aber auch antriebsarm

Abbildung 7: Vergleich von Erinnerung und Wiederholung bei Konflikt- und Traumagenese [Quelle: Heuft et al. (2000), S. 115].

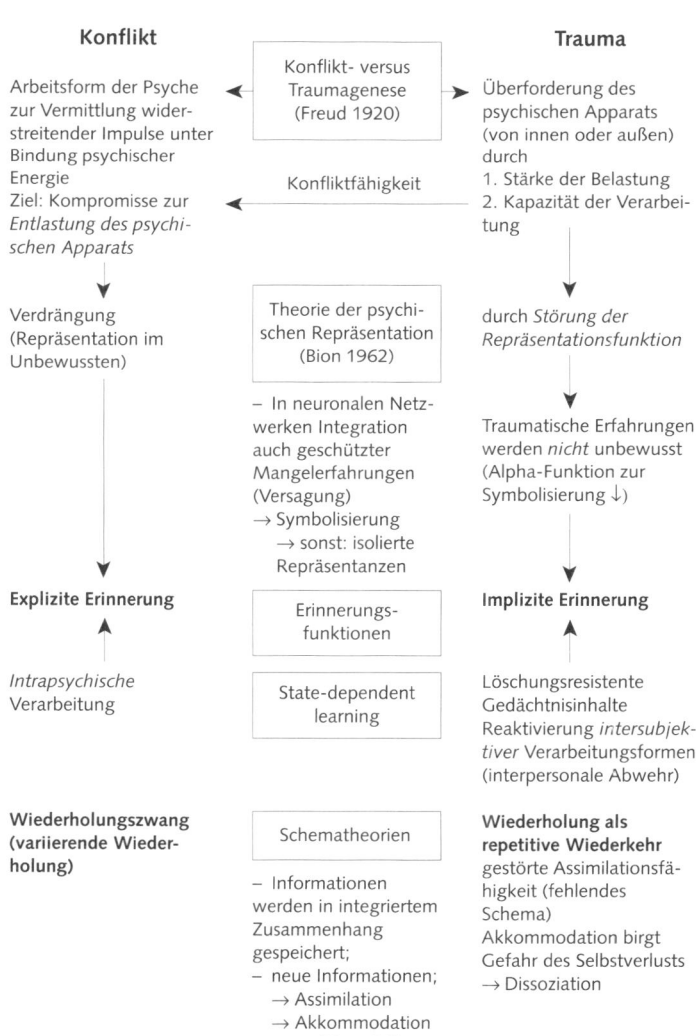

Abbildung 8: Traumatische versus neurotische Störung (OPD = Operationalisierte Psychodynamische Diagnostik; PTBS = Posttraumatische Belastungsstörung) [Quelle: Heuft et al. (2005)].

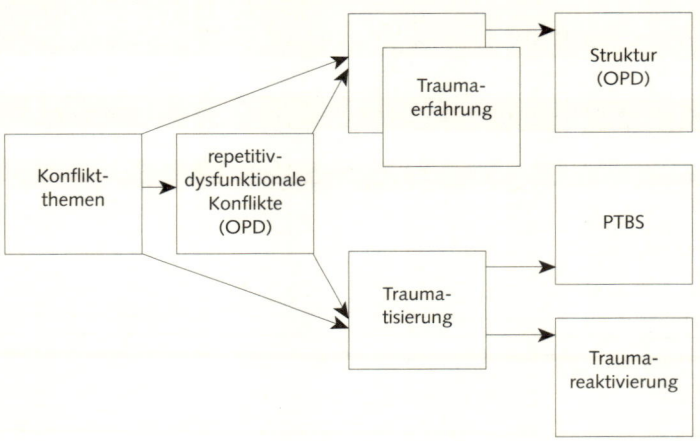

fuhren ihm in unterschiedlichen Phasen seiner psychosexuellen und psychosozialen Entwicklung in Kindheit, Jugendzeit und jüngerem Erwachsenenalter. Er ist sich dieser Erfahrungen und insbesondere der Folgen unterschiedlich bewusst und er litt unterschiedlich an ihnen: von lebenslang bis zur Zeit akut oder zur Zeit überhaupt nicht. Die Schlussfolgerung ist eindeutig: Es gibt weder ein *typisches* »Kriegs«kind noch eine erforderliche Standard-Therapie – wie sie z. B. aktuell und vorangehend anlässlich von Katastrophen erforderlich wird.

Vier Fragen müssen wir jetzt beantworten:

Was müssten wir tun? Vorliegende ausgeprägte Symptomatik, Störungen sowie Leidensdruck und das sichere Wissen von einem wahrscheinlichen Zusammenhang mit beschädigenden bis traumatisierenden zeitgeschichtlichen Erfahrungen fordern unseren professionellen Auftrag ein, (psycho-)therapeutische Hilfe zu leisten oder zu vermitteln – je nach Beruf und Arbeitsfeld unterschiedlich (vgl. 9.8–9.12).

Was können wir tun? Unsere professionellen Möglichkeiten reichen von differenzierter Hilfestellung (vgl. 9.5), Beratung (vgl. 9.6) sowie allgemeiner und spezifischer Psychotherapie (vgl. 9.6) bis zu spezifischen Unterstützungsmöglichkeiten in unterschiedlichen Arbeitsfeldern (vgl. 9.8–9.12). Leider wurden sie noch nicht in größerem Umfang erprobt und dazu evaluiert, weil bisher unverändert über 60-Jährige nur in geringem Umfang ambulant oder stationär psychotherapeutisch behandelt werden, und insbesondere nicht Ältere mit einer derartigen Vorgeschichte. Sie reichen allerdings aus, vielen über 60-Jährigen diesbezüglich zufriedenstellend zu helfen.

Wollen wir das tun? Diese schon einmal benannte Frage muss jetzt von uns abschließend beantwortet werden: Wollen wir, um im Bild der erwähnten Reise zu bleiben, diese ältere Frau oder diesen älteren Mann in ihre »Nebel, die die Katastrophen-Landschaften verhüllen« – die Landschaften ihrer Kindheit, Jugend oder jüngeren Erwachsenenzeit – begleiten, d. h. schrecklichen und zerstörerischen Erfahrungen sowie beängstigenden, bedrückenden und verzweifelten Gefühlen begegnen? Wir treffen auf dieser individuellen Reise unabdingbar auch auf unsere deutsche Geschichte und wahrscheinlich unsere eigene (Familien-)Geschichte – seien wir noch Betroffene, seien wir Kinder oder Enkelkinder. Die während der bisherigen Gespräche bewusst gewordenen Gedanken und Erinnerungen wie auch vielfältigen Gefühle sowie unser zeitgeschichtliches Interesse können uns helfen, die für uns sinnvolle Antwort zu finden (vgl. Kapitel 12).

Die Älteren erhielten aufgrund unserer Gespräche die Möglichkeit, sich vieler Erfahrungen und der damit zusammenhängenden Gefühle bewusster zu werden, über die eigene frühe Entwicklung und die jetzige Lebenssituation nachzudenken. Sie wissen jetzt oft genauer, welche Hilfestellung sie im Augenblick, später oder wahrscheinlich gar nicht brauchen. Diese Wünsche können häufig noch nicht ganz präzise formuliert werden; sie fallen bestimmt unterschiedlich aus, aber sie müssen von unserem Gegenüber als Erwachsenem eingefordert werden: *Wir haben uns jetzt längere Zeit über Ihre Vergangenheit unterhalten. Mir ist deutlich, dass bestimmte Erfahrungen wie ... unverändert wirksam sind (wieder aktuell geworden sind). Welche Art von Hilfe brauchen Sie jetzt? Was erwarten Sie als Hilfe von mir?* Ohne einen klaren und eindeutigen Arbeitsauftrag gestaltet sich die gegebenenfalls anschließende *Arbeitsbeziehung*[23] als schwierig – selbstverständlich auch bei Älteren!

9.5 Begleitende differenzierte Hilfestellung

Die dargestellten Aspekte des Erstgespräches dienen zunächst dazu, das Thema »zeitgeschichtliche Erfahrungen« einzuführen, ihren Umfang und ihre lebenslangen Auswirkungen zu erkunden und nach jeweils gewünschten Hilfs- und Behandlungsmöglichkeiten aufgrund der aktuellen Situation und des Leidensdrucks zu suchen.

Außerdem beinhalten sie bereits wichtige therapeutisch wirksame Elemente:

▪ Die Älteren werden sich selbst der Bedeutung dieser Erfahrungen bewusster oder überhaupt erstmals bewusst; sie können sie als Teil der eigenen Biografie erkennen (sie als solches anzuerkennen und dazu noch zu integrieren ist eine nachfolgend lange Zeit benötigende Aufgabe).

▪ Die Älteren beginnen ihre erschreckenden, beängstigenden, quälenden und teilweise beschämenden Erinnerungen an diese Erfahrungen überhaupt für sich selbst (manchmal wirklich erstmals im Leben) in Worte zu fassen und die dazugehörigen Gefühle für sich selbst mehr zuzulassen.

▪ Die Älteren lernen, diese Erfahrungen einem Anderen mitzuteilen und ihre auftauchenden Gefühle bei ihm zumindest teilweise zuzulassen.

- Die Älteren können dabei die Erfahrung machen, dass diesem spezifischen Teil ihrer Biografie Bedeutung zukommt und dass bis heute Folgen bestehen können.
- Die Älteren dürfen dabei (manchmal erstmals) erfahren, dass ein anderer Mensch akzeptierend zuhört und versucht, sich in diesen Teil ihrer Biografie einzufühlen, ohne dass ihre Geschichte abgewehrt, abgelehnt wird oder nicht interessiert.
- Die Älteren können ebenso die Erfahrung machen, von dem – in der Regel jüngeren – Gesprächspartner nicht sofort verurteilt oder mit moralischen Vorwürfen überhäuft zu werden.
- Die Älteren können erleben, wenn sich eine kummervolle und verzweifelte Situation in der Erinnerung wiederholt, sie nicht erneut schweigen müssen, sondern zumindestens vorübergehend unterstützt zu werden.

Was ist zunächst noch notwendig – unabhängig von dem jeweiligen Arbeitsauftrag?

- Diese (möglicherweise erstmaligen, zumindest wohl aber neuartigen) Erfahrungen wurden im aktuellen Kontakt mit uns gemacht. Als Professionelle müssen wir uns weiterhin als zuverlässige, akzeptierende und im Bedarfsfall auch stützende Gesprächspartner erweisen.
- Unbedingt muss einmal folgende Feststellung über erlebtes Leid und die nicht bestehende Schuld getroffen werden: *Nach meinem Eindruck haben Sie damals schreckliche und dazu lang anhaltende Erfahrungen gemacht. Sie waren bei Kriegsende 1945 ... Jahre alt. Somit können Sie nicht schuld sein an dem, was damals von uns im Zweiten Weltkrieg anderen zugefügt wurde.*

Wenn keine Beratung oder Psychotherapie erforderlich oder möglich ist, sollte eine *längerfristige begleitende Hilfestellung* angestrebt werden. Ältere sollten nicht noch einmal erleben, angesichts sich wiederbelebender Erinnerungen mit Angst, Schrecken, Kummer und Verzweiflung allein gelassen zu sein. Ein Angebot zu Gesprächen in längeren Abständen oder bei Bedarf ist hilfreich. Die so geschaffene Beziehung und das somit erreichte Arbeitsbündnis bieten eine gute Voraussetzung, dass die Betroffenen bei Krisensituationen, anlässlich von Trauma-Reaktivierungen oder bei sich verstärkender depressiver oder funktioneller Symptomatik rechtzeitig Hilfe suchen.

Eine *differenzierte* begleitende Hilfestellung verlangt darüber hinaus, auf unterschiedliche Bedürfnisse mit entsprechenden Empfehlungen zu reagieren:

Informationsvermittlung durch Bücher: Biografien der Kriegskinder[24], Sachbücher[25] und zusammengefasste Forschungsergebnisse[26] machen auf parallele Erfahrungen aufmerksam und ermöglichen, sich vielen eigenen Fragen auf jeden Fall intellektuell zu nähern (verstanden als erste Phase einer Annäherung).

Informationsvermittlung durch Vorträge oder Seminare: Vielerorts angebotene Vorträge benennen diese Thematik als wichtig, verdeutlichen Folgen und stoßen oft eigene Überlegungen wie auch familiäre Gespräche an. Ebenso vermitteln Seminare (insbesondere in der Evangelischen Akademie Bad Boll und in der Evangelischen Akademie Hofgeismar bei Kassel u. a. m.) umfassende Informationen an und bieten die Chance, andere Betroffene kennen zu lernen und sich mit ihnen auszutauschen.

Informationsvermittlung durch Kongresse: auf den ersten Kongress zum Thema »Kindheiten im Zweiten Weltkrieg und ihre Folgen« (Universität Frankfurt am Main 14.–16. April 2005) werden bestimmt weitere folgen (Informationen über www.weltkrieg2kindheiten).

Biografiearbeit[27]: In einigen Städten besteht die Möglichkeit, im Rahmen von »Erzähl-Cafés« oder anlässlich von »Zeitzeugen«-Berichten über eigene Erfahrungen zu berichten und/oder sich darüber auszutauschen. Weiterhin bieten einige darauf spezialisierte Verlage (z. B. Medienbüro Katrin Rohnstock in Berlin) die Möglichkeit, mit professioneller Unterstützung die eigene Biografie zu verfassen und drucken zu lassen.

Gesprächsgruppen: Gruppen erweisen sich gerade für Ältere als besonders geeignet zum Austausch.[28] Bezüglich zeitgeschichtlicher Erfahrungen ermöglichen sie eine jeweils selbst zu regulierende Nähe und Distanz. Parallel zum psychotherapeutischen Bereich (vgl. 9.6, 9.8) erfolgten Versuche mit Selbsterfahrungen-Gruppen[29] sowie mit professionell unterstützten, zeitlich begrenzten Gesprächs-Gruppen.[30]

Anlässlich des Angebotes einer längerfristigen begleitenden, aber insgesamt bezüglich Form und Ablauf offenen Hilfestellung müssen zwei zusätzliche Aspekte erwähnt werden: Manchmal erlebt man, dass nach diesem Gesprächsangebot und sogar nach mehreren kürzerfristigen Gesprächen betroffene Ältere diese nicht weiter wahrnehmen oder auf diese Themen bei späteren Kontakten nicht mehr zurückkommen.

Es kann sein, dass für die Älteren dieses Thema der zeitgeschichtlichen Erfahrungen im Augenblick nicht mehr so bedrängend ist, aber es kann ebenso sein, dass sie sich ob der gezeigten Gefühle schämen oder aufgrund vieler früherer Erfahrungen ihren jetzigen Gesprächspartner nicht »zu sehr belasten« möchten. Daher sollte man nicht zu lange abwarten, um gezielt nachzufragen: *Wir haben vor längerer Zeit über Ihre belastenden Erfahrungen aus der Kriegszeit gesprochen. Wie kommen Sie denn jetzt mit diesen Erinnerungen zurecht und beschäftigt Sie etwas besonders?* Wenn sich im Verlauf des Angebots einer längerfristigen begleitenden unterstützenden Hilfestellung zeigt, dass doch *mehr* benötigt wird, kann erneut geklärt werden, welche Möglichkeiten jetzt bestehen. Noch zwei Hinweise bezüglich der Angehörigen: Oft erscheinen Betroffene zusammen mit ihren Partnern oder mit ihren Kindern. Dieses gemeinsame Kommen kann unbewusst als Ausdruck des bestehenden lebenslangen Bündnisses, aber ebenso als ausgeübte Kontrolle über diese spezifische (Erfahrungs-)Geschichte verstanden werden. Häufiger wird jedoch beobachtet, dass betroffene Ältere, wenn sie allein kommen, dann erstmals und bereitwillig über ihre diesbezüglichen zeitgeschichtlichen Erfahrungen berichten.

Schließlich vergesse man nicht, dass die älteren Betroffenen *unsere* Klienten, Patienten oder Pflegebedürftigen sind, d. h., wir dürfen die Familienangehörigen (Partner/Partnerin, Kinder oder Enkelkinder) sowie andere Professionelle nur mit dem Einverständnis der Älteren informieren oder noch besser nur in Gegenwart der Älteren. Häufiger sind Familienangehörigen viele Teile der Biografie unbekannt; wir wissen umgekehrt in der Regel kaum etwas über die bisherigen familiären Diskussionen.

9.6 ... in der Psychotherapie

»Meine Geschichte ist immer dabei« lautete der Titel des ersten Artikels[31] der 1. Nummer der neuen Zeitschrift *Psychotherapie im Alter* (PiA) Anfang 2004. Er verdeutlichte damit die feste Überzeugung der Herausgeber, dass die Psychotherapie Älterer nicht im geschichtslosen Raum stattfindet: Betroffene Ältere ebenso wie die jüngeren Professionellen haben eine Geschichte. Wenn über 60-Jährige direkt Psychotherapie suchen, handelt es sich um 60- bis maximal 80-Jährige, also um Angehörige der Geburtsjahrgänge 1945–1925 (in gerontopsychiatrischen Institutionen teilweise um noch ältere, maximal bis Jahrgang 1920, vgl. 9.9). Zeitgeschichtlich denken und einfühlen heißt zunächst auch hier, die beschriebenen Aspekte und Aufgaben (vgl. 9.3, 9.4) bewusst und gezielt wahrzunehmen. Viele Berichte wie auch Briefe von älteren Psychotherapiepatienten vermitteln allerdings, dass diese Aufgaben nur in geringem Umfang angegangen werden. Bei einem Vortrag von mir in Berlin im Jahr 2003 (zufällig am Vorabend des zweiten Golfkriegs) führten mindestens zehn ältere Diskutanten bittere Klage darüber, dass in ihrer Psychotherapie ihren zeitgeschichtlichen Erfahrungen keine Bedeutung zuge-

Abbildung 9: Therapieoptionen (PDP = Psychodynamische Psycho-therapie; VT = Verhaltenstherapie; PTBS = Posttraumatische Belas-tungsstörung; EMDR = Eye Movement Desensitization and Repro-cessing) [Quelle: Heuft et al. (2005)].

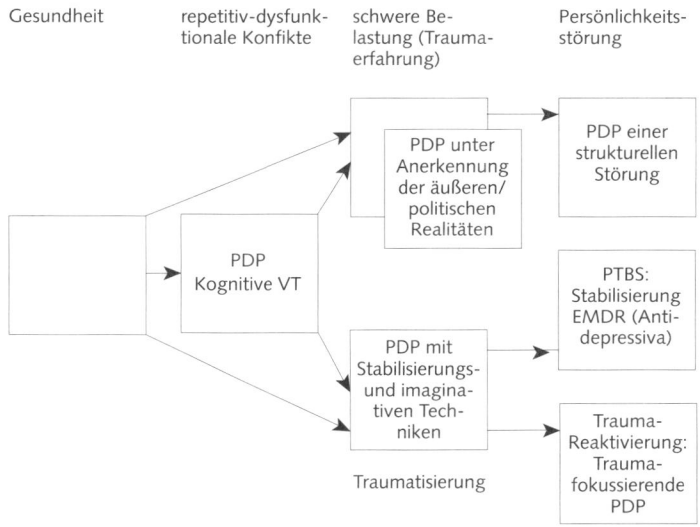

messen worden sei oder dass die Psychotherapeuten es bei An-frage abgelehnt hätten, sich damit zu befassen. Bestimmt bedarf es genauer Abklärung, welche Bedeutung diesen zeitgeschicht-lichen Erfahrungen für die jeweilige Symptomatik zukommt. Insgesamt ist dies aber doch ein beschämender Vorgang.

Welche weiteren spezifischen Aufgaben und Möglichkeiten bestehen? Die notwendige differenzielle Therapieindikation[32] er-laubt eine Schwerpunktsetzung für das therapeutische Vorgehen (siehe Abbildung 9).

Fokal-Therapie für späte Trauerarbeit
Viele Betroffene konnten und durften damals insbesondere über ihre Väter nicht trauern (vgl. Kapitel 4). Die Grabstätte war un-

bekannt; man hoffte bei Vermissten doch noch auf eine späte Rückkehr aus der Kriegsgefangenschaft; hilfreiche Trauerrituale waren in der Endphase des Krieges oft nicht mehr möglich. Biografien[33] belegen immer wieder, dass dieser nicht erfolgte Trauerprozess noch nach Jahrzehnten nachgeholt werden kann und entlastend bis befreiend wirkt. Eine Fokal-Therapie im Umfang von 15–20 Stunden (bei einer Wochenstunde also über einen Zeitraum von rund 6 Monaten) ermöglicht, das vermutete bzw. sogar vorhandene Grab bewusst aufzusuchen, alle zwiespältigen Gefühle von Kummer, Verzweiflung, Zuneigung bis hin zu Vorwürfen ob des Alleingelassenseins und des fehlenden Schutzes allmählich zuzulassen und vielleicht jetzt noch eine eigene Grabrede zu verfassen und zu halten. Die Situation des Ausscheidens aus dem identitätsstabilisierenden Beruf und der Tod der damals beschützenden Mutter führen oft dazu, sich nochmals mit dem damaligen Verlust auseinanderzusetzen. Manchmal erweisen sich einige musiktherapeutische Sitzungen[34] oder auch das Malen von Bildern zusätzlich als hilfreich. Die Fokal-Therapie bietet, falls erforderlich, ausreichenden professionellen Schutz und ermöglicht weiterhin, wiederum falls erforderlich, sie in eine längerfristige Behandlung zu überführen.

Längerfristige Psychotherapie oder Psychoanalyse
Häufiger wird in der dritten Phase des Erwachsenenalters eine Psychotherapie wegen sich wiederholender Beziehungsstörungen und einer verunsicherten (psychosexuellen und psychosozialen) Identität gesucht, häufig im Zusammenhang mit drohender oder eingetretener Berufsaufgabe und entfallenen sozialen Pflichten (gegenüber noch lebenden Elternteilen bzw. gegenüber den inzwischen erwachsen gewordenen eigenen Kindern). Erst allmählich wird erkennbar und auch den so Betroffenen bewusst, dass es sich ursächlich um *kumulative Traumatisierungen* aus Kindheit und Jugend im Rahmen bzw. mit der Folge einer *neurotischen Entwicklung* (z. B. symbiotische Mutter-Sohn-Beziehung)

handelt. In der Regel bedürfen sie einer langfristigen Psychotherapie oder Psychoanalyse. Dabei zeigte sich für mich ein auffallender paralleler Behandlungsverlauf: Nach der ersten Phase des generellen *Misstrauens* begann die zweite Phase der *vorsichtigen Annäherung* an mich. Die dritte Phase brachte die *Suche nach dem Vater* einschließlich der Trauer über den Verlust. Anschließend wurde in der vierten Phase die *eigene erweiterte Identität* gesucht und schließlich gestützt auf diese jetzt als zu sich selbst gehörende Identität *bewusst* Abschied (von dem Vater und von mir als dem Analytiker) genommen.[35]

Spezifische Behandlungsmöglichkeiten
Überwiegen ursächlich damalige kumulative Traumatisierungen und dazu noch in der Situation des Alterns, aktiviert durch Re-Traumatisierungen oder Trauma-Reaktivierungen, bedarf es spezifischer Hilfestellung, d. h. einer *Traumazentrierten Psychotherapie*.[36] Sie befasst sich allerdings bisher kaum mit der Gruppe damals Traumatisierter – Ausnahme sind die in dem bekannten Buch *Maikäfer flieg, dein Vater ist im Krieg ...*[37] wiedergegebenen Erfahrungen. Das Heft 3 der Zeitschrift *Psychotherapie im Alter* befasste sich im Herbst 2004 mit dem Schwerpunktthema *Traumatisierung*.[38] Zwei praxisbezogene Falldarstellungen verdeutlichen unterschiedliche Zugangswege:

▪ Aus verhaltenstherapeutischer Perspektive: Erzähltechniken bei der Therapie Posttraumatischer Belastungsstörungen bei älteren Menschen: Life Review Testimony.[39]
▪ Aus psychoanalytischer Perspektive: Spätfolgen von Traumatisierungen – Möglichkeiten und Erfordernisse stationärer Therapie.[40]

Die Indikation für die (teil-)stationäre Therapie besteht, wenn folgende Faktoren bedeutsam werden:
▪ Entfernung aus einem – möglicherweise – belastenden Milieu,
▪ intensivere Angebote, die dem Patienten helfen, aus seinen inneren Tretmühlen herauszufinden,

- kombinierte Behandlungsangebote und die Möglichkeit, gleichzeitig somatisch und psychotherapeutisch zu behandeln,
- Zusammensein mit anderen, die Ähnliches erlitten haben,
- Schutz der Klinik.

Eine Kontraindikation besteht, wenn zu viel Nähe von zu vielen Menschen schlecht ertragen wird. Dies gilt insbesondere für die vollstationäre Therapie und weniger für teilstationäre Angebote. Außerdem ist eine stationäre Therapie nicht indiziert, wenn eine Tendenz zur malignen Regression besteht, also einer Tendenz, erwachsene Fähigkeiten zugunsten frühkindlicher Konfliktlösungen aufzugeben.[41]

Weitere Beiträge befassen sich mit besonders zu berücksichtigenden (Teil-)Gruppen, also »alt gewordenen Überlebenden des Holocaust«[42], mit »Traumatisierenden Folgen von DDR-Unrecht bei heute über 60-Jährigen«[43] und mit »Erfahrungen sexualisierter Gewalt im Leben alter Frauen« spezielle Behandlungsanforderungen und -möglichkeiten.[44] Die Möglichkeiten einer Paar- oder Familientherapie[45] zu dieser Problematik wurden bisher kaum erkundet. Letztere zielt in der Regel auf die Behandlung *Jüngerer*, keineswegs jedoch auf die Behandlung Älterer und dazu noch betroffener Index-Patienten ab.

Untersucht man die Bedeutung von Gruppen für Ältere, so würde sich gerade eine Gruppen-Psychotherapie für Betroffene[46] als günstig erweisen: sie stellt einen lang bestehenden geschützten therapeutischen Raum zur Verfügung; sie erlaubt den Austausch einzeln erlebter, aber doch insgesamt gemeinsamer Erfahrungen und gestattet unterschiedliche Möglichkeiten des Zuganges und der Bearbeitung.

9.7 … in der Beratung

Das Thema »zeitgeschichtliche Erfahrungen« stellt sich selbstverständlich auch für die Arbeit mit Älteren in psychosozialen Altenberatungsstellen, in Paar-, Familien- sowie Sexualberatungsstellen. Aufgabenstellung (vgl. Kapitel 9.3) sowie Zugang, Abklärung und Arbeitsauftrag (vgl. 9.4) treffen ebenso für die Beratungsarbeit zu.

Beratungsanlässe sind z. B. folgende: Eine 66-jährige Frau sucht wegen Erschöpfung, gesundheitlicher Beschwerden und Kontaktarmut Hilfe. Lange Zeit in der Kindheit auf der Flucht, blieb der Vater (in Russland verstorben oder verschollen?) unbekannt. Aus Sehnsucht verliebt sie sich in einen älteren Mann. Sie gerät dann in das schwierige Verhältnis zwischen Ehemann und Schwiegermutter. Nach dem Tod der Schwiegermutter entwickelt der Sohn – also der Ehemann – eine schwere psychische Erkrankung, die das Leben mit ihm unerträglich macht. Als sie es nach 30 Jahren fertig brachte, ihr Martyrium zu verlassen, wird sie von schweren Schuldgefühlen geplagt. In der Beratung sucht sie gezielt nach Entlastung und Freispruch von Schuld. Im Hintergrund steht die Frage, ob sie selbst so leben darf, wie sie lebt, wo doch allen Männern in ihrem Leben (Vater, Bruder, Ehemann) das Leben verwehrt wurde.

Eine 66-jährige Frau wird seit dem Ausbruch des Golfkrieges von großer Angst, Sorge und Ruhelosigkeit geplagt. Seit ihrer Pensionierung macht ihr ihre »Dünnhäutigkeit« und das wachsende Misstrauen gegenüber zeitgeschichtlichen Entwicklungen mehr und mehr zu schaffen. So traut sie sich kaum noch unter Menschen, mutet sich nur noch selten Radio- oder Fernsehnachrichten zu. Sie muss immer wieder erleben, dass sie sich nicht wirklich selbst schützen kann. Diese aktuelle Angst – auch verschärft durch körperliche Abbauprozesse – wird nach wie vor genährt durch ihre schrecklichen Erfahrungen als Kind in der

Kriegs- und Nachkriegszeit, die von Angst, Hunger und vielfältiger Zerstörung geprägt waren.

Ein über 70-jähriges Paar sucht wegen »Verständigungsproblemen« Rat. Er verspürt nach seiner Abwahl als Leiter einer Handwerkergruppe in einem Seniorenzentrum plötzlich »innere Leere«. Sie war viele Jahre altruistisch ausgelastet, so durch Hilfe für die Kinder und dann die Enkelkinder, für ihre pflegebedürftige Mutter und Schwiegermutter und schließlich auch für Nachbarn. Jetzt macht sie ihm Vorwürfe, dass er sich nicht »genügend um sie kümmere«. Gezielt befragt, zeigt sich bei beiden eine entsprechende »Kriegskindheit«: sie verließen sich »ohne Worte aufeinander«; sie »funktionierten« und sie »redeten nie« über ihre Traumatisierungen.

Eine 68-jährige Frau sucht Rat bezüglich ihres 72-jährigen Ehemannes: anfänglich nach seiner Pensionierung noch aktiv gewesen, ziehe er sich immer weiter zurück, sitze resigniert herum, rede noch weniger als früher, und sie befürchtet, dass er bald gänzlich verstummt. Dagegen schreie er nachts häufig wieder ängstlich auf und befinde sich dann manchmal, von ihr wachgerüttelt, »auf der Flucht«. Auf das »wieder« angesprochen, erinnert sie sich, dass er ähnliche Angstträume kurz nach der Heirat gezeigt habe.

Eine 64-jährige Frau sucht Rat: ihr 68-jähriger Partner, den sie kürzlich geheiratet hatte, zeigte außer »Kuscheln« kein Interesse an Sexualität. Von ihr eindeutig gezeigte Wünsche wurden von ihm als »anomal« betrachtet. Das gemeinsame Gespräch ergab, dass er von Kindheit an als einziger Sohn einer Kriegswitwe aufgewachsen war. Viele Jahre lang hatte seine Mutter immer wieder längere Beziehungen zu Frauen verhindert, zumindest gestört. Nach ihrem Tod war er jetzt erstmals nach längerem Zögern eine neue Verbindung eingegangen. Er hatte bei seiner Mutter lebenslang, aber insbesondere während ihres Alterns nie sexuelle Bedürfnisse bemerkt noch eine Beziehung erlebt. Für ihn waren ältere alleinstehende Frauen eindeutig »asexuell«.

Manchmal werden zeitgeschichtliche Erfahrungen auch über die nachfolgende Generation vermittelt: Eine 54-jährige Frau ließ sich über Möglichkeiten der Pflege und Versorgung für ihren 78-jährigen Vater informieren. »Er sitzt nach dem Tod meiner Mutter apathisch zuhause herum, versorgt sich nicht mehr und verwahrlost zunehmend.« Gezielt befragt, erinnerte sie sich an folgende Familiengeschichte: Die Mutter, ausgebombt und früh Waise, traf bald nach dem Krieg den aus russischer Gefangenschaft zurückgekehrten und ebenfalls verwaisten Vater. Beide hätten bald geheiratet, gemeinsam einen kleinen Handwerksbetrieb aufgebaut und seien »unzertrennlich« gewesen.

Diese Beispiele weisen auf zusätzliche Aufgaben bei der Beratungstätigkeit hin:

- Weitere diagnostische und differenzialdiagnostische Abklärung, sei es selbst (als Psychologe), sei es durch einen mit der Beratungsstelle kooperierenden ärztlichen Psychotherapeuten oder Psychiater.
- Vermittlung einer längerfristigen und/oder intensiveren psychotherapeutischen oder psychiatrischen Behandlung: ambulant, teilstationär oder stationär.
- Hinzuziehung eines Seelsorgers bei ausgeprägten Schuldgefühlen bzw. vorliegender realer Schuld (besonders günstig erweist sich hier eine professionelle Kompetenz in der Kombination Seelsorge/Psychotherapie).
- Information über andere Zugangsmöglichkeiten zur eigenen Biografie (vgl. 9.6).
- Gezieltes Einbringen derartiger zeitgeschichtlicher Themen in in der Beratungsstelle angebotene Gesprächsgruppen bzw. Angebot spezieller Gesprächsgruppen zu dieser Thematik.[47]
- Berücksichtigung zeitgeschichtlicher Erfahrungen in der Beratung der nächsten Generation (vgl. Kapitel 6) mit der Anregung, die eigene betreffende Familiengeschichte zu vervollständigen bzw. mit noch lebenden Elternteilen über diese Familiengeschichte zu sprechen.

- Information der Mitarbeiterinnen und Mitarbeiter über betreffende zeitgeschichtliche Themen sowie Berücksichtigung derselben in der Supervision (vgl. 9.12).

9.8 ... in der allgemeinen ärztlichen Versorgung

Hausarzttätigkeit

Oft höre ich von Hausärzten Klagen über bestimmte Verhaltensweisen Älterer – insbesondere von Männern –, die es schwer machen, diese befriedigend und umfassend zu behandeln:

- Sie kümmern sich zu wenig um ihren Körper und die dafür notwendige Fürsorge;
- sie sind selten für Vorsorgeuntersuchungen zu gewinnen;
- ihre Krankheiten können aufgrund mangelnder Compliance nicht befriedigend und langfristig behandelt werden;
- Nachsorge- und Rehabilitationsmaßnahmen werden nicht in Anspruch genommen;
- angebotene pflegerische und soziale Unterstützungsmöglichkeiten werden abgelehnt.

Als Gründe dafür werden »Rigidität« oder »Altersstarrsinn«, »Desinteresse am eigenen Körper« wie auch »Gekränktsein« bzw. »Empörtsein darüber, dass ihnen langfristige Behandlungen zugemutet werden«, benannt. Als besonders schwierige Gruppe werden die Patienten eingeschätzt, »die noch nie im Leben krank waren«. Die bemühteren Hausärzte versuchen dann, diese Älteren dennoch für die notwendigen Behandlungsmaßnahmen zu motivieren. Je nach Temperament und erprobter psychologischer Strategie appellieren sie im günstigeren Falle an die Einsicht der Älteren oder malen Schreckensszenarien über die Folgen unbehandelter Krankheiten aus; im ungünstigen Falle machen sie Vorwürfe, resignieren oder lehnen die Behandlung dann ab. Häufig bleibt ihnen nur übrig, sich dem nächsten älteren – hoffentlich einsichtigeren – Patienten zuzuwenden.

Eine insgesamt unbefriedigende Beziehungskonstellation und Behandlungssituation.

Wiederum begegnet man somit – diesmal in der hausärztlichen Praxis – diesen ich-syntonen Verhaltensweisen (Kapitel 5). Sie halfen (Kapitel 4) in der Endphase des Krieges und der direkten Nachkriegszeit angesichts von Hunger und Unterernährung, schlecht behandelbaren Krankheiten oder Verletzungen und kaum zur Verfügung stehender medizinischer Versorgung überhaupt zu überleben. So bestätigt, wurden sie inzwischen in das Selbstbild integriert und lebenslang als Ich-Ideal angestrebt. In Konsequenz erscheint es vielen Älteren – wiederum insbesondere den Männern – eher unwichtig, beschwerdefrei und dazu lange zu leben. Im Gegenteil sind sie oft darauf stolz, »männlich« mit allen Zipperlein zurecht zu kommen, dazu passt die immer wieder geäußerte Fantasie, »akut an einem Herzschlag zu sterben«. Dementsprechend wollen diese Älteren auch nicht ihren Alltag durch ärztliche Anordnungen (bezüglich Tagesrhythmus, Diätmaßnahmen, regelmäßige Medikamenteneinnahme, Trainingsmaßnahmen etc.) geregelt und beeinträchtigt sehen. Sie möchten so lange wie möglich autonom, d.h. unabhängig von fremder Hilfe leben. Unübersehbar ist ihre Angst, abhängig zu werden und wiederum ausgeliefert zu sein (vgl. auch 9.10).

Diese lebenslang bestehenden ich-syntonen Verhaltensweisen und Ansichten erweisen sich jedoch angesichts der mit dem Alter zunehmenden Erkrankungen (Stichwort: Multimorbidität) und insbesondere aufgrund ihrer dauerhaften Folgen wie auch anlässlich von Unfällen als gefährlich bis lebensbedrohlich.

Wie kann man die Compliance mit diesen älteren Patienten verbessern?

Vorschlag 1: Das ärztliche Gespräch beginnt mit folgender Feststellung: *Ihre Lebenserfahrung ist offenbar, dass man auf seinen Körper keine Rücksicht zu nehmen braucht. Die langfristigen Folgen Ihrer Krankheit, wenn sie nicht gut genug und nachhaltig be-*

handelt wird, werden Sie bald hilfsbedürftig machen. Als Konsequenz werden Sie fremde Unterstützung brauchen, möglicherweise droht auch Pflegebedürftigkeit. Ich finde, Sie sollten alles tun, um sich Ihre Unabhängigkeit zu erhalten.

Dieses Gesprächsangebot bietet die Möglichkeit, über diese Lebenserfahrungen zu sprechen, ebenso über Ängste vor Hilfsbedürftigkeit, Abhängigkeit und Pflegebedürftigkeit. Auf jeden Fall kann man ausdrücklich verabreden, was zu tun oder was zu lassen ist. Bei dieser Gelegenheit lässt sich auch über notwendige Hilfsmittel (Brille, Hörgerät, Gehhilfen und anderes) sprechen. Dieser Satz soll nicht als Drohung (im Sinne *Wenn du nicht artig bist, dann …*) verstanden werden, sondern als Appell an den erwachsenen Älteren. Man erwarte keinen sofortigen Wandel der Einstellungen und Verhaltensweisen. Nach einem Vierteljahr ist man erstaunt, in welchem Umfang Hinweise übernommen und Verabredungen eingehalten werden – allerdings in einer den Älteren genehmen Form.

Vorschlag 2 als Alternative: *Nach meinem Eindruck kümmern Sie sich wenig um Ihr Wohlergehen und wenig um die Behandlung Ihrer Krankheit. Dadurch erinnern Sie mich immer wieder an viele andere ältere Patienten, die durch den Krieg und die direkte Nachkriegszeit geprägt wurden. Sie alle waren so erzogen, dass sie sich nicht um ihren Körper kümmerten.*

Auch dieses Gesprächsangebot kann zeitgeschichtliche Erfahrungen sowie Erziehungsideale zugänglich machen. Manchmal ergibt sich auch ein Gespräch über die »privaten« Gesundheits- und Krankheitstheorien.

Vorschlag 3: Ein Hausbesuch hilft öfter, besser zu verstehen, wie diese Älteren leben und warum es ihnen schwer fällt, bestimmte ärztliche Verordnungen umzusetzen oder Hilfe anzunehmen. Ihre Wohnungen (nicht nur auf dem Land) verraten sparsame Lebensführung ohne Rücksicht auf eigene Bedürfnisse, z. B. ein karges Schlafzimmer (ungeeignete Matratzen, einen höchstens mit der Hand verstellbaren Lattenrost, schlechte Beleuchtung), heruntergedrehte Heizungen, einen unzureichenden Badezimmer-Standard (beengte Räumlichkeit, ungenügende Beleuchtung, fehlende Sitzmöglichkeiten in der Badewanne oder Dusche und somit ungeeignet für Rehabilitationsmaßnahmen). Ein Kommentar hilft manchmal weiter: *Wenn ich sehe, wie spartanisch Sie hier leben, dann kann ich mir jetzt besser vorstellen, warum es Ihnen so schwer fällt, etwas für sich und Ihren Körper zu tun. Ich vermute, dass Ihre Lebensführung mit den Erfahrungen im Krieg und in der unmittelbaren Nachkriegszeit zu tun hat.*

Bei notwendigen Operationen, die die Beweglichkeit (Hüft- und Kniegelenk) oder das Sehvermögen (Grauer Star) verbessern könnten, trifft man öfter bei Älteren ein unverständliches Zögern und Abwarten an. Einerseits handelt es sich um Frauen, die lebenslang altruistisch für ihre Familie, die Verwandten und ihre Umwelt tätig waren, kaum je an sich selbst dachten und auch jetzt meinen, dass wiederum die Bedürfnisse anderer Menschen Vorrang hätten. Andererseits handelt es sich um Männer, die lebenslang auf ihren Körper keine Rücksicht nahmen und auch jetzt meinen, doch gut mit der Situation zurecht zu kommen. Gerade letztere wollen auch keine Hilfsmittel benutzen (Brille, Hörgerät, Gehhilfen, Windeleinlagen); sie empfinden sie als »unmännlich« und haben Angst, von diesen abhängig zu sein. Diese Hilfsmittel passen nicht zu ihrem Ideal- und Selbstbild.

Eine depressive Symptomatik, die in vermutbarem Zusammenhang mit belastenden Erfahrungen steht und sich verstärkt, ebenso wie eine akute Symptomatik anlässlich von Re-Traumatisierungen oder Trauma-Reaktivierungen bedürfen häufiger einer hausärztlichen Krisenintervention – meist in Form einer Kombination von Gesprächen und Psychopharmakabehandlung. Man vergesse nicht, dass bestimmte Tranquilizer Traumaktivitäten anstoßen bzw. fördern. Deshalb sind sie bei Träumen in Zusammenhang mit diesen Lebenserfahrungen bzw. Angstträumen kontraindiziert.

Familienangehörige wie auch Professionelle (Pflege- und Rehabilitationsmitarbeiter, Mitarbeiter aus ehrenamtlichen Diensten) brauchen häufig Beratung und Unterstützung, um auf bestimmte Situationen besser reagieren zu können. Dazu zählen schwere Angstzustände, Panikattacken, Ein- und Durchschlafstörungen mit Angstträumen, nächtlichem Aufschreien und Weinen, Kampf um die eigene Unabhängigkeit und Ablehnung von Unterstützung und Hilfsmitteln, Verkennung von Professionellen in bestimmten Pflegesituationen (Trauma-Reaktivierungen), völliger Rückzug bis hin zum Verstummen. Häufiger zeigen sich derartige Symptome und Verhaltensweisen im Rahmen einer hirnorganischen Erkrankung, die dann die vorhandene psychische Abwehrstruktur mindert.

Manchmal leben die so betroffenen Älteren in der Sterbephase nur noch in den Schrecken ihrer Kriegserlebnisse und wissen nicht mehr, dass sie geborgen zu Hause in ihrer Familie sind. Bestimmt kann man in vielen dieser Situationen nicht grundsätzlich helfen; dennoch kann ärztliche Unterstützung für Angehörige und Professionelle und eine Erklärung dieser Situation mit dem Hinweis auf zeitgeschichtliche Erfahrungen viel bewirken und hilfreich sein.

Krankenhaustätigkeit

Auch bei Krankenhausbehandlungen kann man die Folgen zeitgeschichtlicher Erfahrungen in vielfältiger Form antreffen: Die erwähnten ich-syntonen Verhaltensweisen erschweren es auch im Krankenhaus gerade Männern, sich als »vernünftige« Patienten zu verhalten; sie können sich kaum Zeit und Ruhe nehmen, um ihren Heilungsprozess abzuwarten; sie arbeiten in der Rehabilitation mit zu großem Ehrgeiz mit; sie fügen sich ärztlichen Anordnungen nur mühsam; sie haben oft sehr eigene Ansichten (und auch »private« Theorien) über das, was ihnen gut tut und wie sie sich verhalten müssen. Schmerzen und Beschwerden werden »männlicher« ertragen, als es oft notwendig wäre.

Krankenhäuser sind aufgrund ihrer Aufgaben der Diagnostik, Akutversorgung und spezifischen Therapie für die betroffenen Patienten Orte ersehnter Hilfe, aber auch erlebter Schmerzen, körperlicher Einschränkungen und Hilflosigkeit. Weiterhin sind sie Orte bedrohlicher Ungewissheit: Kann man mir helfen? Was werden die Ärzte finden? Lässt sich mein Leiden überhaupt und dazu rasch behandeln? Das Krankenhaus wird damit zu dem Ort, der erneut lange zurückliegende, früh erworbene Ängste, Schrecken wie auch das Gefühl völligen Ausgeliefertseins wiederbeleben kann. Gerade Ältere mit zur Zeit bestehenden aktuellen (Einnahme von zentralwirksamen Schlaf-, Beruhigungsmitteln und anderen Medikamenten, in der Situation einer Medikamentenumstellung) oder dauerhaft eingeschränkten kognitiven Funktionen aufgrund beginnender leichter bis mittelschwerer demenzieller Erkrankungen) können dadurch besonders bedroht sein.

Typische Situationen, die auf mögliche zeitgeschichtliche Erfahrungen hinweisen, sind: In den ersten Nächten nach einer (Not-)Aufnahme fallen oft nächtliche Unruhe- und Angstzustände auf. Die Älteren finden sich nicht zurecht; sind bedrückt und beunruhigt, lauschen ängstlich fremden Stimmen auf dem Flur und fühlen sich insgesamt (dazu noch im Zustand nach einem Unfall) erneut einer nicht beeinflussbaren Situation hilflos ausgeliefert. Nach schweren lebensbedrohlichen Unfällen treten oft ausgeprägte Angstzustände auf, die als Re-Traumatisierungen anzusehen sind. Plötzlich tauchen viele jahrzehntelang verschüttete Erinnerungen an bestimmte Situationen im Krieg, meist in Verbindung mit Verletzungen, sterbenden Kameraden, Lazaretten und Hauptverbandsplätzen auf. Auch anstehende sowie gerade durchlebte schwere operative Eingriffe mit ungewissem Ausgang lösen häufig Trauma-Reaktivierungen aus. Parallel zu

Angst- und Panikzuständen sind auch vorübergehende paranoide Entwicklungen zu beobachten.

Wenn der Arzt mitteilt, dass eine Verlegung ins Pflegeheim notwendig wird (verstanden in dem Sinne, dass man von den Ärzten aufgegeben wird und weitere Behandlung nutzlos ist), verstummen ältere und alte Männer oft, drehen sich im Bett zur Wand und geben sich offenbar völlig auf. Sie verweigern Gespräche und weitere Kontakte – für ihre innere Welt wiederholt sich die damalige Katastrophe zum zweiten Mal und endgültig; damals schon fast aufgegeben, versuchten sie lebenslang aktiv selbstständig und damit unabhängig zu sein und jetzt steht für sie innerlich wirklich ihr Ende bevor. In Sterbesituationen finden sich manche Ältere wieder im Krieg mit seinen Schrecken und Gefahren. Sie erleben Überrollen durch feindliche Panzer, direkten Beschuss, Verschüttetsein im Bunker, Tieffliegerangriffe, sterbende Kameraden – abgeschoben in ein Sterbezimmer sterben sie allein und wirklich im Krieg.

Bestimmt lassen die Hektik, der Versorgungsdruck und die immer weiter verkürzte Verweildauer im Krankenhaus wenig Zeit, diese zeitgeschichtlichen Erfahrungen zu berücksichtigen, geschweige denn angemessen auf sie zu reagieren. Einige gezielte Fragen in Situationen nach schweren Unfällen und vor schweren Operationen, medikamentöse Unterstützung, Vermeidung von schädigenden Pflegemaßnahmen (vgl. 9.10) und gezielte Ansprache in schwierigen Behandlungssituationen (siehe Hausarzttätigkeit) können dennoch hilfreich sein. Ebenso können und müssen Angehörige dahingehend beraten werden, dass sie sich erst recht in der Sterbephase im Krankenhaus aufhalten, um ihre alt gewordenen Angehörigen nicht völlig den damaligen Schrecken des Krieges wieder auszuliefern.

In der Rehabilitation

Diese zeitgeschichtlichen Erfahrungen scheinen auch notwendige Rehabilitationsprozesse negativ zu beeinflussen: Nachsorgemaßnahmen, z. B. nach einer Krebserkrankung, werden überhaupt nicht, aber auf jeden Fall (zu) spät und verkürzt wahrgenommen; Rehabilitationsmaßnahmen nach Schlaganfällen, Amputationen oder bei Hüft- und Kniegelenkersatz werden für überflüssig angesehen und wiederum (zu) kurzfristig durchgeführt. Wie erwähnt handelt es sich besonders auch um ältere Frauen, die sich lebenslang altruistisch verhielten, sich um alle in der Familie, Verwandtschaft und Nachbarschaft kümmerten, nur nicht um sich selbst, und um ältere Männer, die eben keine Fürsorge für den eigenen Körper kennen bzw. als nicht notwendig erachten. Erst im Einzelgespräch oder in einer um dieses Thema zentrierten Gesprächsgruppe in der Rehabilitationsklinik werden die spezifischen Auswirkungen dieser zeitgeschichtlichen Erfahrungen erkennbar, zugänglich und zumindestens zum Teil für die Betroffenen reflektierbar.

9.9 ... in der gerontopsychiatrischen Versorgung

Die Gerontopsychiatrie – sei es ambulant, in der Tagesklinik oder in der Klinik – steht vor der Schwierigkeit, dass die benutzten Klassifikations-Schemata (ICD-10, DSM IV) zeitgeschichtliche Erfahrungen kaum (Ausnahme: Posttraumatische Belastungsstörungen) (F 43.1) und dazu auf keinen Fall auf der Zeitschiene (seither verflossene Zeit) abbilden. Die üblicherweise benutzten Anamnese-Schemata schreiben keineswegs vor, spezifische zeitgeschichtliche Erfahrungen zu erfassen. Ohne Wissen um ihre Relevanz überhaupt und dazu auf keinen Fall systematisch abgefragt, bekommen sie keine Bedeutung für Diagnose sowie Versorgung oder Behandlung.

Wie können die Mitarbeiter in der Gerontopsychiatrie (und selbstverständlich auch in allen psychiatrischen Institutionen, in denen über 60-Jährige behandelt werden) Informationen über die zeitgeschichtlichen Erfahrungen ihrer Patienten bekommen? Bekanntlich bleibt für den für die psychotherapeutische Praxis vorgeschlagenen Zugang (vgl. 9.4) im ambulanten und klinischen Alltag kaum Zeit. Außerdem verfügen die Mitarbeiter häufig aufgrund ihrer Aus- und Weiterbildungssituation noch nicht über die notwendige psychotherapeutische Kompetenz. Folgende Möglichkeiten bestehen:

- Über einen spezifischen Fragebogen[48] kann man diese zeitgeschichtlichen Erfahrungen gezielt erfassen und gleichzeitig zur biografischen Entwicklung (insbesondere in Kindheit, Jugend und jüngerem Erwachsenenalter) in Beziehung setzen.

- Beim Erfassen des psychopathologischen Status kann der Behandelnde nach aktuellen Anlässen für das Auftreten der beklagten Symptome (z. B. Fernsehsendungen, Radiomeldungen, Bücher, Geräusche etc.) sowie nach ihren spezifischen Inhalten[49] fragen.

- Das Gespräch mit diesen Betroffenen informiert über deren eigene Einschätzung, die subjektive Bedeutung der zeitgeschichtlichen Erfahrungen, die erlebten lebenslangen Auswirkungen und den von ihnen selbst vermuteten Zusammenhang mit der augenblicklichen Situation.

- Bei depressiv oder dement Erkrankten muss zusätzlich beim Partner und den weiteren Familienangehörigen nachgefragt werden, ob je über entsprechende Erfahrungen berichtet wurde – und wenn ja, über welche Ereignisse.

Eine solche Vorgehensweise umfasst ebenfalls wichtige therapeutische Elemente (vgl. 9.3, 9.4): Das Thema wird eingeführt, man lernt die spezifischen Erfahrungen kennen; man wird (möglicherweise) über die Folgen für die bisherige Entwicklung und die heutige Lebenssituation informiert und lernt eine spezifische

Leidensgeschichte kennen. Auch für die Gerontopsychiatrie bestehen die bereits geschilderten diagnostischen Aufgaben (vgl. 9.4):

- Ätiologische Abklärung funktioneller und depressiver Symptomatik;
- Differenzialdiagnose depressiver oder demenzieller Symptomatik bzw. Anpassungsstörung (Neurose) oder (Posttraumatische) Belastungsstörung und Differenzialdiagnose möglicher Traumatisierungen;
- Absichern des vermuteten ätiologischen Zusammenhangs aktueller psychischer Symptomatik mit damaligen beschädigenden bis traumatisierenden zeitgeschichtlichen Erfahrungen.

Wodurch fallen die betroffenen Patienten im stationären Alltag[50] auf?

- Wie in anderen Institutionen sprechen auch hier die Patienten von sich aus erst einmal nicht über den Krieg oder Kriegserlebnisse. Erst wenn sie gezielt gefragt werden, beginnen sie häufig lange und ausführlich darüber zu reden.
- Sie suchen Hilfe, können sie aber nicht annehmen; sie überspielen rasch die eigenen seelischen Nöte (z. B. anlässlich der Aufnahme nach einem Suizidversuch); sie bekunden rasch, dass alles wieder in Ordnung sei, und zeigen ein sehr fürsorgliches Verhalten für ihre Mitpatienten; sie zeigen kontrollierendes Verhalten und überprüfen verschiedene Therapeuten und Pflegekräfte, ob sie wirklich die körperlichen Erkrankungen kennen, sie ernst nehmen und ob sie insgesamt hilfsbereit sind.
- Insbesondere den aktuellen körperlichen Erkrankungen messen sie eine Bedeutungsschwere bei, die eine besondere Vorgeschichte nahe legt.
- Sie zeigen insgesamt distanziertes Verhalten bei kurzen Momenten der Nähe. Oft gelingt es nicht, die Nähe im Kontakt fortzuführen, und sie weichen zurück.

- Die Mütter werden – z. B. in der Psychotherapiegruppe – als sehr stark, gefühlskontrolliert beschrieben.
- Die Frauen beschreiben oft eine langjährige Unterordnung unter die Bedürfnisse Anderer. So ist nach dem Verlust des Partners oft große Wut auf den Verzicht auf eigene Berufswünsche spürbar. Die Ehemänner hatten verboten, dass die Frauen arbeiten gingen, und die Frauen hatten sich gefügt. In diesen Schilderungen erscheinen die Ehemänner viel prägnanter als die (langfristig oder dauerhaft abwesenden) Väter, aber sie enttäuschen z. B. durch ihren frühen Herztod.
- Sie wechseln mitunter ständig die Priorität körperlicher bzw. seelischer Probleme. Die Therapeuten werden verwirrt, schwindlig, es gelingt oft nicht, mehrere Sätze zu einem Thema auszutauschen.
- Der Therapeut schwankt zwischen seinem Bemühen zu helfen und seiner Wut über die Zurückweisung. Patienten, die der stationären Behandlung sehr ambivalent gegenüberstehen, brechen die Behandlung an einem Punkt ab, an dem der Therapeut nicht bereit ist, sich mit der offenkundig werdenden Aggression auseinander zu setzen: der Patient bringt immer mehr Ärger, Wut, Enttäuschung, Kränkung in die therapeutische Beziehung ein, aber der Therapeut hält das nicht aus, lässt den Therapieabbruch zu, oder er fördert ihn sogar.

Welche therapeutischen Möglichkeiten bestehen für die betroffenen Patienten in der Gerontopsychiatrie?

- Durch therapeutisch orientierte Gespräche über die damaligen Erfahrungen. Aktuelle Hilfe wird bei sich wiederbelebten quälenden Erinnerungen wie auch bei jetzt erstmals oder erneut versuchten, aber missglückten Gesprächen zum Thema mit den Partnern und Kindern benötigt.
- Durch medikamentöse Hilfe bei belastenden und quälenden Symptomen, insbesondere Ein- und Durchschlafstörungen, Ängsten und depressiven Schwankungen.

- Durch Berücksichtigen des Einflusses dieser zeitgeschichtlichen Erfahrungen auf Symptomverschlechterungen während der laufenden Behandlung.
- Durch Anregung, sich mit der eigenen Biografie weiter auseinander zu setzen: Verfassen einer Biografie, Briefe an die eigenen Kinder und anderes.
- Durch Weitervermittlung in eine direkte psychotherapeutische Behandlung: Einzelpsychotherapie, Teilnahme an einer in der ambulanten Praxis geführten thematisch orientierten Gruppenpsychotherapie.
- Durch Vermittlung indirekter therapeutischer Hilfestellung: Aufsuchen eines Erzähl-Cafés, Teilnahme an einer Selbsterfahrungsgruppe Älterer oder einer professionell geleiteten Kurzzeitgruppe zur geschichtlichen Thematik (vgl. auch 9.5, 9.6, 9.7).
- Das Diagnosespektrum der in gerontopsychiatrischen Tageskliniken behandelten Patienten lässt vermuten, dass hier in großem Umfang durch derartige zeitgeschichtliche Erfahrungen Betroffene anzutreffen sind.[51] Die längere Verweildauer und die Möglichkeit begleitender Beobachtung und stärkere Einbeziehung von Familienangehörigen ermöglicht umfassendere (psycho-)therapeutische Unterstützung. In laufende Gesprächsgruppen kann man diese Thematik gezielt einbringen, oder man kann Gruppen zu zeitgeschichtlichen Erfahrungen gesondert anbieten. Auch Familiengespräche erbringen weitere Informationen, ermöglichen den Dialog und eröffnen den beteiligten Familienmitgliedern einen besseren Zugang zur Gesamtverfassung ihrer Älteren.

Weitere spezifische Aufgaben sind:

- Bei Begutachtungen wird der Einfluss zeitgeschichtlich belastender bis traumatisierender Erfahrungen z. B. bei Posttraumatischen Belastungsstörungen oder bei Re-Traumatisierungen noch zu wenig berücksichtigt.
- Hilfestellung für Heime: Krisenintervention, begleitende Un-

terstützung, Anregung für Gesprächsgruppen, Fortbildung – jeweils unter der zeitgeschichtlichen Perspektive.

▪ Angehörige sowie ambulante und stationäre Pflegekräfte und Rehabilitationsfachkräfte benötigen Beratung zum Umgang mit demenziell Erkrankten mit einer entsprechenden Anamnese (vgl. 9.10) insbesondere für die allgemeine Pflege, für die notwendige medikamentöse Unterstützung, zur Reduzierung schädigender institutioneller Einflüsse und für die Hilfestellung in allzu belastenden Situationen.

▪ Bei der Konsiliar- und Liaison-Tätigkeit muss man an sich verstärkende Posttraumatische Belastungsstörungen, an Re-Traumatisierungen, Trauma-Reaktivierungen und bedrohte Autonomie (Krankheitszustände mit entsprechenden Folgen, Überweisungen ins Heim, Abhängigkeit von Hilfsmitteln etc.) denken.

9.10 ... in der Pflege

Pflege und weitere Unterstützung werden erst in der Phase des hohen Erwachsenenalters (vom 75. oder 80. Lebensjahr an) von einer zunehmenden Zahl Älterer in immer größerem Umfang benötigt – sei es ambulant oder institutionell. Auf die Geburtsjahrgänge bezogen (vgl. Kapitel 2, 3) handelt es sich bei den 80-Jährigen um die Personen, die vor 1925 geboren wurden und dementsprechend bei Kriegsende 20 Jahre alt waren, also als junge Erwachsene das Kriegsende in vielfacher Form passiv wie auch in großem Umfang aktiv erlebten. Diese Gruppe umfasst derzeit 0,91 Millionen Männer und 2,44 Millionen Frauen (= insgesamt 3,36 Millionen).[52]

Einige typische Szenen[53] weisen – wenn als solche erkannt – auf spezifische zeitgeschichtliche Erfahrungen hin: Zwei jüngere Pfleger oder Zivildienstleistende kommen früh noch im Dunkeln in das Zimmer einer alten Frau und beginnen, sie nackt auszuziehen, um sie zu waschen. Sie beginnt laut (um Hilfe) zu schreien, wehrt sich mit Händen und Füßen, schlägt um sich, beißt und kratzt. Alle verstehen das Verhalten dieser sonst eher ruhigen und zurückgezogen lebenden Frau nicht. Bestehen Zeichen einer hirnorganischen Veränderung, so wird das »unerklärliche Verhalten« darauf bezogen. Berichtet man dieses Verhalten den Angehörigen, so weiß manchmal eine Tochter, dass die Mutter damals vergewaltigt wurde. Aufgeschreckt aus tiefem Schlaf verkennt sie offenbar die Situation und erlebt eine Wiederholung, auf die sie wie damals reagiert. Ebenso geschieht dieses z. B. beim Wechseln von Einlagen oder bei Waschung im Intimbereich.

Eine über 80-jährige Frau, Bewohnerin eines Altenpflegeheims, wird auf dem Flur von hinten von einem jüngeren Mann angefasst. Sie schreit und versucht sich mit der Bemerkung loszureißen: »Ich will kein Kind mehr.«

Manchmal wird die damalige Traumatisierung auch direkter benannt: »Hau ab, du Russenschwein.« Anlaß dazu war das laute Schreien eines verwirrten Heiminsassen nachts auf dem Flur.

Die Nachwache erlebt auch deutlich beunruhigte bis eindeutig verängstigte Heimbewohnerinnen, die als Grund »nur« »kräftige Schritte auf dem Flur, Tuscheln oder unverständliche Stimmen« angeben können. Warum fallen dieser Nachtwache dann nicht damalige nächtliche Razzien durch Frauen suchende, betrunkene und plündernde Soldaten als Ursache dafür ein?

Die zitierten Zahlen (vgl. Kapitel 3) über Vergewaltigungen bei Kriegsende und in der direkten Nachkriegszeit durch russische, französische und auch amerikanische Soldaten umfassen offenbar nur die angegebenen oder bekannt gewordenen. Viele Frauen, aber auch Mädchen und Kinder, schwiegen aus Scham lebenslang[54] – außerdem gab es z. B. in den Städten mit russischen Kasernen noch lange nach dem Krieg Vergewaltigungen – übrigens ebenso wie nach dem Krieg auch vor dem Krieg und in der Kriegszeit vielfach sexuellen Missbrauch.[55]

Ein 85-jähriger Mann erzählt pausenlos und sich ständig wiederholend von seinen »abenteuerlichen« Kriegserfahrungen, d. h. vom Vormarsch in Russland als Panzergrenadier (= Infanterie, die im Schutz eines Panzers vorrückte), von der Einkesselung seiner Einheit und von langen Rückzugsgefechten. Ein Mitarbeiter bemerkt später in der Supervision: »Seine Schilderung ist wie eine alte Schallplatte mit einem Sprung; an einer bestimmten Stelle hört er auf und fängt wieder an.« So hörten alle weg. Erst auf Nachfragen wird den Teilnehmern der Supervisionsrunde bewusst, dass er nie über Ängste, Schrecken und eigene Taten berichtete (d. h. über den anderen Teil seiner Geschichte).

Ein über 80-jähriger Mann im Heim erlebt am Fernseher die Kampfhandlungen in Serbien mit (Bombenangriffe, Beschuss, Flüchtlingsströme). Parallel zu seiner schnell fortschreitenden Krebserkrankung verstummt er immer mehr und schweigt schließlich bis zum Lebensende, auch gegenüber den ihm bekannten und vertrauten Pflegekräften. Diese allmählich verstummenden Männer gelten als sehr typisch.

Ein Mann, damals 18-jährig zum Kriegsdienst eingezogen, erlebte die letzten drei Kriegsjahre in Russland. Über seine Erfahrungen aus dieser Zeit sprach er nie. Dement geworden und jetzt im Pflegeheim lebend, sprach er immer davon, dass er »heim wolle«. Die kirchlich orientierten Pflegekräfte verstanden es als »heim zu Gott«; in Wirklichkeit wollte er angesichts der Schrecken des Krieges »heim – nach Hause«. Dafür sprach, dass er immer, wenn er aus dem Heim zum Besuch nach Hause geholt wurde, aufblühte, sich ausgeprägt wohl fühlte und sich in dem Haus, in dem er aufgewachsen war, gut orientieren konnte.

Hin und wieder berichten Pflegekräfte aus ihrer Nachtwache (sei es privat, sei es im Heim) über Ältere mit massiven Ein- und Durchschlafstörungen und häufigem angstvollen Aufschreien, von lautem Reden über schreckliche Erinnerungen und offenbaren Angstträumen: »Diese Älteren haben Angst, überhaupt einzuschlafen.« Am nächsten Morgen darauf angesprochen, lassen sie manchmal ein Gespräch darüber zu.

Häufig klagen Familienangehörige, dass ihre über 80-jährigen Eltern, insbesondere die verwitweten Väter, keinesfalls bereit sind, irgendeine Hilfe (Pflege, weitere Unterstützung, ambulante Dienste) anzunehmen, sondern »halsstarrig ihre Selbstständigkeit verteidigen«. Sie vergraulen engagierte Pflegekräfte und riskieren eher einen Sturz, als Hilfsmittel zu verwenden. Ständig gibt es Auseinandersetzungen über mangelhafte Beleuchtung auf den Fluren und im Treppenhaus, über verschimmelte Essensreste im Kühlschrank und um nachlässige Körperpflege (vgl. ichsyntone bzw. ich-einengende Verhaltensweisen, Kapitel 5).

Ein über 90-jähriger Vater – auch in der Endphase seiner Erkrankung zuhause gepflegt – wusste in den letzten fünf Tagen nicht mehr, dass er zuhause in seiner Familie war, sondern in bestimmten, der Familie unbekannten Situationen aus dem Krieg. Er erlebte das Überrollen durch russische Panzer mit vielen Verletzten und Toten und starb schließlich mit allen Anzeichen panischen Schreckens.

In einem Wohnstift weigerte sich plötzlich ein Bewohner, am gemeinsamen Mittagstisch teilzunehmen. Als man ihn befragte, klagte er bitter über eine »rassistische Anspielung« bei Tisch. Aus einer halbjüdischen deutschen Familie stammend, hatte er diese Zeit hier überlebt. Er fühlte sich in diesem Gespräch von Seiten eines noch älteren Mannes, der im Krieg Soldat gewesen war, angegriffen, ohne sich wehren zu können. Durch ein gemeinsames Gespräch konnten beide Ansichten geklärt werden und es führte auch zu einer entsprechenden Entschuldigung.

Zusammengefasst treffen Pflegende in derartigen Pflegebeziehungen auf folgende charakteristische Phänomene[56]:
- Die Abhängigkeit bei der Körperpflege, insbesondere bei der Intimpflege, mobilisiert schlimme Erinnerungen an hilflose Situationen, z. B. an überwältigende schambesetzte Ver-

gewaltigungserlebnisse (an eigene oder der Mutter). Dies drückt sich dann z. B. in panikartigen Angstzuständen oder in aggressiver Gegenwehr aus, wenn die Patienten geduscht oder gebadet werden sollen. Die Abhängigkeit bei der Nahrungsaufnahme kann sich mit Erinnerungen an Hungersituationen in Kriegs- und Nachkriegszeiten verbinden (Wiederholung von Situation zwangsweise eingeflößter Nahrung). Die Pflegenden kommen dadurch in besonders schwierige Beziehungskonstellationen, wenn sie zu »Tätern« werden, indem sie gegen den Willen von Betroffenen tätig werden müssen.

- Existenzielle Angst und Hilflosigkeit kann sich sowohl in Form von Somatisierungen, insbesondere durch Verkehrung ins Gegenteil äußern: Zur Verleugnung eigener Hilfs- und Pflegebedürftigkeit will der Betroffene die Situation beherrschen, in der Hand behalten und Macht entweder repressiv oder mit zwanghaften Ritualen ausüben. Man beherrscht und terrorisiert die Pflegekräfte mit der Folge entsprechendem Gegenagierens der Pflegekräfte, d. h., es entwickelt sich ein »Teufelskreis«, indem die Opfer erlittenen Leids in der Pflegebeziehung jetzt auch als »Täter« agieren.
- Äußerungen, die die herrschende Ideologie der Vorkriegs- und Kriegszeit wiedergeben und mit denen Pflegende konfrontiert werden. Hinweise auf »typisch deutsche Tugenden«, wie insbesondere rassistische Äußerungen, können zu besonderen Schwierigkeiten in Beziehungen zu ausländischen Pflegenden führen.

Insgesamt, aber besonders bei kognitiv eingeschränkten Patienten (z. B. nach Schlaganfällen oder bei demenziellen Erkrankungen unterschiedlicher Schweregrade) lautet daher die zentrale Aufgabe, verlässliche stabile Beziehungen in einer sicheren Umgebung zur Verfügung zu stellen. Wie können Re-Aktivierungen traumatischer Erfahrungen vermieden werden? Wie kann praktische Hilfe aussehen?

Gerade die Heimsituation verhindert oft, Sicherheit und Kontrolle über das eigene Leben wiederzugewinnen und Gewissheit zu erlangen, sich nicht mehr der Willkür anderer ausgesetzt zu erleben:

- Pflegerische, rehabilitative Maßnahmen (und auch ärztliche Untersuchungen) sollte man im Verdachtsfall und insbesondere bei bekannten Traumatisierungen nicht allein durchführen – keinesfalls in einer unbekannten Situation, durch unbekannte Personen oder in der Dämmerung bzw. in der Nacht. Einerseits traten viele derartige Traumatisierungen in der Nacht ein und andererseits ist Dunkelheit eine bedrohliche Situation. Auf jeden Fall sollte der Zweck notwendiger Maßnahmen erklärt werden, wobei die jeweils individuellen Schamgrenzen zu respektieren sind.

- Die (Intimkörper-)Pflege sollte an einem sicheren Ort stattfinden, wobei die Tür geschlossen bleibt oder eine spanische Wand als Sichtschutz genutzt wird.

- Keinesfalls sollten Pflegebedürftige (insbesondere Frauen) unvermittelt und ungefragt in den Arm genommen oder berührt werden.

- Zu vermeiden ist, dass ständig die pflegenden Bezugspersonen wechseln und insbesondere bedenkenlos jüngere Männer – und dazu nachts – eingesetzt werden.

- Treten auffällige Reaktionen auf, ist es wichtig, die Pflegehandlung abzubrechen und erst einmal zu fragen: »Was ist jetzt los?« oder »Passiert hier gerade etwas, das Ihnen nicht gut tut?«

- Man sollte als Pflegeperson nicht bei auffälligen Reaktionen in Panik geraten oder mit Schuldgefühlen oder mit Erklärungen über mögliche Zusammenhänge reagieren. Ein notwendiges Gespräch sollte später stattfinden. Keinesfalls dürfen die Betroffenen allein und insbesondere »in Ruhe gelassen« werden.

- Gespräche über damalige Erfahrungen (z. B. mit Hilfe der

wichtigen Frage nach dem Geburtsjahrgang) können auch während der Pflege oder Rehabilitationsmaßnahmen erfolgen. Wenn aktuell dafür keine Zeit bleibt, sollte ein Gespräch zu einem späteren Zeitpunkt angeboten und dann auch durchgeführt werden.

In Übereinstimmung mit diesen immer wieder von Pflegemitarbeitern und Familienangehörigen berichteten Szenen fanden sich in einer Untersuchung[57] bei Klienten (im Mittel 81 Jahre alt) eines ambulanten Pflegedienstes in Hamburg zu 65 % intrusive Symptome, die häufig mit traumatischen Erfahrungen während des Zweiten Weltkriegs assoziiert waren; bei 11 % bestand eine voll ausgeprägte PTBS und bei weiteren 32 % eine partielle PTBS. Im Vergleich zu geringer belasteten Teilnehmern berichteten diese Älteren mit (voller oder partieller) PTBS signifikant häufiger über komorbide Beschwerden (vor allem Depressivität), Defizite der emotionalen Kompetenz und ein geringeres Kohärenzgefühl. Zu erinnern ist weiterhin an die in hohem Umfang (Kapitel 5) angetroffene Depressivität, an die Schlafstörungen und an die psychische Müdigkeit.

Häusliche Pflege

Ambulante Pflege bedeutet bekanntlich für Professionelle, eine unbekannte Welt zu betreten, die oft ein »fremdes Reich«, manchmal auch eine »Festung« verkörpert. Die Regeln, Gesetze und Interaktionen ebenso wie die Konflikte innerhalb dieser privaten Welt und in Beziehungen nach außen (Kinder und Enkelkinder, Verwandte, Bekannte, Hausnachbarn und weitere Umwelt) sind zunächst unbekannt. Mögliche Hinweise auf eine entsprechende Biografie bzw. auf mögliche diesbezügliche Erfahrungen geben:

- Fotos (von Männern in Uniformen, von alten Häusern oder Höfen und früheren Landschaften), Bildbände über den Zweiten Weltkrieg aus den heutigen Ostgebieten sowie Heimatschriften und Bilder spezifischer Landschaften.

- Trotz offensichtlich ausreichender finanzieller Mittel sparsame bis spartanische Lebensführung, wie auch Hinweise auf rigoroses Sparen (heruntergedrehte Heizung, Schließen von Türen wegen Wärmeverlust; geringe bis unzureichende Beleuchtung, Ausschalten von Lampen zum Stromsparen; Aufheben von Essensresten im Kühlschrank oder in der Speisekammer; karge Badezimmereinrichtung mit geringen Hinweisen auf Körperpflege; Ermahnung an das Pflegepersonal, Bindfäden und Einwickelpapier aufzuheben).
- Vorsichtige bis misstrauische Einstellung.
- Auf Befragen Klagen über Ein- und Durchschlafstörungen, nächtliches Aufschrecken und Angstträume sowie Vermeidung von Fernsehsendungen über Krieg und Gewalt.
- Ablehnen von – aus professioneller und familiärer Sicht – notwendigen Versorgungs- und Pflegeleistungen, verbunden mit einem ständigen Kampf um Autonomie und gegen Abhängigkeit.
- Bestimmte politische Ansichten (vgl. Zwischenfrage IV).

Viele dieser Reaktionen und Verhaltensweisen erwiesen sich gerade bei langfristigen und noch zunehmenden Pflegeerfordernissen als ungeeignet, ja sogar schädlich. Das Wissen um eine derartige Biografie könnte helfen, bestimmte dieser ich-syntonen Reaktionen und Verhaltensweisen zu verstehen, sich in sie einzufühlen und möglicherweise allmählich zu verändern. Ist man mit der Pflegesituation vertraut, kann man interessiert und offen nach Fotos, Bildern und den weiteren vielfältigen Hinweisen fragen. Auch bei den Pflegetätigkeiten ergeben sich vielfältige Gelegenheiten zum Gespräch. Manchmal könnte auch eine Bemerkung helfen wie: *So wie Sie hier leben, erinnert es mich an meine Großmutter, die sehr durch den Krieg geprägt war* oder: *Ein Leben, wie Sie es hier führen, kenne ich aus Familienberichten* oder: *So wie Sie hier leben, erinnert es mich an viele Berichte aus dem Krieg und der Nachkriegszeit.* Mit einem derartigen Wissen ausgestattet kann man eher bestimmte Verhaltensweisen oder

Reaktionen ansprechen, die eine Pflege erschweren, etwa bezüglich regelmäßiger Tabletteneinnahme, Akzeptanz von weiteren Versorgungs- und Pflegeleistungen, Körperpflege, Akzeptanz von mehr Wärme, mehr Licht und möglicherweise auch von frischer Unterwäsche oder neuer Kleidung und schließlich auch, sich als Frau hübscher zurechtzumachen.

Inwieweit sollte bei gewissen Schwierigkeiten die Familie einbezogen oder zusätzlich andere professionelle Hilfe angeraten werden? Bestimmte Geschichten oder Erlebnisse lassen sich zunächst leichter einem »neutralen Dritten« (gleichzeitig in der Position eines »Enkelkindes«, vgl. 9.2) erzählen. Oft ist dann wichtig, dass diese Geschichten auch die betreffenden Kinder und Enkelkinder erfahren, damit die Familiengeschichte vollständiger wird. Eine vorsichtige Frage in diese Richtung verdeutlicht manchmal eine lange und schwierige Familiendiskussion oder ein vollständiges Verschweigen. Es ist nicht Aufgabe der Pflegekräfte, die Familie zu informieren; aber sie können ein Gespräch darüber anregen. Bei zunehmenden Ängsten, Ein- und Durchschlafstörungen sowie Angstträumen muss man z. B. zusammen mit dem Hausarzt überlegen, ob ein schlafförderndes Beruhigungsmittel angebracht ist. Bei quälenden Selbstvorwürfen und Schuldgefühlen kann manchmal ein seelsorgerisches Gespräch Entlastung (vgl. 9.11) bringen.

Institutionelle Pflege

Aufgrund des hohen Aufnahmealters von über 80 Jahren in Pflegeinstitutionen begegnen wir hier den Personen, die eindeutig noch *aktiv* an den damaligen zeitgeschichtlichen Ereignissen beteiligt waren und gleichzeitig öfter *passiv* durch sie betroffen wurden. Die immer wieder berichtete hohe Anzahl psychischer Störungen in diesen Institutionen[58] lässt vermuten, dass bei Untersuchungen unter Einbeziehung zeitgeschichtlicher Perspektiven viele Ältere anzutreffen wären, die jetzt von dieser ihrer

Vergangenheit eingeholt werden, d. h. erneut oder verstärkt unter ihr leiden. Zusätzlich zu den bereits vorgestellten Überlegungen und Empfehlungen bestehen im institutionellen Bereich zusätzliche Möglichkeiten zu helfen:

- Den in der Regel im Aufnahmegespräch ausgefüllten biografischen Fragebogen kann man ohne großen Aufwand um entsprechende biografische zeitgeschichtliche Daten erweitern, so über Kriegsteilnahme und Kriegserfahrungen, Einsatzorte, Flucht oder Vertreibung, Zerstörung durch Fliegerbomben, Gewalterfahrungen und über besondere, damit zusammenhängende Ereignisse aus der Familiengeschichte. Letztere sind oft den Frauen in der Familie besser bekannt als den Männern – manche Dinge wurden höchstens den Töchtern berichtet. Somit stehen dann allen Professionellen im Heim wichtige Informationen zur Verfügung.

- Gezielte Fragen anlässlich von Besuchen von Familienangehörigen können anregen, darüber überhaupt zu reden. Manchmal erweisen sich die weiteren Gespräche als hilfreich für beide Seiten. Nach jahre- bis jahrzehntelangem Schweigen kann man jetzt wieder »ohne Vorwürfe« miteinander sprechen.

- Durch Vermeiden schädigender Maßnahmen; so etwa soll intime Körperpflege (Waschen oder Duschen, Wechseln von Windeln etc.) bei Frauen und dazu besonders nachts nur von Frauen vorgenommen werden.[59]

- Durch Einbeziehen zeitgeschichtlicher Themen in die Gesprächskreise, wie sie in vielen Institutionen bestehen, möglicherweise unter gewisser professioneller Hilfestellung durch entsprechend informierte Sozialarbeiter oder Sozialpädagogen, Psychologen oder Psychotherapeuten.

- Durch Ansprechen von anderen Berufsgruppen, insbesondere durch Hinweise an die behandelnden Ärzte, an den psychiatrischen Konsiliardienst und an die für die Institution zuständigen Seelsorger.

- Durch Einbeziehen zeitgeschichtlicher Themen in die Fortbildung der Mitarbeiter.

- Durch Besprechen vieler bis dahin unerklärlicher Situationen, die mit Angst, Panik, Schrecken und tiefer Beunruhigung einhergehen: durch Austausch im Mitarbeiterkreis, anlässlich von Dienstbesprechungen und Dienstübergaben (z. B. auch Beobachten von Älteren bei Fernsehsendungen zu zeitgeschichtlichen Themen).

- Durch Hilfestellung durch Supervision bei nachhaltiger und tiefgreifender Beunruhigung des Teams (eigene Familiengeschichte) bei entsprechenden Reaktionen oder Verhaltensweisen Älterer, z. B. wenn diese in der nacherlebten Panik des Krieges und der Situation selbst erlebter aktiver und passiver Gewalt sterben.

- Wichtig ist, dass das Thema »zeitgeschichtliche Erfahrungen« zum curricular vermittelten Wissen in Altenpflegeschulen gehört und ebenso alle professionellen Mitarbeiter in Institutionen der Altenpflege über entsprechendes Wissen verfügen.

9.11 ... in der Seelsorge

Seelsorgerische Kontakte ergeben sich bei Jubiläen und Geburtstagsbesuchen sowie bei der Feier einer Goldenen Konfirmation oder einer Goldenen Hochzeit (hier wechselte in den letzten zehn Jahren die Zielgruppe der Seelsorge von den Erwachsenen des Krieges zu den Kriegskindern); bei Kontakten zu ehrenamtlichen Mitarbeiterinnen und Mitarbeitern z. B. im Kirchenvorstand oder Presbyterium und in der Alltagsseelsorge »zwischen Tür und Angel« bei alltäglichen Gelegenheiten und Kurzbegegnungen sowie schließlich bei der Trauersituation nach dem Ende eines Lebens, in dem der Krieg eine Rolle gespielt hatte. Entsprechend trifft der Seelsorger auf ein sehr breites Spektrum von beschädigenden bis traumatisierenden Erfahrungen, unverändert aktuellen Erinnerungen und vielfältigen Folgen. So kann er »innerliches Zur-Ruhe-Kommen« (als Ausdruck befriedigend bewältigter Erfahrungen) bis hin zu lebenslang quälender Unruhe (als Ausdruck schwerer Schuld) antreffen und dazwischen auch eine große Vielfalt von Reaktions- und Bewältigungsmustern auf diese belastenden Kriegserfahrungen.

Als direkte seelsorgerische Aufgaben[60] ergeben sich:

- Durchbrechen der gewohnten und dazu »scheinbaren« Ruhe, um einen Raum der Sprache, eine Brücke von Verständnis und Verständigung aufzubauen. Dadurch kann eine befriedigendere Ruhe erreicht werden.
- Ruhe und Frieden? Das bedeutet, inneren Frieden vor dem Ende anzustreben, sich seiner Geschichte zu stellen, zu trauern und sich parallel zu aller Verbitterung klar zu machen, was das nachfolgende Leben als Erwachsener an Befriedigung und Ausgleich mit sich brachte.
- Frieden vor dem Ende heißt auch, sich vorhandener Schuld und Scham zu stellen, z. B. über das, was man getan hat (Töten, Gewaltanwendungen, im Stich lassen) und worüber man sich schämt (unterlassene Hilfeleistung, zu geringes Eintreten für andere). Oft stellt sich diese Frage erst am Ende eines Lebens oder anlässlich von Re-Traumatisierungen (z. B. im Krankenhaus) oder Trauma-Reaktivierungen. Oft hilft eine Beichte, die durch die Verschwiegenheit des geistlichen Amtes geschützt ist.
- Frieden finden kann ebenso heißen, sich mit quälenden Schuldgefühlen auseinander zu setzen, z. B. wenn man die durch den Zweiten Weltkrieg beschädigten Eltern oder den traumatisierten Partner nach langer unerträglich gewordener Beziehung verlassen (»im Stich gelassen«) hat; auch wenn man sich bewusst wird, was man an seine eigenen Kinder weitergegeben hat.
- Anlässlich von Gesprächen mit der Familie bei Todesfällen.

Ehefrauen stoßen vielleicht beim Tod des älteren Mannes und ebenso die erwachsenen Kinder beim Tod von Vater oder Mutter beim Sichten der Unterlagen auf bis dahin unbekannte Akten oder Tagebücher und weitere Unterlagen: Soldbuch, Prozessakten, Zeitungsausschnitte. Sie belegen, dass der Ehemann oder der Vater und manchmal auch die Mutter sich aktiv im Dritten Reich betätigten und am Zweiten Weltkrieg beteiligt waren. Was soll in der Grabrede davon berichtet werden? Die Aufgabe lautet, gemeinsam für die Trauerrede eine Biografie zu erstellen.

- Die Familie nach der Grabrede: Selbst wenn man sich schnell auf den Inhalt der Grabrede einigen kann, bleiben die Familien oft wegen solcher Funde beunruhigt und erschrocken zurück. Der Seelsorger als in diesem Fall »neutraler Dritter« und dazu noch im selben Alter wie diese erwachsenen Kinder kann später helfen, bestimmte Fragen weiter abzuklären und eine weitere Diskussion in der Familie darüber zu ermöglichen.

Kirchengemeinden gleich welcher Konfession bieten eine hervorragende Infrastruktur, um Betroffene anzusprechen und einzuladen. Als weitere Aufgaben im nicht-therapeutischen Raum ergeben sich:

- Aufbau von Gesprächsgruppen: Kleine Gruppen von 5 bis 10 Personen sind wichtige Keimzellen für das Wachsen einer vertrauensvollen und stützenden Atmosphäre. Ein derartiges Angebot wird zunächst zögerlich, dann aber doch sehr bewusst wahrgenommen. Emotionen brauchen einen Ort, wo sie erlaubt sind.
- Liturgisch-spirituelle Angebote, z. B. durch Gedenkstättenarbeit, Verankerung von Ritualen im Kirchenjahr (z. B. ein eigener Akzent am Totensonntag), Zielgruppengottesdienste (z. B. anlässlich der Goldenen Konfirmation).
- Auf Europa setzen, d. h. Begegnungen über die nationalen Grenzen hinweg und dazu intergenerationell fördern.

Diese Aufgaben in einer Gemeinde wahrzunehmen und öffentlich zu vertreten ist offenbar nicht einfach. So wurde über heftige Reaktionen in der Gemeinde berichtet[61]: sie reichten von breiter Zustimmung, hohem Interesse Gleichaltriger und penetrantem Korrigieren derer, die den Krieg bewusst erlebt haben. Von Ruhe war weit und breit keine Spur, vielmehr machte sich große Unruhe breit und verschaffte sich Gehör. Dies ist angesichts der langen Zeit und der transgenerationellen Tradition des Verschweigens mehr als verständlich. Wer in der Seelsorge das Thema »Kriegserfahrungen« anspricht, darf nicht erschrecken über das, was dann geschehen kann. Es ist mit großer, aber heilsamer Unruhe zu rechnen.

9.12 Supervision

Im Rahmen einer stationären Behandlung einer 65-jährigen, im Zweiten Weltkrieg traumatisierten Patientin[62] wurden die Schwierigkeiten für die erheblich jüngere Psychotherapeutin beschrieben.

»Die Einzeltherapeutin der Patientin war im Alter ihrer Töchter. Das brachte für sie manche Herausforderung mit sich. Zunächst war es notwendig, dass sie sich mit den Auswirkungen des Zweiten Weltkriegs auf Kinder beschäftigte und sich mit all dem Schrecken, den Kinder von damals zu erleiden hatten, vertraut machte. Es war auch wichtig für sie, sich klarzumachen, dass die Verbrechen von Hitler und seinen Gefolgsleuten zwar aus der geschichtlichen Perspektive die Kriegsursache waren, dass das aber nicht der Wahrnehmung eines kleinen Kindes entsprach. Für das Kind zählte die Abwesenheit des Vaters, die Not, der Hunger, die Vertreibung, die Vergewaltigung und die namenlose Verlassenheit danach. Ein kleines Kind kann nicht den geschichtlichen Kontext erfassen. Da war es wichtig, dass die Therapeutin die Geschichte auch mit den Augen des Kindes von damals sehen konnte. ... Es versteht sich, dass die Therapeutin auch immer wieder ihre Gegenübertragungsgefühle klären musste. Diese umfassten ein breites Spektrum, da neben allen bekannten Übertragungs- und Gegenübertragungsmanifestationen die spezifische Beziehung der jüngeren Therapeutin (Tochterrolle) zur älteren Patientin (Mutterrolle) von Bedeutung war.«

Zusätzlich erleben psychotherapeutisch Tätige im Kontakt mit dieser Patientengruppe weitere, nachdenklich stimmende und beunruhigende Gefühle:

»Als Angehörige der zweiten Generation wurde ich auch immer wieder von der ängstigenden und verwirrenden Qualität meines Forschungsgegenstandes ergriffen: um die Art der Beeinflussung von Frauen im Nationalsozialismus kennen zu lernen, vertiefte ich mich in entsprechende Literatur. Ich setzte mich mit dem Erziehungsratgeber von Johanna Haarer (1934) auseinander, der in der Nazizeit weit verbreitet war. Beim ersten Lesen traf mich die Wucht der Aufforderungen, zugunsten der staatlichen Entwicklung die Kindesinteressen zu übergehen. Ich erlebte mich selbst als empörtes Kind, das die kalte, von ihm abgewandte Mutter anklagt.

Erst im zweiten Lesen gelang es mir, mich in die das Staatsinteresse relativierende und das Kind haltende Mutter hineinzudenken, darüber die Aussagen zu differenzieren und erneut eine kritische Distanz zu gewinnen. ... Dazu wurde ich mit unterschiedlichen Facetten meiner eigenen Familien- und Generationengeschichte konfrontiert. Außerdem wurde ich in meinen Interviews in das Aufklärungs- und Abwehrgeschehen verwickelt und erlebte mich in unterschiedlichen, aber jeweils gefühlsmäßig strapaziösen Rollen als Helferin, Retterin, Spionin, Verfolgerin, Anklägerin, Richterin. In einigen Situationen fühlte ich nichts und wurde erst in der Supervisionssitzung von den abgewehrten Gefühlen eingeholt.«[63]

»In der Regel spielen Kriegserinnerungen in meinen täglichen Begegnungen mit (unter 70-jährigen) Patienten keine große Rolle. … Möglicherweise sind ja auch meine eigenen Ambivalenzen diesen Schilderungen gegenüber den Patienten spürbar, so dass sie intuitiv dieses Thema, das unsere Sympathie bedrohen könnte, meiden. … Bei einem längeren Gespräch mit Herrn R. A., Jahrgang 1928, Angehöriger des ›Weißen Jahrganges‹, achtete ich jetzt auch auf meine Eigenwahrnehmung. Hierbei nahm ich diese Ambivalenz während des Zuhörens in mir deutlich wahr: die Schilderungen der Freundschaften, des gegenseitigen Helfens, des Aufeinander-Angewiesenseins, mobilisieren den Reflex des Widersprechens, des Hinweisens auf den Preis dieser Erfahrung, auf das Verklären der Erinnerung als möglichen Verdrängungsmechanismus der ›wahren‹ Gefühle wie Schuld und Trauer. All diese Erinnerungen meiner eigenen Biografie, der Auseinandersetzungen mit Vätern, Lehrern und Lehrenden. … Auf der anderen Seite erlebte ich auch beim Erzählen, das Packende, Mitreißende dieser Kriegserlebnisse, war fast ein bisschen neidisch auf die erlebte Intensität der Beziehungen. Daneben verspürte ich ein Gefühl der Wärme für diesen alten Mann, der sich seinen Erinnerungen stellt, ›diesen entsetzlichen Bildern‹, sich selbst und anderen ein Mahnmal aufstellt. Und selbstverständlich schwingt da auch etwas von der Liebe für den eigenen Vater mit, der erst in den Jahren nach seinem 70. Geburtstag anfing, mir meist zu vorgerückter Stunde von seinen Erlebnissen in Afrika zu erzählen, besonders von seinen Schuldgefühlen nach dem Tod einiger seiner Batteriesoldaten bei einem Tieffliegerangriff englischer Maschinen. Er, der Sohn eines württembergischen Pfarrers, hatte bei der Feldbestattung das ›Vaterunser‹ vergessen, konnte es erst nach vielen Jahren wieder auswendig. Diese Dinge wissend, spürend und in der Schwebe haltend, versuchte ich Herrn R. A. zu verstehen, über den Handlungsrahmen hinaus und erst mir dadurch nähergerückt, als er es vorher war.«[64]

Diese Berichte verdeutlichen den wahrgenommenen tiefsitzenden Zwiespalt gegenüber dem Thema Kriegsauswirkungen und die sich wiederbelebende eigene Familiengeschichte. Darüber hinaus stellt sich der Kollege im zweiten Bericht der schon allgemein aus der Psychotherapie Älterer bekannten Frage, inwieweit seine eigene Ambivalenz gegenüber dem Thema Kriegserfahrungen dazu führen könnte, dass das Thema Kriegserfahrungen von Seiten Älterer weder in seine psychotherapeutische noch in seine hausärztliche Praxis eingebracht wird.

Weiteren Einfluss auf das eigene Verhalten bringt die politische wie auch moralische (Vor-)Verurteilung derjenigen Älteren, die aktiv am Zweiten Weltkrieg teilgenommen haben bzw. teilnehmen wollten, und insbesondere bei ihrer Zugehörigkeit zu bestimmten Gruppierungen:

»Bei einer Visite in unserer Klinik für Geriatrie mit psychosomatischer Grundversorgung sind die Stationsärztin, eine Krankenschwester und ich bei einem 75-jährigen Patienten in einem Dreibettzimmer. Ich habe Herrn B. schon mehrere Male betreut. Es besteht Sorge über die Lungenerkrankung des Patienten, bei der Autoimmunantikörper zu einer Lungenentzündung mit zunehmend bedrohlicher Luftnot führen. Mit hohen Dosen von Cortison wird dieser Krankheitsprozess niedergekämpft. Der Patient äußert nach einer Weile im Gespräch: ›Da habe ich schon Schlimmeres mitgemacht! …‹ und zeigt uns unvermittelt die Tätowierung eines Buchstabens an der Innenseite seines linken Oberarms – seine Blutgruppe, das Zeichen seiner früheren Zugehörigkeit zur SS. Atmosphärisch von Seiten des Patienten keine demonstrative Prahlerei, aber auch kein schamhaftes Zurücknehmen, eher ein erwartungsvoller Blick, eine Chiffre, ein Test, ob wir Bescheid wissen. Betretene, unsichere Stimmung unsererseits, wie wir darauf eingehen, damit umgehen sollen? Nach kurzem angespannten Schweigen begrenze ich mein Unbehagen mit einer Überleitung: ›Gut, dass die schlimme Zeit vorbei ist‹, und wende mich zögernd den beiden Mitpatienten im Zimmer zu. Wieder auf dem Flur und auch später nach Abschluss der Visite beschäftigt mich der Patient weiter: War es doch das demonstrative Gehabe eines alten Nazis? Wollte mir der Patient

Schuld, die ihn belastet, mitteilen, und ich habe die Gelegenheit nicht genutzt? ...

Zunächst zu meinen inneren Reaktionen: emotional bestand eine intensive Beklommenheit bei mir und den Kollegen, auch Erschrecken und Unsicherheit. Kognitiv assoziierte ich spontan das auftauchende Thema SS mit Kriegsverbrechen, Weltanschauungskriegen, Vernichtungslagern, schwerster Schuld. ... Im Umgang mit der Situation und den ersten Reaktionen fielen bei mir und dem Team folgende Verhaltensweisen auf: Schweigen, Zurückschrecken, Vermeidung, Abschottung, Distanzierung, Konzentration auf die medizinischen Aufgaben, im Verlauf Gleichgültigkeit gegenüber, jedoch auch Interesse an dieser besonderen Biografie. Bei anderen Patienten, die mehr von ihren Kriegserlebnissen erzählten, habe ich im Team ansatzweise auch eine Stimmung wie eine ›Faszination‹ für diese ›Abenteuer‹ wahrgenommen.

Im Nachhinein verwunderte mich, wie unerwartet mich diese Thematik traf. Natürlich begegnen mir bei Gesprächen mit alten Patienten auch Themen der Kriegszeit, dies dann aber meist im psychotherapeutischen Rahmen. Hier traf mich das Thema unvorbereitet in unübersehbarer körperlicher Konkretheit der SS-Tätowierung. Diese Überraschung bei mir, mit diesem Thema konfrontiert zu sein – obwohl ich mich schon viel mit dieser belasteten Zeit beschäftigte und als Psychotherapeut und Geriater mit geschichtlichen Zusammenhängen vertraut bin –, ist erstaunlich. Auch weitere Aspekte meiner Gegenübertragung wie Zweifel, ob die Szene vielleicht nur geträumt sei, Gedanken, der Mann sei vielleicht doch nur ein normaler Soldat gewesen, lassen, wie ich meine, das Thema einer vermutlich auch kollektiven Verleugnung bereits anklingen. Auf persönlicher Ebene vielleicht stehen nicht beantwortbare Fragen an meinen eigenen Großvater über dessen Einsatz in der Wehrmacht in meinem inneren Raum ... Vermutlich reagiere ich in einer Eigenübertragung auf Herrn B. – er ist nun in dem Alter, in dem ich meinen Großvater zu meiner Jugendzeit erinnere – nicht wahrnehmend, dass Herr B. doch einer ganz anderen Generation angehört als die um die damalige Jahrhundertwende Geborenen.«

Erst als sich der behandelnde Kollege eingehend mit dieser Biografie beschäftigt, erfährt er im Einzelgespräch von Herrn B.:

»Er wurde 1927 als sechstes von neun Kindern einfacher Kleinbauern geboren, kam 1933 in die Schule – wie er beschreibt, ›als der Führer die Macht übernahm‹. Der Vater verstarb, als der Patient zwei Jahre alt war: das Haus wurde verkauft, die Familie ›zerschlagen‹, die Kinder auf umliegende Höfe verteilt. Nach Schule mit HJ-Zeit und Lehre zum Schweißer wurde er 1944 zur NS-Bau-Organisation Todt eingezogen und von dort in die Waffen-SS übernommen. In gewisser Weise erlebte Herr B. dies damals als Fortschritt aus seinen desolaten Familienverhältnissen. ... Bei dem Abgleich mit Fakten aus historischen Fachbüchern erfuhr ich nach dem Gespräch, dass in den letzten Kriegsjahren die Waffen-SS keine politische Elitetruppe auf der Basis von Freiwilligkeit mehr war, sondern Zwangsrekrutierungen erfolgten, wobei als letztes Aufgebot auch Tausende unter 18-Jährige (z. B. zur SS-Division Hitler-Jugend) eingezogen wurden. ... Bei genauer Anamnese und historischer Zuordnung zeigt sich, dass Herr B. als 17-Jähriger im letzten Kriegsjahr zur Waffen-SS eingezogen wurde. ... Zu seinen Einsatzgebieten erfahre ich von Herrn B., er sei nach der Ausbildung als Panzerfahrer nur auf dem Rückzug im Westen im Krieg aktiv gewesen und bei den Amerikanern in Gefangenschaft geraten, einige Wochen in einem Gefangenenlager gewesen. Zu diesem Zeitpunkt war der Patient noch 17 Jahre alt. ›Für mich ging damals die Welt unter‹, beschreibt Herr B. sein damaliges Erleben. ... Ich merke, wie sich im Gespräch in meinem Erleben der initiale Vorwurf eines unbewussten Anklägers wandelt zu einer empathischen Wahrnehmung dieses Lebens mit beschädigter Kindheit und Jugend.«[65] Nur die genaue (spätestens jetzt in der Behandlungssituation zu erwerbende) Kenntnis zeitgeschichtlicher Zusammenhänge ermöglicht die notwendige differenzierende Sicht.

In der Klinik verdeutlicht das beteiligte Team bekanntlich oft (wie eben auch in der geschilderten Situation) die (vorbewusst) bestehende Abwehr gegenüber spezifischen Themen und bündelt weiterhin (ebenso vorbewusst) vorhandene Fantasien. In zwei psychosomatischen Kliniken erlebte ich[66] schon vor 5 bis 10 Jahren mehrfach in Team-Supervisionen folgende Situationen:

Bei Älteren – sei es ein Mann oder sei es eine Frau – mit diffuser funktioneller Symptomatik und zunächst nicht eindeutig bekannter bzw. erhobener Biografie verdichtete sich zunehmend die immer deutlicher vom Team eingebrachte Fantasie, dass diese Älteren in schlimmer Weise an den Verbrechen des Nationalsozialismus im Zweiten Weltkrieg beteiligt gewesen seien, sei es als Mitglied der Waffen-SS mit entsprechenden Erschießungen, sei es als KZ-Aufseher. Der Hinweis von mir auf das jeweilige Geburtsdatum und das betreffende Alter bei Kriegsende 1945 konfrontierte das Team damit, dass sie bei Kriegsende 16- bis 18-Jährige zu aktiven Tätern gemacht hatten. In der anschließenden Diskussion zeigte sich, dass viele Teammitglieder eine ihnen unbekannte und mit entsprechenden Fantasien behaftete eigene Familiengeschichte hatten.

Bei schwierigen Übertragungskonstellationen erweisen sich Behandlungsteams mit *jüngeren* und *älteren* Mitgliedern als unterstützend[67]:

»Es war hilfreich, dass Ältere erzählen konnten, wie es ist, Hunger zu haben und dann vielleicht ein Stück Schokolade von einem amerikanischen Soldaten zu bekommen oder entsetzlich zu frieren, weil es einfach kein Heizmaterial gibt, was sich die Jüngeren überhaupt nicht vorstellen können. Unbekannt ist jüngeren Therapeuten auch, was es heißt ›zu hamstern‹ und wie viel Neid und Scham Flüchtlinge als fremde, unerwünschte Eindringlinge zu erleiden hatten. Es geht darum, nicht Gewusstes bekannt zu machen und die jüngeren Therapeuten mit Erfahrungen zu konfrontieren, die die eigenen Eltern betreffen: Eltern, die geschwiegen hatten, Eltern, die ihr eigenes Leid heroisiert hatten und von den Kindern Bewunderung und Anerkennung gefordert hatten, oder verleugnende Eltern, um nur einige Beispiele zu nennen. So aktivieren Patientinnen und Patienten, die im Alter der älteren Therapeuten sind, zahlreiche Übertragungsaspekte und ein breites Spektrum des Abwehrverhaltens gegen die zugrunde liegenden Erfahrungen des Patienten.«

Für die Einzelsupervision bestehen somit folgende Aufgaben:

- Klären der unbewussten, umgekehrten wie auch regelhaften Übertragungskonstellation.
- Klären der Eigenübertragung bei Abgrenzung von wahrgenommener Gegenübertragung.
- Kennenlernen bzw. erneutes Zulassen der eigenen, z. B. politischen diesbezüglichen Einstellungen.
- Wahrnehmen der Auswirkungen der eigenen (Familien-) Geschichte.
- Einfühlen im Sinne einer Teil-Identifizierung in die damalige Situation und die damaligen leidvollen Erfahrungen der Kinder und Jugendlichen oder jüngeren Erwachsenen und in ihre heutige Situation anlässlich des eigenen Älterwerdens.

Für die Arbeit im Team erweisen sich weitere Aspekte[68] als wichtig:

- Wahrnehmung von Szene, Symptomatik und individueller Biografie.
- Differenzierte Beachtung von Jahrgängen anstelle von globalen Generationsvorstellungen.
- Kenntnis und Erarbeiten historischer Zusammenhänge und Fakten.
- Wahrnehmung von Übertragung und Gegenübertragung.
- Selbsterfahrung, Kenntnis der eigenen Familiengeschichte im Sinne einer Mehrgenerationen-Perspektive.
- Klärung eigener philosophischer und religiöser Grundlagen.
- Austausch im Team, Supervision.

10. Kapitel
Warum wissen wir so wenig darüber?

Diese Frage muss zunächst an die Psychoanalyse und ebenso an die Psychosomatik und Psychiatrie (siehe hierzu die Anmerkungen zu Kapitel 1) gestellt werden, dann an die Zeitgeschichte und schließlich an die betroffenen Alterskohorten selbst.

Die Frage an die Psychoanalyse

In der Katamnesestudie[1] der Deutschen Psychoanalytischen Vereinigung (DPV) fanden sich im Jahr 2000 in 63 % der 129 ehemaligen Patienten, mit denen zwei ausführliche Interviews geführt wurden, schwere reale Traumatisierungen oft im Zusammenhang mit dem Zweiten Weltkrieg: Bombardierung, Flucht, Verlust naher Bezugspersonen, Beobachtung von Gräueltaten, Verletzungen, Verstümmelungen oder Vergewaltigungen. Dieser Befund wurde so kommentiert: »Zudem stellten wir bei *unerwartet* vielen ehemaligen Patienten fest, dass ihre Lebens- und Leidensgeschichte im engen Zusammenhang mit den Traumatisierungen während des Zweiten Weltkriegs standen.«[2] Wieso war dieser so erschreckende Befund für die Forschungsgruppe in der Studie »unerwartet«?

Wie bei allen Wissensdisziplinen wird auch *Psychoanalyse* – möglicherweise sogar stärker als in allen anderen – durch Menschen repräsentiert, die bestimmte zeitgeschichtliche Erfahrungen machten und auch erlitten. Wie gingen die unterschiedlichen Alterskohorten der Psychoanalytiker nach dem Zweiten Weltkrieg in Deutschland mit diesen zeitgeschichtlichen Erfahrungen, d. h. ihrer »persönlichen« und »familialen« Vergangenheit um?[3]

Bekanntlich wurden die psychoanalytischen Institute in Westdeutschland und Westberlin nach dem Zweiten Weltkrieg wieder von den Personen aufgebaut, die im Krieg als Erwachsene im mittleren und höheren Alter in Deutschland gelebt hatten – Remigranten bildeten die weitgehende Ausnahme. Jahrgangsmäßig umfasste die Gruppe der ersten Weiterbildungskandidaten nach dem Zweiten Weltkrieg die Personen, die durch ihre aktive Kriegsteilnahme geprägt waren.[4] Vermutlich war und wurde für sie damals das alltägliche und weitreichende Elend »Normalität«. Diese *anomale* Normalität erschien von ihnen nicht durch Psychotherapie veränderbar – dazu war die Gruppe außerdem zu klein.[5] So zentrierten sie ihre Arbeit in der Mehrheit bereitwillig sowohl auf die innerpsychische Welt[6] als auch auf die Aufbauarbeit an ihren psychoanalytischen Instituten.

Die nächste Gruppe von Weiterbildungskandidaten umfasste die Geburtsjahrgänge 1932–1935 und 1945–1948, d. h. die Personen, die Krieg und direkte Nachkriegszeit als Kinder oder Jugendliche erlebt hatten (also auch z. B. mich selbst, 1935 geboren und meine psychoanalytische Weiterbildung in Berlin 1964 beginnend). Inzwischen sozialisiert in einem spezifischen Umgang mit unserer Geschichte, identifizierten wir uns als Ausbildungsteilnehmer mit der These der weitgehenden Bedeutungslosigkeit realer traumatisierender und dazu noch lebenslang beeinträchtigender Einflüsse und beschäftigten uns größtenteils in unseren Lehranalysen ebenfalls intensiv bis fast ausschließlich mit unserer innerpsychischen Welt.[7]

Drei Bücher vermittelten der Öffentlichkeit damals eine spezifische psychoanalytische Perspektive dieser zeitgeschichtlichen Erfahrungen: Alexander Mitscherlich beschrieb 1963 in *Auf dem Weg zur vaterlosen Gesellschaft* das sozialpsychologische Phänomen des zunehmenden Schwindens der Bedeutung des Vaters in den industrialisierten westlichen Gesellschaften. Er bezog sich aber nachdrücklich *nicht* auf die durch den Zweiten Weltkrieg bedingte (gefallen oder vermisst, lange Kriegsteilnahme oder Kriegsgefangenschaft) häufige väterliche Abwesenheit. Horst-

Eberhard Richter beschrieb ebenfalls 1963 in *Eltern, Kind und Neurose* Kinder, in deren Störungen sich Reaktionen auf spezifische unbewusste Rollenerwartungen von elterlicher Seite abbilden. Lediglich eine einzige Krankengeschichte (S. 142 ff.) berichtet über einen 15-jährigen Jungen, der indirekt durch das Kriegsschicksal seines Vaters und zweier älterer Brüder traumatisiert worden war. Die Traumatisierung erfolgte über die Vermittlung seiner Mutter, die auf ihn die eigenen erlebten Verluste projizierte.

Beide Bücher verdeutlichten die Botschaft, dass sich die Psychoanalyse damals fast ausschließlich mit der innerpsychischen Situation ihrer Patienten befasste und dass der erlebten Realität derartiger zeitgeschichtlicher Erfahrungen jetzt (= Anfang der 60er Jahre) keine entscheidende Bedeutung mehr zukam.

Auch das von Alexander und Margarete Mitscherlich 1968 verfasste Buch *Die Unfähigkeit zu trauern. Grundlagen kollektiven Verhaltens* gab dadurch eine Normsetzung vor (ohne die Trauma-Theorie zu berücksichtigen), dass zuerst über den Verlust des narzisstisch besetzten Führers Adolf Hitler und dann erst über die erfahrenen individuellen eigenen Verluste getrauert werden müsse. Da das bis 1968 nicht geschehen war, wurde anstatt der wohl damals in der unmittelbaren Nachkriegsphase eingetretenen »psychischen Erstarrung« eine »Unfähigkeit« konstatiert.

Nach meiner Erinnerung wurde während meiner Weiterbildung über alle zeitgeschichtlichen Erfahrungen nicht gesprochen: weder im Technischen Seminar anlässlich der Vorstellung von Patienten-Biografien noch offensichtlich in der Gruppe der Lehranalytiker. Wie viel (wahrscheinlich zerstörerische bis beschämende) Sprengkraft bestand in der Tatsache, dass zu ihnen in Berlin ein jüdischer Remigrant, ein Mitglied des Vorstandes einer im Dritten Reich verbotenen und intensiv verfolgten kommunistischen Splitterpartei, ein junger Soldat, der den Russland-Feldzug bis Stalingrad mit schrecklichen Erfahrungen erlebt hatte, und ein erfolgreicher (ein Mal abgeschossener) Jagdflieger gehörten.

Mit dieser Sichtweise – quasi mit der psychoanalytischen »Muttermilch« vermittelt – begegneten wir jetzt unseren Patienten und behandelten sie. Sie – fast gleichaltrig oder nur wenig jünger – brachten (gerade in Berlin) eine ähnliche Biografie mit. Ich hörte die entsprechenden Tatbestände, beschrieb sie in meinen Krankenblättern während meiner psychiatrischen und psychoanalytischen Ausbildung, führte sie in den Krankenkassenanträgen für Psychotherapie-Leistungen auf und verstand sogar ihre Chiffren. Nach meiner Erinnerung erreichten mich diese Botschaften jedoch gefühlsmäßig nur wenig und erhielten auch nur relativ geringe Bedeutung für die Behandlung. Eindeutig durfte ich sie aufgrund meiner eigenen Biografie nicht als wichtig akzeptieren.

Die jüngeren dieser jetzt weitergebildeten Gruppe von Psychoanalytikern – nachhaltig durch die 68-er studentische Revolte angeregt – begannen dann ab Anfang der achtziger Jahre, sich intensiv mit der (deutschen) Geschichte zu befassen, um nicht weiterhin als »ges(ch)ichtslose Psychoanalytiker« eine »ges(ch)ichtslose Psychoanalyse«[8] zu vertreten. Anhand des Themas »Psychoanalyse« und »Nationalsozialismus« versuchten sie, das damalige Verhalten ihrer Eltern, aber insbesondere ihrer »psychoanalytischen Väter« (und auch »Mütter«) zu verstehen. Diese heftige, scharfe, unerbittliche und oft dadurch sehr verletzende und kränkende Diskussion in der DPV[9] bewies mir immer wieder, wie zutiefst enttäuscht diese Altersgruppe über ihre früher so idealisierten und eben als Ersatz genommenen psychoanalytischen »Eltern« war.

Die nächste Gruppe von Weiterbildungskandidaten (geboren ab 1950) kennt diese zeitgeschichtlichen Erfahrungen nur noch als Teil der eigenen Familiengeschichte und der allgemeinen deutschen Geschichte. Schon ihre gleichaltrigen, aber in der Regel jetzt doch eindeutig jüngeren Patienten bringen eine völlig andere biografische Entwicklung mit. Dazu wurde der einzig mögliche weitere Weg, zeitgeschichtliche Einflüsse in Psychotherapien kennen zu lernen, in Deutschland und auch in Österreich nicht beschritten: nämlich durch die Psychotherapie Älterer. Aufgrund der lebenslang beibehaltenen Ansichten von Sigmund Freud[10] galten bereits 50-Jährige als »Ältere« und wurden daher kaum noch behandelt. Ganz im Gegensatz zu den USA, Großbritannien und auch zur Schweiz entwickelte sich ein größeres Interesse an der Psychotherapie über 60-Jähriger erst rund 20 Jahre später.[11] Könnte dies z. B. eine (vorbewusste bis unbewusste) Bestrafung der »Älteren« dafür sein, dass sie für den Nationalsozialismus, den Zweiten Weltkrieg und seine Folgen verantwortlich waren?[12]

»Es begann sich die Aufmerksamkeit der Analytiker zwar dem Schicksal der von der nationalsozialistischen Gewaltherrschaft rassisch und politisch Verfolgten zuzuwenden, dabei wurde aber für mein Empfinden das Leid deutscher Mütter und Kinder während des Krieges und der Nachkriegszeit weitgehend übersehen. An sich waren diese unmittelbar durch den Krieg erlittenen Traumatisierungen verhältnismäßig leicht zu erkennen. Verletzung oder Tod eines Elternteils oder eines Geschwisters waren in ihren Folgen schwerwiegend genug. Bereits Flucht oder Vertreibung wurden nicht als etwas Außergewöhnliches gewertet – war es doch vielen so ähnlich ergangen. Vieles wurde in seiner jeweiligen individuellen Bedeutung zwar gesehen, aber auf einer allgemeinen Ebene fast unmerklich verharmlost. Das war nichts anderes als der Ausdruck einer jeweiligen partiellen Verleugnung und hatte letzten Endes einen Bedeutungsentzug zum Ziel. Mit der Zeit wurde die unliebsame Erinnerung ganz offen abgewiesen. … Die Auswirkung der jeweiligen historischen Konstellation auf die örtliche, zeitliche und familiäre Situation wurde in der Psychoanalyse immer vernachlässigt. Meine Patienten haben ihre Leiden eher an traumatisierenden Gesamtkonstellationen, die nur vor dem geschichtlichen Hintergrund interpretierbar sind, erworben. Sie kannten oft gar nicht erst einen ›Normalzustand‹.«[13]

Die nächste Gruppe der Ausbildungskandidaten (geboren ab 1960 und später) kennen diese zeitgeschichtlichen Ereignisse nur noch aus dem »Schulbuch«, für sie sind sie heute »Ereignisse des vorigen Jahrhunderts«. Könnte es sein, dass sie auf keinen Fall ihre »Älteren« (= Eltern und Großeltern) als beschädigte, traumatisierte Kinder oder Jugendliche kennen lernen wollten?

Weiterhin trug offensichtlich der psychoanalytische Main-Stream (z. B. die kleinianische Wende zu den »facts« der Säuglingszeit und frühen Kindheit) dazu bei, dass jetzt das Fehlen der Geschichte in der Psychoanalyse[14] konstatiert werden musste.

In Konsequenz erscheint mir jetzt nicht verwunderlich, dass für die die Katamnesestudie tragende Forschungsgruppe das hohe Ausmaß an Traumatisierungen *unerwartet* war.

Wenn die Einflüsse und Interaktionen zwischen Individuum und Umwelt in der Schwangerschaft, in der Säuglingszeit, in der Kleinkindzeit und Kindheit (bis hin zur Pubertät und sich dort wiederholend) als die zentral prägenden für die gesamte weitere Entwicklung eines Menschen angesehen werden:

▪ Mussten sich aber dann die Psychoanalytiker und insgesamt alle psychotherapeutisch Tätigen in Wirklichkeit in den Jahrzehnten nach dem Zweiten Weltkrieg nicht damit auseinandersetzen, dass diese grundlegende zentrale Annahme von ihnen für die im Krieg aufgewachsenen Jahrgänge schon damals und auf Dauer sowohl theoretisch als auch praktisch außer Kraft gesetzt wurde?

▪ Wie kamen die Psychoanalytiker der beschriebenen ersten und zweiten Alterskohorte mit ihren eigenen Erfahrungen zurecht? Warum räumten sie diesen für ihre Forschungen und für ihre praktische Tätigkeit so wenig Einfluss ein?

▪ Wie lösten die sich zu den 68-ern zählenden Geburtsjahrgänge das Dilemma, einerseits ihre zurückgekehrten Väter anklagend und aggressiv wegen deren Vergangenheit zu attackieren und andererseits abzuspalten, dass ihre Mütter als Frauen der gleichen Generation – d. h. ebenso, wenn auch in anderer Form, in das Dritte Reich und den Zweiten Weltkrieg verstrickt – sie als Kinder versorgt, ernährt, bewahrt und somit auch oft am Leben erhalten hatten?

- Wie reagierten die nach dem Krieg geborenen Jahrgänge auf die leidvolle Erfahrungsgeschichte ihrer Eltern und der weiteren Familie?

Diese »Kriegskindheits«-Situation deutscher Psychoanalytiker wurde bisher kaum reflektiert.[15] Zur Zeit läuft eine erste systematische Untersuchung.[16] Dagegen wurden die Identitätsprobleme deutscher Psychoanalytiker im Zusammenhang mit der Vertreibung und Verfolgung der jüdischen deutschen Kollegen schon früh beschrieben.[17]

Rückwirkend gesehen lassen sich diese abgelaufenen Prozesse nur als offensichtlich notwendige umfassende innerpsychische individuelle wie auch gruppenbezogene Abwehrvorgänge verstehen: insbesondere Verleugnung, Bagatellisierung, Spaltung, Verkehrung ins Gegenteil, Tabuisierung und insgesamt Verdrängung – in unterschiedlicher Kombination je nach Alterskohorte.

Was wissen die Geburtsjahrgänge, die jetzt ihre psychoanalytische bzw. tiefenpsychologisch orientierte Weiterbildung beginnen, darüber? Unter dem Titel *Lange Schatten – Die Kinder der Kriegskinder kommen in die Psychoanalyse*[18] wird neben der Tatsache, dass die nächste Generation (also die jetzt 25- bis 40-Jährigen) therapeutische Hilfe suchen, der auffallende Befund beschrieben, dass sich »die Geschichte dieser Kinder im Dunkeln verliert«, d. h. ihre Familiengeschichte ist ihnen unbekannt. Forscht man nach, findet man häufig eine erschreckende, chaotische Kriegskindheitsgeschichte der Eltern.

Leiden möglicherweise auch diejenigen, die jetzt ihre Weiterbildung beginnen oder schon durchlaufen, als nächste Generation noch immer an der »Kriegskindheits«-Geschichte ihrer Eltern?

Die Frage an die zeitgeschichtliche Forschung

Die zeitgeschichtliche Forschung (vgl. Anmerkungen zu Kapitel 1) hatte sich im Vergleich mit der Erforschung der weiter zurückliegenden Vergangenheit als Wissenschaft mit drei Problemkreisen auseinander zu setzen: mit der spezifischen Quellenlage, der mangelnden zeitlichen Distanz des Forschers zu seinem Untersuchungsgegenstand sowie der Unabgeschlossenheit zeitgeschichtlicher Verhältnisse und Entwicklungen. In Kenntnis dieser Problemlagen zentrierte sich die nach dem Zweiten Weltkrieg herausbildende zeithistorische Forschung auf die Untersuchung individueller Strukturen, Prozesse und Institutionen – beginnend mit der Erforschung des Nationalsozialismus (einschließlich seiner Vorgeschichte) und des Zweiten Weltkriegs. Danach traten in den siebziger Jahren Forschungen über die Besatzungszeit in Deutschland sowie die Anfangszeit der Bundesrepublik Deutschland und der Deutschen Demokratischen Republik stärker in den Vordergrund. In diesem Zusammenhang wurde einer möglichen *psycho-historischen* Forschung unter psychoanalytischer Beteiligung eine eindeutige Absage erteilt.[19]

Erst seit kurzem wird aus zeitgeschichtlicher Perspektive die Bedeutung von *Mentalitäts-* und insbesondere von *Erfahrungsgeschichte*[20] gewürdigt:

»Zwar ist die Begegnung der beiden Wissenschaftskulturen (d. h. der historischen Wissenschaften und der Psych-Wissenschaften im engeren Sinne: Entwicklungspsychologie, Psychoanalyse, Psychiatrie, Psychosomatik und Psycho-Gerontologie) auch heute noch keine Selbstverständlichkeit, aber es hat sich in den *letzten ca. fünf Jahren doch ein Wandel angebahnt.* Dies geschah vor allem in einem Forschungsfeld, das beide Fachrichtungen bisher jede für sich mit je eigenen Methoden untersucht haben: dem Lebenslauf von Menschen als Ausdruck der Tatsache, dass die Geschichte des 20. Jahrhunderts durch sie hindurch geflossen ist und sie wiederum aktiver Teil dieser Geschichte sind. Nun hat sich in zunächst noch eher kleinen Kreisen von Historikern in den letzten Jahren eine Öffnung hin zu einer neueren Kulturgeschichte vollzogen: die ›weichen Faktoren‹, d. h., die subjektiven Elemente in der Geschichte werden intensiver ins Visier genommen, insbesondere die Mentalitäten, Prägungen und Erfahrungen von Menschen vor dem Hintergrund der Zeitumstände, in denen sie ihr Leben mit Blick auf ihre je offenen Zukünfte zu gestalten versucht haben.[21] Lange Zeit standen in der Geschichtswissenschaft alle Versuche eines nachvollziehenden Verstehens des individuellen und kollektiven Handelns von Menschen unter Ideologieverdacht. Es wurde unterstellt, der Historiker verliere durch sein Verstehenwollen seine kritische Distanz zum Gegenstand und begebe sich in die Gefahr, alle Arten von Irrationalität, subjektiver Befindlichkeit und individueller Deutung verstehend zu rechtfertigen.

Für die Historiker, die sich intensiver an der Debatte an der erwähnten neueren Kulturgeschichte beteiligt und z. B. ein besonderes Interesse an einer Generationengeschichte des 20. Jahrhunderts entwickelt haben[22], lag es nahe, vor allem einen Gedanken von Freud aufzugreifen. Es geht um einen Kernsatz aus Freuds Aufsatz *Die infantile Wiederkehr des Totemismus* aus dem Jahre 1913. Er lautet: ›Keine Generation sei imstande, bedeutsamere seelische Vorgänge vor der nächsten zu verbergen‹. Also müsse man sich fragen, ›welcher Mittel und Wege sich eine Generation bedient, um ihre psychischen Zustände auf die nächste zu übertragen‹.[23] Hiervon ausgehend, kann man zugespitzt sagen, dass es zwei, vielleicht sogar drei Arten von ›Geschichte‹ unseres Jahrhunderts gibt: einerseits die Geschichte, die die Geschichtswissenschaft mit ihren gängigen Methoden rekonstruiert, die an den Schulen gelehrt wird und die unser ›offizielles‹ kollektives Gedächtnis bestimmt. Dazu tritt andererseits die aus ›Geschichten‹ bestehende Geschichte, die die Menschen je nach ihrer generationellen Zuordnung und Prägung als gelebte ›Aneignung‹ dieses Jahrhunderts für sich reklamieren und die ihnen in je altersspezifischer Art und Weise zugemutet worden sind. Hinzu mag noch eine weitere, dritte Art von Geschichte kommen, deren Bedeutung wir zur Zeit erst zu ahnen beginnen: die in uns verkörperte Geschichte. Damit sind sowohl der Körper im ganz konkreten Sinn als auch die unterhalb der Ebene des Bewusstseins und der Erinnerung liegenden traumatischen Bestandteile unserer Lebensgeschichte gemeint[24], d. h. einer Geschichte, die neuerdings vor allem bei der Erörterung der langfristigen Nachwirkungen bzw. Spätfolgen der Kriegskindheit allmählich in den Blick gekommen ist.

Mit einer solchen Nebeneinanderstellung von unterschiedlichen Geschichtswelten ist kein krasses Gegeneinander, sondern ein höchst differenziertes In- und Nebeneinander angesprochen, dessen Facettenfülle erst in den letzten Jahren durch eine stärkere Hinwendung zu Problemen des individuellen wie kollektiven Gedächtnisses zunehmend diskutierbar geworden ist. Dabei handelt es sich um ein bemerkenswertes interdisziplinäres Bemühen, zu dem die Anthropologie und die Ethnologie, die Gerontologie, Soziologie, Psychoanalyse und Psychologie ebenso eingeladen sind wie die Mentalitäts- und Kulturgeschichte und die historische Sozialisationsforschung. Statt der von der Geschichtswissenschaft bislang in erster Linie untersuchten überindividuellen Strukturen, Prozesse und Institutionen sind in diesem Zusammenhang die Wahrnehmungsweisen und Mentalitäten, Sinnstiftungsprozeduren und kulturellen Praktiken, mittels derer die Menschen ihr Leben gestalten, in den Blick gekommen. ›Erfahrung‹ ist hier mehr und mehr zum zentralen Begriff einer Geschichtsbetrachtung geworden. Sie fragt danach, wie sich individuelle und kollektive, subjektive und objektive Aspekte in der Geschichte verschränken und einander wechselseitig verfestigen oder aber verändern. Der Erfahrungsbegriff rückt jedoch noch aus einem weiteren Grund in den Mittelpunkt unseres geschichtswissenschaftlichen Interesses: Er vermittelt nämlich nicht nur zwischen Individuellem und Überindividuellem, zwischen dem, was durch die äußeren Umstände gegeben ist, und dem, was die Menschen – teils bewusst, teils unbewusst – jeweils daraus machen, sondern auch zwischen den historischen Epochen. Denn Erfahrung ist immer zeitlich strukturiert, verbindet ein Vorher mit dem Nachher, indem das in einem bestimmten Lebensalter Erlebte und zu Erfahrung Gewordene später zum Ausgangspunkt von Handeln, Wahrnehmen und Deuten weiteren Erlebens wird. Erfahrungsgeschichtliche Zugänge zur Vergangenheit nehmen insofern Zusammenhänge in den Blick, die andere, von ›außen‹ kommende Zugänge bisher voneinander isoliert haben, indem sie z. B. die Geschichte des Zweiten Weltkriegs von der der Nachkriegszeit abtrennten. Nur die historische Lebenslaufforschung hat bislang solchen übergreifenden Zusammenhängen einige Aufmerksamkeit gewidmet, sie jedoch auf der Ebene der individuellen Biographie belassen. Die sogenannte allgemeine Geschichte wird dagegen meist auch weiterhin in zeitliche Segmente unterteilt. Geschichte kann nur geschrieben werden, wenn die Strukturiertheit dieser Geschichte durch Erfahrungen (diese können später bekräftigt oder entwertet werden) und durch die jeweiligen Folgen, die sich aus diesen Abfolgen für die Entwicklung von Geschichte ergeben, ernstgenommen wird.«

»Kriegskinder« = Alterskohorten mit fehlendem Gruppenbewusstsein?

Seit 2000 erlebe ich bei meinen Vorträgen zum Themenbereich *Kriegskinder* und ebenso wenn ich über meine derzeitigen Forschungsinteressen im Bekannten- und Freundeskreis, bei gesellschaftlichen Anlässen, bei Rundfunksendungen, bei Tagungen, Kongressen u. a. m. berichte, dass auffallend viele Menschen dieser Jahrgänge spontan so reagieren: *Ich gehöre auch dazu; ich bringe auch eine derartige Geschichte mit; Sie wissen doch, ich gehöre auch dazu – nein, Sie können es nicht wissen, wir haben ja nie drüber gesprochen.* Dann folgt oft ein langer sachlicher biografischer Bericht, wobei die berichteten Fakten für mich auf viele schreckliche, leidvolle und schlimme Erfahrungen hinweisen. Erst seitdem weiß ich – auch unter unseren guten Freunden und Bekannten wie auch Kollegen –, wie viele eine derartige Geschichte mitbringen.

Fast nie lautet die Formulierung: »Ich bin auch ein *Kriegskind*«: Auch alle meine betroffenen Patienten führten sich nach meiner Erinnerung keinesfalls mit einem derartigen Hinweis ein. Mir wurde erst sehr viel später bewusst, dass sie derartige Erfahrungen mitbrachten, diese aber für ihr jetziges Leiden und ihre Lebenssituation für unwichtig hielten. Offensichtlich konnten sie ihre zeitgeschichtlichen Erfahrungen nicht als kohortenspezifisch ansehen. Andere Alterskohorten dagegen erlebten und erleben sich als eindeutig durch diese zeitgeschichtlichen Erfahrungen geprägt – auch so in der sozialwissenschaftlichen und historischen Literatur beschrieben. Dazu zählen die sogenannte »HJ-Generation« (geboren zwischen ca. 1918 bis Ende der zwanziger Jahre) und ihr jüngerer Ausläufer, die sogenannte »Flakhelfer-Generation« (geboren zwischen ca. 1925 und 1929/1930). Beiden wurde später das zusätzliche Etikett einer *suchenden* oder *fragenden* Generation verliehen. Ihre heute noch lebenden führenden Repräsentanten stellten kürzlich[25] wieder ihre Kriegserfahrungen als entscheidend und prägend in den Vordergrund. Die nachfolgenden Jahrgänge (zwischen 1930 und 1935 geboren) wurden als die *skeptische* Generation[26] angesehen (ursprünglich sollte sie als *schweigende* bezeichnet werden).

Wie wird *Generation* definiert?

»In jeder Gesellschaft gibt es eine demografisch beschreibbare Altersschichtung, d. h. eine im wesentlichen quantitativ fassbare Kohortenstruktur von Gruppen Gleichaltriger. Diese Gleichaltrigen sind aber in unterschiedlich historische Kontexte hineingeboren worden und haben, was noch bedeutsamer ist, ihre entscheidende geistige Prägephase, ihre Adoleszenz unter Umständen höchst unterschiedlich erlebt und verarbeitet. Die damit geschaffene spezifische ›Generations-Lagerung‹ kann dann je nach der lebenslang wirksamen Durchschlagskraft der in dieser Prägephase erlebten und verarbeiteten Erfahrungen zu einem ›Generations-Zusammenhang‹, d. h. zu einer identifizierbaren Verhaltensdisposition mindestens bei Teilen bestimmter Kohorten führen. … Diese mentalitätsgeschichteten Strukturen waren infolge der krassen Brüche und Verwerfungen in der deutschen Geschichte des 20. Jahrhunderts besonders wirkungsmächtig und von zum Teil gravierender Bedeutung sowohl für vielerlei innergesellschaftliche Konfliktkonstellationen und Lösungsstrategien als auch für die lebensbezogene Sinnstiftung großer Teile einzelner, besonders augenfälliger Jahrgänge.«[27]

Unter dieser Perspektive der Adoleszenz als entscheidender geistiger Prägephase stellt der hier genutzte Begriff Kriegs-*Kindheit* einen bedeutsamen Perspektiven-Wechsel dar. Er bezieht sich – hier eindeutig entwicklungspsychologisch gesehen – auf psychosexuelle und psychosoziale Entwicklungsphasen und nicht auf das intellektuelle Verarbeitungsniveau. Benutzte man für die Kriegskinder den hier ausgeführten Begriff der Generation, so hätten sie ihre prägende Adoleszenz zwischen dem 15. und 20. Jahr erlebt (d. h. die 1935 Geborenen zwischen 1950 und 1955 und die 1945 Geborenen entsprechend zwischen 1960 und 1965), d. h. in der Zeit des sogenannten »Wirtschaftswunders« und vor 1968 (nur wenige der sogenannten 68er-Generation waren Kriegskinder und nur wenige der Kriegskinder zählen und zählten sich zu den 68ern). Was bedeutet dieser Perspektivenwechsel für eine bewusste eigene Wahrnehmung von *Kriegskindheit*?

Bekanntlich ist die frühe Kindheit (etwa bis zum 3. und 4. Lebensjahr) unter anderem dadurch charakterisiert, dass erst ab diesem Zeitpunkt bewusste und lebenslang verfügbare Erinnerungen in mit zunehmenden Alter immer größerem Umfang zur Verfügung stehen. Insbesondere gefühlsmäßig beunruhigende, erschreckende und beängstigende (und daher abzuwehrende)

Erfahrungen erreichen bis zum dritten Lebensjahr kein erinnerungsfähiges Bewusstsein, erst recht nicht in Form einer berichtbaren Erfahrung. Im dritten und vierten Lebensjahr gesammelte bewusstseinsfähige und zum Teil verbalisierbare Erfahrungen können dann weiterhin intensiven Verdrängungsprozessen unterliegen. Entsprechend äußern sich z. B. in zeitgeschichtlichen Sammelbänden die damaligen Betroffenen, wenn man die Autoren nach Jahrgängen ordnet, auffallend unterschiedlich: es äußern sich in der Regel die vor 1930/1932 Geborenen und dann wieder die nach 1945 Geborenen.[28] Die Jahrgänge dazwischen verfügen aufgrund ihres damaligen psychosexuellen und psychosozialen Entwicklungsniveaus offenbar nur in deutlich geringerem Umfang über entsprechende Verbalisierungsmöglichkeiten – wie auch eine Analyse der Autoren von betreffender Kinder- und Jugendliteratur[29] zeigt.

Welche Bedeutung maßen und messen bewusst die Betroffenen selbst wie auch ihre familiäre und soziale Umwelt diesen *passiv* und dazu noch aus der Perspektive einer zwar *anomalen*, aber *übereinstimmend als Normalität* erlebten Erfahrungen bei? Nach meinem Eindruck sind sie sich zwar der Erfahrungen in der späteren Kindheit gemachten Erfahrungen im Sinne von Fakten bewusst, stufen diese aber als selbstverständlich, da *kollektiv* erlebt, ein. Die zugehörigen Gefühle und insbesondere auch die sich ergebenden Folgen, z. B. eines Vater-, Geschwister- oder Heimatverlusts, erscheinen viel öfter nicht bewusst bzw. verdrängt.[30]

So bin ich immer wieder irritiert, wenn mir im Gespräch Männer gleichen Alters das Faktum des langfristig oder dauerhaft abwesenden Vaters berichten und gleichzeitig betonen, dass sie diesbezüglich lebenslang nie etwas vermisst und sich sehr wohl gefühlt hätten, nur unter lauter Frauen aufgewachsen zu sein. Interessanterweise vertreten die bei diesen Gesprächen anwesenden Ehefrauen eine deutlich andere Auffassung: sie betonen dann häufig – manchmal in Anwesenheit ihrer Männer, häufiger jedoch draußen vor der Tür –, dass ihren Männern bestimmte »männliche« Züge, insbesondere aktives Handeln, Übernahme von Verantwortung wie auch (unter Umständen auch aggressives) Behaupten eines eigenen Standpunkts fehlten. Ihre Männer seien freundlich, angepasst, ließen sich verwöhnen und nähmen selbstverständlich an, dass ihre Frauen (wie eben auch die Mütter im und nach dem Krieg) alles regeln und in die Hand nehmen würden. Diese Ehefrauen führten diese auffälligen Verhaltensweisen und auch Defizite eindeutig auf die Abwesenheit des Vaters zurück.

Wie beschrieben (vgl. Kapitel 4), hoffte die familiäre und soziale Umwelt, dass ihre Kinder »wenig durch diese Erfahrungen belastet« seien, dass sie »diese schnell vergessen«, und stuften die Erfahrungen ihrer Kinder im Vergleich zu dem eigenen präzise und gut verbalisierbaren Schicksal als weniger bedeutsam und prägend ein. Dazu kam, dass sich diese Kinder und Jugendlichen kaum über diesen Anteil ihrer Biografie und insbesondere über die dazugehörigen Gefühle austauschten. Außerdem hatten ca. 60 bis 65 Prozent der damaligen Kinder und Jugendlichen diese Erfahrungen gemacht, 35 bis 40 Prozent aber eindeutig nicht – ganz im Gegenteil zu den Erwachsenen, die praktisch alle in irgendeiner Form den Krieg direkt oder indirekt erlebt hatten oder von ihm betroffen waren.

Außerdem: Bezieht sich das Wort Kindheit auf die Endphase des Krieges, auf den gesamten Krieg, auf die Nachkriegszeit? Sind die 1944 Geborenen noch »wirkliche« Kriegskinder? Darf der Begriff Kriegskinder auch auf die Nachkriegszeit angewandt werden? Sind die Kinder der Besatzer auch Kriegskinder? Diese vielen Einflüsse trugen offensichtlich dazu bei, dass sich keine Großgruppenidentität der »Kriegskinder« entwickelte. In einer Untersuchung aus dem Jahr 2000 wurden in bis zu zweistündigen Gesprächen 60 Vorstände, Geschäftsführer und Inhaber der größten deutschen Unternehmen (hauptsächlich solcher, die im Börsenindex Dax 30 gelistet sind) bezüglich der Quellen der

Identität als wirtschaftliche Führungselite befragt.[31] Praktisch alle Betroffenen waren sich eindeutig ihrer prägenden Einflüsse dieser Zeit bewusst, aber offensichtlich nicht als »Kriegskinder«.

Dann folgt in der öffentlichen Wahrnehmung und auch in der eigenen Bewusstseinsbildung die *68-er Generation* (geboren ab 1941/1942, hauptsächlich aber in der unmittelbaren Nachkriegszeit zwischen 1945 und 1950). Ihre Identität bezieht und bezog sie aus der Auseinandersetzung mit ihren für das Dritte Reich und seine Folgen verantwortlichen zurückgekehrten Vätern und aus der Bekämpfung der restaurativen Bestrebungen nach dem Zweiten Weltkrieg. Das Fazit ist eindeutig: Wenn sich die Betroffenen bisher nicht als *Kriegskinder* definieren, wie sollte die Öffentlichkeit sie als solche erkennen und anerkennen?

11. Kapitel
Selbsthilfe für Betroffene

Wie kann ich mit meiner Vergangenheit als »Kriegskind« zurecht-kommen? Wie kann ich mir selbst helfen?

Seit dieses Buch erschienen ist, werden mir solche Fragen von Betroffenen immer wieder gestellt, in vielen Briefen wie auch auf Vorträgen zum Thema; sie werden ständig an Fachleute heran-getragen. Wenn man mir diese Fragen stellt, erinnere ich mich nur zu gut an meine eigenen mühevollen, schmerzlichen und mich lange Zeit bedrückenden Bemühungen, Zugang zu meiner eigenen Geschichte als »Kriegskind« zu finden[1,2]. Die damalige Lebenssituation betroffener Kinder und Jugendlicher war von einer spezifischen Botschaft und spezifischen Erfahrungen ge-prägt. Die Botschaft lautete: *Komme allein mit deinen schreck-lichen Erinnerungen, deinem Kummer, deiner Angst zurecht und funktioniere.* Die spezifischen Erfahrungen umfassen: *Man kann scheinbar wirklich allein mit allem fertig werden; Reden über Ge-fühle bringt nichts – besser schweigt man; schließlich ist man stolz, allein zurechtgekommen zu sein.* Außerdem weiß man als Ange-höriger der betroffenen Jahrgänge bis heute eher selten über die Möglichkeiten einer professionellen psychischen Hilfestellung Bescheid. Ihre mögliche Inanspruchnahme passt auch nicht zum Selbstbild der meisten Männer.

Um zu begreifen, warum es einem während des Alterns jetzt seelisch schlechter oder sogar deutlich schlecht geht, bedarf es einer *biografischen Reise* (s. auch S. 135–139).

– Diese zunächst *innere* Reise führt zurück zu den beängsti-genden, beunruhigenden, kummervollen, bedrückenden, aber auch zu den sehnsüchtigen, fröhlichen und friedvollen Kindheitserinnerungen;

– auf dieser *inneren* Reise begegnet man zwangsläufig seinen damit verbundenen, lange Zeit abgewehrten bzw. abgespaltenen Gefühlen, die sich möglicherweise schon früher bemerkbar machten, jetzt aber immer stärker bis in die Träume hinein andrängen;

- die *innere* Reise kann dann auch zu einer (erstmaligen?) *realen* Reise zu den verloren gegangenen oder verlassenen Orten der Kindheit und Jugendzeit führen, an denen man aufwuchs, Schreckliches und möglicherweise auch Schönes erlebte;
- schließlich kann diese *reale* Reise auch zu den in der Ferne liegenden Orten führen, wo die gefallenen Väter begraben sind oder wo ihre Gräber vermutet werden.

Erinnern wir uns jetzt bewusst, gezielt und systematischer, so werden unsere oft nur bruchstückhaft vorhandenen Erinnerungen umfassender und sie verknüpfen sich stärker miteinander; die zusätzlichen familiären Berichte verdeutlichen wichtige Zusammenhänge und neue Sichtweisen. Genauere Datierungen und örtliche Zuordnungen (manchmal braucht man eine Landkarte) werden möglich. Allmählich kann man auch die dazugehörigen Gefühle besser zulassen. Schritt für Schritt lässt sich das Erlebte mit Worten beschreiben und zu einem zusammenhängenden Bericht verdichten. Dieser (vorläufig nur *innerlich* vorhandene) Bericht verdeutlicht auch Lücken, (noch) fehlende Kenntnisse oder auch Widersprüche. Manchmal lassen sich diese durch weiteres Nachforschen, mit Hilfe von Nachfragen in der Familie und/oder der Verwandtschaft wie auch mit Hilfe von Dokumenten, Briefen oder Büchern füllen.

Je vollständiger ein solcher Bericht erscheint, desto unweigerlicher stellen sich weitere Fragen: Stimmen meine Erinnerungen überhaupt? Kann es sich wirklich so abgespielt haben, wo doch die Familienaufzeichnungen und die Erinnerungen meiner Geschwister anders lauten? Stimmen die Zeiträume oder war es damals in Wirklichkeit länger oder kürzer? Handelt es sich wirklich um eigene Erinnerungen oder »erinnere« ich mich aufgrund fa-

miliärer Erzählungen?[3] Bei unseren Bemühungen dürfen wir uns
aber nicht in die Falle versuchter »objektiver Geschichtsschrei-
bung« begeben. Unser innerer Bericht verdeutlicht eine individuelle, subjektive Erinnerungs- und Erfahrungsgeschichte. Er
wurde durch familiäre Erzählungen ergänzt, erweitert und beeinflusst. Dazu unterliegen unsere damaligen Erfahrungen einer
ständigen und lebenslangen Bearbeitung[4], d. h. bestimmte Anteile wurden in vielfältiger Weise (durch Verleugnung, Bagatellisierung, Verkehrung ins Gegenteil) so verändert, dass sie für uns
insgesamt erträglicher wurden, insbesondere im Falle für uns
peinlicher, beschämender oder konfliktträchtiger Situationen.
Wir können uns aber darauf verlassen, dass die erlebten *Fakten*[5]
zutreffen, beispielsweise die Erinnerungen an Bombenangriffe,
Flucht, Vertreibung, Evakuierung, Kinderlandverschickung, Verluste von Personen, Hunger, Unterernährung, katastrophale Lebensverhältnisse und Gewalterfahrungen. Eher besteht die Gefahr, dass wir schreckliche Erfahrungen so vollständig verdrängt
haben, dass sie aus unserem Gedächtnis nicht mehr bewusst abrufbar sind.

Zu den wieder belebten, oft auch zum ersten Mal zugelassenen Gefühlen gehören häufig zunächst solche von Trauer
und Sehnsucht. Sie weisen auf einen spätestens jetzt notwendig
werdenden – möglicherweise auch schon vorher begonnenen –
Trauerprozess hin. Es ist Trauer über das, was man verloren hat
(Menschen, Lebensumstände); es sind Sehnsüchte nach Schutz,
Sicherheit, Geborgenheit, nach Verwöhnung wie auch nach einer
scheinbar sorglosen Kindheit oder nach einer bergenden Heimat.
Vielen Menschen fällt es dabei besonders schwer zu akzeptieren,
dass zu einem Trauerprozess auch Vorwürfe, Wut und Zorn gehören. Vorwürfe zunächst an das Schicksal, aber in Wirklichkeit
an die Adresse derjenigen, die einen nicht (mehr) beschützen,
unterstützen oder verwöhnen konnten. Wut und Zorn auf diejenigen, die Schuld daran tragen, dass die eigene Kindheit und
Jugendzeit so verlief und häufig weitgehend fehlte. Bewusst Ab-

schied nehmen kann man aber nur, wenn man weiß, was man verloren hat, und darüber trauern konnte. Ein derartiger Trauerprozess dauert Monate; er trägt entscheidend dazu bei, die eigene Geschichte zu vervollständigen und sich allmählich stabiler und wohler zu fühlen.

Die große Anzahl Betroffener verdeutlicht, dass es nicht das »Kriegskind« gegeben hat, und somit gibt es auch nicht die typische »Kriegskindheits-Geschichte«! In Konsequenz heißt das: *Alle zeitgeschichtlichen Erfahrungen sind höchst individuell.* Jeweils individuell muss die persönliche Biografie erkundet werden. Notwendig wird, sich anschließend darüber auszutauschen.

Wie kann die *innere* Reise vonstatten gehen? In der Regel kennt man viele Bruchstücke seiner Geschichte – sei es aufgrund eigener Erinnerungen, sei es aufgrund zusätzlicher familiärer Berichte. Ergänzend wird nun ein Stück längerer Selbstbeobachtung nötig: Anlässlich welcher Situationen und Berichte, anlässlich welcher Fotos oder Filmszenen reagiere ich überhaupt und in welcher – insbesondere gefühlsmäßiger – Weise? Kommt mir etwas davon bekannt vor oder will ich mich im Gegenteil in keiner Weise damit befassen? Bei welchen Erinnerungen bzw. Erzählungen reagiere ich bedrückt, verzweifelt, kummervoll oder fange an zu weinen? Gibt es Gefühle, die ich nur für mich selbst zulassen kann, oder gibt es auch Gefühle, die ich meiner Umwelt zeigen kann, verbunden mit dem Wunsch, getröstet zu werden? Im ersten Fall schämt man sich solcher Gefühle wegen oft, weil sie nicht dem eigenen Selbst- oder Idealbild (als Mann oder Frau) entsprechen. Im zweiten Fall handelt es sich häufig um Situationen, in denen wir erneut oder vielleicht auch zum ersten Mal Schutz und Trost brauchen. Welche Erinnerungen und Einfälle folgen in den nächsten Stunden und Tagen? Welche Themen und Personen tauchen in meinen nächtlichen Träumen auf, welche Erinnerungen verfolgen mich bis in sie hinein? Bezüglich welcher Erinnerungen oder Ereignisse würde ich jetzt gern von meinen (noch lebenden) Eltern, von meinen Geschwistern oder aus Büchern mehr erfahren?

Diese Reise bietet die Chance, die eigenen individuellen Erinnerungen zu vervollständigen, die damit verbundenen Gefühle besser kennen zu lernen, um sie allmählich als Teil eigener Geschichte zu akzeptieren und im günstigsten Falle zu integrieren. Diese Reisen bergen gleichzeitig auch Risiken! Daher muss man sie gut ausgestattet und in verlässlicher Begleitung beginnen. Wichtig ist zusätzlich die Gewissheit, an einen vertrauten, sicheren Ort zurückkehren zu können. Ohne diese Voraussetzung ist eine derartige Reise zu gefährdet.

Gut ausgestattet meint hier, dass man sich selbst in einer stabilen psychischen Verfassung befindet; dass man sich keinen schwierigen Veränderungen oder Verlusten gegenüber sieht und schließlich auch, dass man sich für diese innere wie auch reale Reise genügend Zeit lässt. Leider werden aber gerade ältere Menschen vor allem in Lebenskrisen, oft ausgelöst durch einschneidende Veränderungen (z. B. Ausscheiden aus dem Berufsleben), anlässlich von Verlusten (z. B. der lebenslang Halt gebenden Mütter oder auch schon des Partners oder der Partnerin) oder infolge von die bisherige Selbständigkeit bedrohenden Ereignissen (z. B. schwerwiegenden Erkrankungen, evtl. verbunden mit Behinderungen) von ihrer spezifischen Geschichte eingeholt. Wo sich die eigene Lebenssituation derart verändert, kommt es sehr darauf an, dass man für diese unverändert wichtigen oder gerade jetzt nötig werdenden (Entdeckungs-)Reisen von Anfang an professionelle Hilfe sucht oder sich zumindest einer kurzfristig zur Verfügung stehenden professionellen Hilfestellung vergewissert.

In *verlässlicher Begleitung* heißt, dass man sich im Bedarfsfall auf einen verständnisvollen Menschen stützen kann, der einen selbst schon lange kennt und die Fähigkeit besitzt, zuzuhören: Das heißt, wir brauchen einen Menschen, der auch bereit ist, sich schreckliche, beängstigende ebenso wie sehnsüchtige Erinnerungen und Erfahrungen anzuhören; jemanden, in dessen

Gegenwart wir uns trauen, zu weinen, Ängste zu zeigen, und bei dem wir uns geborgen wie auch getröstet erleben können. Kurzum, wir brauchen einen Menschen, der sich jetzt nicht erschrocken von uns abwendet und der es ertragen kann, uns schwach, voll Kummer und trostbedürftig zu erleben.

Als geeignet für diese Aufgabe können sich der Partner oder die Partnerin, Geschwister oder andere nahe Verwandte wie auch gute gleichaltrige Freunde/Freundinnen erweisen. Ob man eine derartige reale Reise mit seinen eigenen erwachsenen Kindern unternehmen sollte, ist schwierig zu entscheiden. Einerseits möchte man ihnen die eigene, auch sie betreffende Geschichte nahe bringen und andererseits möchte man sie – unverändert selbst in der Eltern-Position – nicht mit Kummer, Schrecken und Angst belasten. So erscheint eine Reise mit Gleichaltrigen günstiger. Keinesfalls sollte man eine reale Reise zu den Orten der Kindheit oder zu Gräbern allein unternehmen, ganz besonders dann nicht, wenn es sich um die erste Reise mit dieser Zielsetzung handelt. Sich erneut völlig hilflos und ausgeliefert und zum wiederholten Male damit alleingelassen zu erleben, kann seelisch hoch gefährlich werden!

Die Möglichkeit der Rückkehr an einen *vertrauten und Sicherheit gebenden Ort* ist wichtig, damit es jetzt im Gegensatz zur damaligen Situation der Kindheit eine vertraute Welt der Gegenwart gibt, in der man sich wohl fühlt und die sich durch vertraute Beziehungen, eine vertraute und befriedigende Umwelt sowie geregelte Lebensbedingungen auszeichnet. Kurzum, zusätzlich ist hilfreich, wenn die heutige Lebenssituation so beschaffen ist, dass man gerne dorthin zurückkehrt.

Dieser Prozess der Selbsthilfe ist damit noch nicht abgeschlossen. Zwei weitere wichtige Aufgaben stehen an: Erstens geht es darum, den »inneren« Bericht zu »veröffentlichen«. Veröffentlichung heißt hier, den bisher nur innerlich vorhandenen Bericht aus sich herauszulassen, d. h. zu erzählen. Diese erste Aufgabe des Erzählens aus der eigenen inneren Welt ist wichtiger Bestandteil jeder Psychotherapie oder psychosozialen Hilfestellung. Die innerlich vorhandenen Erinnerungen, Erfahrungen und Gefühle sind in Worte zu fassen und auszusprechen – hier am besten in schriftlicher Form. Es sollte sich möglichst nicht nur um einen nüchternen, »objektiven« Bericht handeln, sondern um einen wirklichen Erfahrungsbericht des damaligen Kindes oder Jugendlichen mit allen dazugehörigen Gefühlen. Man kann ihn selbst schreiben, man kann ihn aufs Tonband sprechen, man kann ihn mit Hilfe einer Gruppe (Schreibwerkstatt) erarbeiten[6] oder sich auch professionelle Hilfe holen[7].

Zweitens muss man sich mit anderen Menschen über die eigenen Erfahrungen austauschen. Es geht darum, das eigene Schweigen und damit die eigene Vereinzelung zu beenden. Diese anderen könnten Partnerin oder Partner, Geschwister, gute Freundinnen und Freunde, aber auch die eigenen Kinder sein. Dabei könnten sich allerdings Schwierigkeiten ergeben:

Man erinnere sich nur daran, dass man früher die »Geschichten« und somit auch die Geschichte seiner Eltern nicht hören wollte. Man erinnere sich, dass die Partnerin oder der Partner und insbesondere die Kinder sich den eigenen Erzählungen schon früher verweigerten oder eher vorwurfsvoll nachfragten. Es geht jetzt aber nicht mehr um die Geschichte unserer Eltern, die angehört und verstanden werden soll, sondern um die eigene, endlich ernst zu nehmende Geschichte. Die eigenen Kinder sind längst erwachsen und heute oft mehr als bereit, sich die Geschichte von uns, ihren Eltern, anzuhören. Viel zu oft höre ich die Klagen der Kinder der »Kriegskinder«, dass ihre Eltern nichts erzählen bzw. nie etwas erzählt haben. Sie bedauern sehr – häufig erst nach dem Tod ihrer Eltern und damit zu spät –, nicht intensiv genug nachgefragt zu haben.

Man kann einen Bericht (sei es als Fotokopie oder Buch) verteilen. Er wird – wenn auch manchmal erst nach Jahren – doch gelesen und kann dann zum besseren gegenseitigen Verständnis verhelfen. Viele Kinder der »Kriegskinder« begreifen dann endlich ihre eigene Entwicklung besser und verstehen, inwieweit und in welcher Form diese »Geschichte« ihres Vaters oder ihrer Mutter dazu beigetragen hat.

Wenn man sich im Kreis der eigenen Angehörigen oder Freunde schämt, kein Verständnis erfährt oder vielleicht sogar auf deutliche Ablehnung stößt, wird das Gespräch mit anderen Betroffenen umso wichtiger. Besuche von Vorträgen und von Tagungen[8], besser noch Gesprächsgruppen[9] bieten dafür Möglichkeiten. In den letzten Jahren werden solche Veranstaltungen von Familien-Eheberatungsstellen der Kirchen oder Wohlfahrtsverbände, von psychoanalytischen und psychotherapeutischen Weiterbildungsinstituten und auch psychotherapeutischen und alterspsychiatrischen Tageskliniken angeboten. Sie finden in der Regel einmal wöchentlich (1,5 Stunden Dauer) über 10 Wochen lang unter professioneller Leitung statt. Sie sind geeignet, eigene Erfahrungen anderen mitzuteilen, sich gegenseitig über erlebte Schicksale und erfolgte Lebensbewältigung auszutauschen und gegenwärtig bestehende Probleme und Konflikte besser anzugehen. Entsprechende Gesprächsangebote erfolgen auch durch Akademien[10]. Die professionellen Leiter können auch bei der Frage weiter benötigter Hilfestellung beraten. Leider findet man manchmal im Kreis unbekannter Betroffener mehr Verständnis als im eigenen Familien- und Freundeskreis.

Soll man sich auch dann auf eine derartige Reise begeben, wenn es einem gut geht, wenn man unter keinen Erinnerungen leidet und man sich auch nicht anlässlich von Berichten, Fotos oder Filmen beunruhigt erlebt – selbst wenn man um Bruchstücke einer eigenen, schon leidvollen Geschichte durch Erzählungen weiß und sich selbst nur noch an »Abenteuer« erinnert? In dieser Situation ist eine derartige Reise nicht zwingend; man kann seinen bisherigen eigenen (unbewusst erfolgten) Bearbeitungs- und Abwehrprozess als momentan und wahrscheinlich auch zukünftig stabil beurteilen.

Präventiv sollte man aber jetzt in der Situation des fortschreitenden Alterns mit zunehmender Bewusstheit eines begrenzten Lebens, bei entfallenden beruflichen Verpflichtungen und genügend frei verfügbarer Zeit doch sich selbst, Partnerin oder Partner wie auch die eigenen Kinder befragen: Hat man nicht doch schon früher häufiger unter seinen bedrückenden Erinnerungen gelitten? Haben diese einen nicht doch unmerklich stärker beeinflusst, als man es wahrhaben will? Sind der eigenen Familie Veränderungen (s. S. 114–123) aufgefallen, die möglicherweise durch eine derartige »Kriegskindheitsgeschichte« bedingt sein könnten? Dann ist die Aufgabenstellung eindeutig. Es gibt keine Garantie, dass man in späteren Phasen des Alterns, insbesondere im Falle von Hilflosigkeit und Abhängigkeit, nicht doch noch durch seine diesbezügliche Kindheitsgeschichte bedrängt und gequält wird. Ist man sich unsicher über den einzuschlagenden Weg, empfehlen sich Gespräche mit psychotherapeutisch Tätigen[11] oder auch die Teilnahme an einer Gesprächsgruppe.

Spätestens wenn man bemerkt, dass man mit seinen schlimmen Erinnerungen allein nicht zurechtkommt, ist es dringend an der Zeit, sich professionelle Hilfe[12] zu suchen. Die Gefahr, chronisch depressiv zu werden und innerlich zu erstarren, ist anderenfalls viel zu groß. Selbst wenn man sich gekränkt oder beschämt fühlt, weil man sich nicht mehr selbst helfen kann, sollte man sich um diese professionelle Hilfe bemühen.

Sollte man anstelle einer derartig langen und mühevollen »inneren« Reise sich das Leben nicht lieber mit Medikamenten, z. B. Schlafmitteln, Tranquilizern oder Antidepressiva erleichtern? Bestimmt können diese Medikamente kurzfristig –um noch einmal die Metapher der Reise zu nutzen – bei »stürmischer See« oder auf »gefährlichen Wegstrecken« hilfreich sein, so insbesondere bei akuten Trauma-Reaktivierungen (S. 82), bei Re-Traumatisierungen (S. 82) oder akuten (auch körperlichen) Dekompensationen. Sie sind hilfreich bei schweren und beunruhigenden Schlafstörungen, Angst- und Panikzuständen sowie bei depressiver Verzweiflung und Resignation. Sie helfen allerdings nur symptomorientiert! In jedem Fall dürfen Medikamente nur über einen kurzen Zeitraum eingenommen werden – Tranquilizer führen schnell zur Abhängigkeit!

Die schriftlich festgehaltene Geschichte stellt gleichzeitig einen »Abschlussbericht« dar – auch wenn dieser später noch ergänzt wird. Die eigene Geschichte hat eine angemessene Form gefunden. Sie kann damit akzeptierter Bestandteil der eigenen Biografie werden, auch weil sie – real und symbolisch – den eigenen Namen als Verfasser trägt. »Akzeptiert« bedeutet, dass dieser Anteil der eigenen Entwicklung und Geschichte fortan bewusst unwiderruflich und weiterhin lebenslang zu einem selbst gehört und nicht mehr geleugnet oder verdrängt werden kann. Daher benötigt man von nun an auch nicht mehr so viel an psychischer Energie – wie sie zuvor unbewusst aufgewendet werden musste –, um diesen Anteil auf vielfältige Weise von sich fernzuhalten, sei es durch Verleugnung, Bagatellisierung, Verkehrung ins Gegenteil oder auch durch Abspaltung. Diese psychische Energie steht uns jetzt für andere wichtige eigene Anliegen zur Verfügung.

Wenn die eigene Kindheitsgeschichte auch bewusst gewordene erfreuliche, befriedigende, erfüllte und glückliche Anteile umfasst, erhalten sie nun Raum. Damit soll der andere Anteil nicht vergessen bzw. verdrängt gehalten werden, sondern parallel dazu dürfen jetzt eben auch andere Erinnerungen bewusst werden und bleiben.

Garantiert eine derartige Reise lebenslange psychische Stabilität? Bestimmt können in den zukünftigen Phasen des eigenen Alterns erneut Probleme, Krisen und Konflikte auftreten, die mit einer derartigen Kindheitsgeschichte zusammenhängen. In der Regel verlaufen sie jedoch kürzer und weniger intensiv; wir begreifen eben einen wahrscheinlichen Zusammenhang mit unserer früheren Geschichte schneller. Bei Bedarf kann man sich auch mehrfach professionelle Hilfe[13] holen.

12. Kapitel
Holt uns unsere eigene Geschichte wieder ein?

Die Feststellung: Wir haben eine Geschichte, wir sind Geschichte und wir verkörpern unsere Geschichte, gilt selbstverständlich auch für uns als Professionelle selbst – sei es, dass wir der zweiten (= über 60-Jährige) oder sei es, dass wir der dritten (= 30- bis 50-Jährige) Generation angehören. Daher haben uns die Auswirkungen dieser zeitgeschichtlichen Erfahrungen schon lebenslang individuell, familiär und intergenerationell begleitet. *Einholen* kann sie uns nur, wenn sie uns bisher nicht interessiert hat, wir uns ihr entzogen oder sie verleugnet, bagatellisiert oder völlig verdrängt haben.

Unverändert erleben die Angehörigen der zweiten Generation ihre Schwierigkeiten, sich ihrer eigenen Geschichte anzunähern, d. h. sich ihrer überhaupt und dazu ihres Ausmaßes bewusst zu werden, die Folgen für die eigene Entwicklung und die derzeitige Situation anzunehmen und sie schließlich als Teil der eigenen Biografie anzuerkennen. Wir alle – ich nehme mich keineswegs aus[1] – sind selbstverständlich seit vielen Jahren Angehörigen dieser Jahrgänge mit dieser (Erfahrungs-)Geschichte in unterschiedlichen Arbeitsbereichen und anlässlich unterschiedlicher beruflicher Aufgaben begegnet; sie wurden beraten; sie wurden psychotherapeutisch, psychiatrisch und allgemeinärztlich behandelt; sie wurden versorgt und gepflegt; sie wurden anlässlich Goldener Konfirmation oder Goldener Hochzeit angesprochen und wurden schließlich beerdigt. Wir begegneten ihnen in Beratungsstellen, Praxen, Tageskliniken, Kliniken, in Altenzentren, Alten- und Pflegeheimen, in der Kirche und auf dem Friedhof – also überall. Wollten und konnten wir selbst gefühlsmäßig begreifen, dass sie mit hoher Wahrscheinlichkeit auch unsere eigene Geschichte verkörperten?

Autobiografische Berichte belegen immer häufiger, wie anhaltend schwierig die Annäherung an die eigene Geschichte ist; diese Aussage gilt für die Psychoanalytiker und Psychotherapeuten[2], für die Historiker[3], für die Theologen[4], für die Politiker[5], für die Wirtschaftsführer[6] und viele andere. Diese Feststellung gilt natürlich auch für die Künstler und die Schriftsteller. Der Schriftsteller Peter Härtling[7] beschrieb eindrucksvoll, wie ihn das Kriegskind allmählich einholte:

»Das Kind in mir – die Lebensalter haben es nicht nur verändert. Ich habe es vergessen, nicht wahr haben wollen, und ich habe es wiederentdeckt, seine Emotionen, Erwartungen, Bewegungen.

Mit zwanzig war ich dem Kind am entferntesten. Ich erinnerte mich aus heiterer und belustigter Distanz. Mit dreißig wuchs die Melancholie, und ich rief mir das Kind, wenn auch zögernd, wach. Mit vierzig konnte ich es beschreiben, nicht immer ohne Verwunderung und Erschrecken. Aber da gab es schon die eigenen Kinder, und in Gedanken begann ich zu vergleichen, allerdings redete die Zeit hinein, die gemeinsame Zeit und die Vergangenheit des Kindes in mir wurde für meine Kinder zu einer weit zurückliegenden Geschichte, auf Fotos sichtbar, oft ungeglaubt: Das bist du wirklich gewesen?

Mit fünfzig begannen meine Erinnerungen deutlicher zu werden. Die Verwundungen und Verluste von einst bekamen ihre Stimme, eine Kinderstimme, meine. In ›Nachgetragene Liebe‹ habe ich das kindliche Ich aufgerufen, und es gewann im Erzählen an Kontur, und zwischen den Erfahrungen des Kindes und denen des Erwachsenen gab es unversehens elektrisierende Berührungen. Sie nahmen zu. Manchmal, selten, gelang es mir nicht mehr, die Stimmen auseinander zu halten. Inzwischen, mit sechzig, lege ich auch keinen Wert mehr darauf. Die Ungeschütztheit des Zwölfjährigen, seine Wut, anzufangen gegen die verkommenen Ideen und Vorstellungen der Erwachsenen, seine Unrast und unbändige Neugier ergreifen mich, und ich lerne Empfindungen wieder.

Das Kind in mir: Ich und es sind unvergleichbar und eines. Es fürchtet sich vor Bomben, vor feindlichen Soldaten, davor, dass Vater oder Mutter es verlassen oder sterben werden, es lernt klauen, heucheln, misstrauen und hoffen. Es fürchtet sich vor dem Tod. Ich hingegen erinnere mich an den Krieg, indem ich mich an das Kind erinnere. Ich denke an Vater und Mutter noch immer mit den Gedanken des Kindes, und ich beginne mich, die Furcht des Kindes überwindend, auf mein Ende vorzubereiten. Nein, das Kind spielt nicht mehr *Ich bin alt*. Der Alte spielt jetzt mit dem Kind, das er gewesen ist und, in der Erinnerung ihm nahekommend, mehr und mehr wird. Meine Gegenwart bekommt Tiefe. Was ich eben erlebe, misst sich an einer Geschichte, die ich mir, nicht zuletzt im Blick auf das Kind, bewusst mache.« (*Das Kind in mir* 1997, S. 105)

»Der Krieg raubte mir meine Eltern und schenkte mir die Gabe, mit den Toten zu sprechen. Der Krieg wird nie aufhören. Ich weiß es. Sieben Jahrzehnte meines Lebens haben es mich gelehrt. Vor meinen Kindern und Enkeln behielt ich diese Erkenntnis für mich. Als sie noch klein waren, erschienen ihnen meine gelegentlichen Hinweise auf die Not, das Elend meiner Kriegsjahre unendlich weit hergeholt. Auf jeden Fall didaktisch übertrieben. Jetzt sind sie längst im Beruf, kommen viel herum, fragen, die Bilder von Flüchtlingskindern in Afghanistan, Bosnien und Albanien vor Augen, nach dem Kind, das ich gewesen bin. Mein Krieg macht mich verspätet zum Zeugen. Die Alpträume kehren wieder, ständig wechseln die Regeln und die Wirklichkeiten. Ich rede mich zurück und zugleich heraus, denn nichts wird mir unheimlicher und lästiger als das erinnernde Kind.« (*Leben lernen* 2003, S. 10, 12)

Der Schriftsteller Dieter Forte[8], geboren 1935, wies zusätzlich darauf hin, dass diese Erfahrungen lebenslang Bestandteil der eigenen Biografie bleiben. Er merkt in seinem Buch *Schweigen oder Sprechen* (2002) auf die Frage an, ob ihm das Schreiben geholfen habe, mit seinen Erinnerungen fertig zu werden: »Der Schreib-

vorgang als eine Art Psychoanalyse?« »Es ist einem bewusst geworden, man wird nicht befreit, man wird es auch nicht los, aber
es wird einem bewusst. Es sitzt dann im Kopf. Man kann besser
damit umgehen, aber es verlässt einen nicht. Es ist noch zu viel
ungesagt und man weiß von so vielen Dingen, die man mit ins
Grab nehmen wird. Man kann bewusster damit umgehen und
kann sich dazu stellen und sagen es ist nun mal dein Leben.«

Auch die nach 1950 geborenen Professionellen haben eine
(Familien-) Geschichte, sind (Familien-)Geschichte und verkörpern ihre (Familien-)Geschichte. Die von der zweiten an die dritte Generation »vererbte« psychische Erfahrungsgeschichte (Kapitel 6) lässt sich zwar verleugnen, bagatellisieren und bewusst
für nichtig erklären – auslöschen lassen sich die Spuren nicht.
Die dritte Generation besaß und besitzt allerdings die Chance,
sich ihrer eigenen Reaktionen (hier verstanden als Reaktionen
auf die »ererbte« Geschichte) bewusst zu werden, um sie zu reflektieren und gegebenenfalls verändern zu können.

Nach einem Vortrag über die »Folgen einer Kriegskindheit«
erzählte mir ein 49-jähriger psychiatrischer Kollege, dass er während meines Vortrages zweimal heftig geweint habe – er sah sich
als »affektlabil« an. Auf meine Nachfrage nach seiner Familiengeschichte berichtete er: sein Großvater wurde durch einen Gas-
angriff im Ersten Weltkrieg schwer verletzt mit anhaltenden
Folgen für die Hände und die Lungenfunktion. Dieser habe seinen Sohn (= Vater des Kollegen) sehr streng erzogen und häufig
geprügelt. Dieser Sohn wurde dann als 17-Jähriger eingezogen
und war als Panzergrenadier im Russlandfeldzug. Auch sein Vater habe streng erzogen und geprügelt und seinen eigenen Vater
immer hoch idealisiert. Gespräche über die Kriegszeit und die
Erlebnisse des Vaters seien eher selten gewesen und hätten seit
langem nicht mehr stattgefunden. Ich verstand diesen Bericht
so, dass mein Kollege als nach dem Krieg geborener Sohn eine
Holding- und Containing-Funktion für die Familiengeschichte
übernommen hatte. Erst jetzt (noch einmal?) spürte er seinen

Kummer über diese Familiengeschichte (bei vermutbaren Folgen auch bei der Mutter). Bei einem Gespräch nach fast einem Jahr ergänzte er diesen Bericht dahingehend, dass er damals bald mit seinen Eltern über meinen Vortrag und seine eigene Reaktion gesprochen habe: der Vater habe in diesem Gespräch eher interessiert zugehört, aber überwiegend geschwiegen; die Mutter sei sehr traurig geworden und habe erstmals berichtet, dass sie sich immer verlassen und wurzellos gefühlt habe, wobei sie sich unklar über ihre eigene Identität als Frau und ihre Wünsche gewesen sei. Sie wirkte dabei deutlich resigniert. Als ich den Kollegen zwecks Veröffentlichung dieser Angaben anrief, war er zunächst darüber deutlich beunruhigt: er hatte einen Teil des damaligen Gespräches vergessen. Ich verstand diese Information dahingehend, dass sich die Abwehr gegen diese Familiengeschichte erneut stabilisiert hatte, d. h., das Erschreckende musste wieder möglichst intensiv verdrängt werden.[9]

Dieser Bericht wie auch weitere (vgl. 9.12 zur Supervision) weisen auf zusätzliche Aufgaben für die Professionellen der zweiten und dritten Generation hin: um adäquat auf so Betroffene reagieren zu können und um ihnen gemäß bestehendem Auftrag auf unterschiedliche Weise zu helfen, muss man sich der eigenen (Familien-)Geschichte stellen – allerdings unter der hier aufgezeigten Perspektive. Erkenntnisleitend für diese Aufgabe können folgende Fragen bzw. Wahrnehmungen sein:

- Wie weit kenne ich meine diesbezügliche Familiengeschichte? Welche Lücken in meinen Kenntnissen über meine Familiengeschichte bestehen bei ihrer Rekonstruktion?
- Was erschreckt mich, beunruhigt mich, beängstigt mich in der Begegnung mit und an der Geschichte dieser Betroffenen?
- An welchen Details ihrer Geschichte bin ich nicht interessiert oder will sie auf keinen Fall weiter hören?
- Welche Details verfolgen mich bis in meine Träume?
- Welche Umstände einer spezifischen Geschichte versetzen

mich in jeweils gefühlsmäßig strapaziöse Rollen, z. B. als Helfer, Retter, Spion, Verfolger, Ankläger oder Richter[10] – somit die immer wieder auftauchende Täter-Opfer-Problematik widerspiegelnd?

▪ Welche Personen meiner eigenen Geschichte fallen mir aktuell ein; auf welche Fragen an sie habe ich damals keine Antwort bekommen? Welche Fragen würde ich jetzt (noch) gern den bereits Verstorbenen stellen? Welche Fragen, so nehme ich mir vor, will ich den noch Lebenden stellen?

▪ Bei welchen Fragen und in welchen Situationen verbünde ich mich gefühlsmäßig mit den gleichaltrigen Kindern der zweiten Generation – also mit meinen »Geschwistern«?

▪ Kann ich als Mitglied der dritten Generation gemeinsam mit meinen »Geschwistern« ihre Familiengeschichte erkunden? Kann ich begreifen und verstehen, dass ihr mitgebrachtes Leid noch immer durch die besondere Geschichte ihrer Eltern mitbestimmt ist?

Die Bedeutung dieser Aufgaben kann überhaupt nicht unterschätzt werden: Die heute über 60-Jährigen umfassen ein Drittel der Erwachsenen-Bevölkerung der Bundesrepublik; ein großer Teil von ihnen bringt eine entsprechende Erfahrungsgeschichte mit; wiederum ein deutlicher Teil von diesen leidet an den damaligen beschädigenden bis traumatisierenden Erfahrungen. Daher werden wir ihnen als Professsionelle überall begegnen, wenn wir uns für ihre Geschichte und damit gleichzeitig für unsere eigene Geschichte interessieren. »Auch bald 60 Jahre nach dem Ende des Zweiten Weltkriegs leben wir hier in Deutschland immer noch in einer Gesellschaft, die von dieser traumatischen Erbschaft geprägt ist. Die Auseinandersetzung mit Abwehr und Vergessen und ein Ringen um individuelles, kollektives und kulturelles Gedächtnis ist eine immer wieder neue Aufgabe, um die Erinnerung an das Unvorstellbare, das Menschen ihresgleichen antun können, aufrecht zu erhalten.«[11]

13. Kapitel
Zeitgeschichtlich denken – Aufgabe nur bei Älteren?

Mein Buch hat – hoffentlich – belegt, dass wir auf jeden Fall bei der zweiten Generation (= den heute über 60-Jährigen) und auch bei der dritten Generation (= den 30- bis 50-Jährigen) im gesamten Deutschland (wohl ebenso in Österreich) zeitgeschichtlich denken müssen. Gilt diese Aufgabe auch für die noch Jüngeren?

Bis heute ist weitgehend unbekannt, was die dritte an die vierte Generation »vererbt« und wie die vierte auf dieses »Erbe« reagieren wird. Erst allmählich zeigen sich in der früheren DDR vielfältige psychische Folgen[1] aufgrund der von allen Altersgruppen erlittenen Verfolgungen während der Zeit des Regimes von 1948 bis 1989.

Weltweit wurden in den letzten zehn Jahren laut EU-Schätzungen mehr als zwei Millionen Kinder durch bewaffnete Konflikte getötet, weitere sechs Millionen schwer verletzt; etwa 20 Millionen Kinder wurden zu Flüchtlingen. Viele Kinder wurden nicht nur Opfer, sondern auch Täter. So wird geschätzt, dass zur Zeit 300 000 Kindersoldaten an Konflikten beteiligt sind. Aufbauend auf die UN-Kinderrechtskonvention verabschiedete die EU im Dezember 2003 Leitlinien zum Schutz von Kindern in bewaffneten Konflikten. »Kinder sind diejenigen, die durch Krieg, Verfolgung und Flucht für ihr ganzes Leben traumatisiert werden.«[2] In Konsequenz werden wir bei den vielen Asyl-Suchenden, Flüchtlingen und weiteren Gruppen erneut damaligen Kindern, Jugendlichen und auch jüngeren Erwachsenen mit einer derartigen (Erfahrungs-)Geschichte begegnen mit der Aufforderung, wiederum spät, aber hoffentlich nicht zu spät zu reagieren und zu behandeln.

Vor kurzem wurde konstatiert[3], dass »in den meisten der

heutigen psychoanalytischen Behandlungskonzeptionen die lebensgeschichtliche Erinnerung und die Rekonstruktion der Geschichte des Patienten an den Rand gerückt ist und therapeutisch als zweitrangig oder unbedeutend eingestuft wird. ... Heute werden Wiederholung und Enactments in der Übertragung und autobiografischen Erinnerungen auf zwei fundamental unterschiedliche Arten von Erinnerungsprozessen verteilt gesehen; der Zusammenhang zwischen einer handelnden Wiederholung von alten Beziehungsschemata im Hier und Jetzt und der lebensgeschichtlichen Erinnerung scheinen so fast vollständig abgerissen ... Die Psychoanalyse, einmal angetreten, verdrängte Kindheitserinnerungen aufzudecken, ist in diesen Konzeptionen zu einer ahistorischen Behandlungstechnik mutiert. ... Vor allem traumatische Erfahrungen gestatten nicht, die Frage nach der Rekonstruktion der Realität zu vernachlässigen. ...

Wir stoßen in diesem Zusammenhang auf eine Auffassung von Geschichtlichkeit, die einem chronologischen und einfachen entwicklungsgeschichtlichen Verständnis entgegensteht. Trauma, Latenz, Leerstellen, Nachträglichkeit, Wiederholungszwang und Wiederkehr des Verdrängten weisen auf die Macht von vergangenen Ereignissen, von untergegangenen Traditionselementen, Narrativen und geschichtlichen Lebensentwürfen hin, die sich nicht durchsetzen konnten, wohl aber in Lücken und Brüchen der geschichtlichen Überlieferung ihre Spuren hinterlassen haben. ... Erst die Verbindung mit der Erinnerung an die Vergangenheit verschafft der Unmittelbarkeit des Übertragungserlebens und seiner therapeutischen Aufdeckung eine reflexive Tiefe und ein nachhaltiges heilsames Verstehen, das zu einem Zuwachs an seelischer Kontinuität und Integration führt.«

Das Fazit kann daher nur lauten: Unabhängig vom Lebensalter haben wir eine Geschichte, sind wir Geschichte und verkörpern wir Geschichte – für uns selbst und in der familialen Weitergabe.

14. Kapitel
Nachwort

Die Anzahl der seit der ersten Auflage dieses Buches erschienenen autobiografischen Berichte ist kaum noch überschaubar. In Margarete Dörrs Dokumentation[1], die sich auf die Auswertung von 500 Lebensgeschichten stützt, wurden jetzt erstmals systematisch die vielfältigen Aspekte kindlichen Kriegs- und unmittelbaren Nachkriegserlebens thematisiert. Der englische Historiker Nicholas Stargardt[2] verdeutlichte das Spektrum von Kriegskindheit im Dritten Reich und in den Vernichtungslagern, auf dem Land und in den von Bombenkrieg zerstörten Städten, in Kriegsgefangenenlagern und in den großen Flüchtlingstrecks. Die russische Journalistin Swetlana Alexijewitsch beschrieb[3], wie russische Kinder den Zweiten Weltkrieg erlitten. Ihr Vorwort endet mit dem bezeichnenden Satz: »Ich war für einen langen Weg gerüstet. Doch konnte ich mir nur einhundertundeine Geschichte anhören …«

Die Sicht von »Kriegskindheiten« wurde immer differenzierter. Parallel dazu beschäftigte die in diesem Bereich Forschenden die Frage der Wechselwirkung von »Trauma und Resilienz«[4]. Deutlich wurde, dass sich die Chancen einer lebensgeschichtlichen Bewältigung von belasteten Kindheiten ab dem mittleren Erwachsenenalter und insbesondere während des Alterns zunehmend verringern und die Risiken entsprechend zunehmen.

Die heutige historische Forschung sieht die Ursachen des Zweiten Weltkrieges im Zusammenhang mit dem Ersten Weltkrieg und seinen Auswirkungen. Untersucht man unter dieser Perspektive die transgenerationale Weitergabe kriegsbelasteter Kindheiten[5], so wird zunehmend die Nachhaltigkeit historischer Erfahrungen über jetzt vier Generationen sichtbar. Die Erforschung der Weitergabe an die vierte Generation (also die Enkel der »Kriegskinder« des Zweiten Weltkrieges) beginnt aber erst jetzt.

Weiterhin liegen mittlerweile zunehmend aktuelle repräsentative Aussagen über die Auswirkungen damaliger zeitgeschichtlicher Erfahrungen vor, so zu Flucht und Vertreibung[6], zur Vaterlosigkeit[7] und zur Ausbombung[8].

Inzwischen sind auch die beiden Publikationen[9, 10] über den 1. Internationalen Kriegskinderkongress an der Johann-Wolfgang-Goethe-Universität in Frankfurt/Main vom 14. bis 16. April 2005 erschienen. Jörn Rüsen hat in seinem dortigen Vortrag[11] darauf hingewiesen, dass die »Geschichtskultur Europas nur im Schritt einer Überwindung seiner Vergangenheit zukunftsfähig ist« – es geht darum, sich dem »Ernst und dem Schrecken einer europäischen Geschichtserfahrung« zu stellen. Damit könnte diese »Katastrophe ihrer Geschichte für die Völker Europas identitätsstiftend« werden. In Konsequenz für uns als damalige Kinder und Jugendliche hieße das, sich europaweit unserer hier wie dort erlebten Schrecken und Leiden bewusst zu werden, sie anzuerkennen und als gemeinsame identitätsstiftende Erfahrung zu begreifen.

Micha Brumlik[12] erinnerte die deutschen TeilnehmerInnen daran, dass sie weiter mit der unerträglichen Zwiespältigkeit ihrer Geschichte leben müssten, mit dem Wissen über den Holocaust und gleichzeitig mit dem über das eigene Leid. Es bleibt unsere Aufgabe, diese Botschaft unseren Kindern und Enkelkindern immer wieder zu vermitteln. Wir wissen, was Frieden in Europa bedeutet.

Das Ausmaß aktueller Betroffenheit bleibt groß. Eine aktuelle repräsentative Querschnittsuntersuchung[13] zeigt für die über 60-Jährigen eine ansteigende Rate vollständiger (3,4 %) und teilweiser (3,8 %) Posttraumatischer Belastungsstörungen – ganz im Gegensatz zu allen anderen internationalen Studien.

Dank

Dieses Buch stützt sich auf viele Anregungen, Hinweise und Forschungsergebnisse von Mitgliedern der Forschungsgruppe w2k (weltkriegs2kindheiten), insbesondere von Werner Bohleber (Frankfurt am Main), Elmar Brähler (Leipzig), Ute Daniel (Braunschweig), Hans-Heino Ewers (Frankfurt am Main), Insa Fooken (Siegen), Matthias Franz (Düsseldorf), Matthias Grundmann (Münster), Gereon Heuft (Münster), Günter Jerouschek (Jena), Andreas Kruse (Heidelberg), Ulrich Lamparter (Hamburg), Marianne Leuzinger-Bohleber (Kassel, Frankfurt am Main), Lutz Niethammer (Jena), Alexander v. Plato (Hagen), Jürgen Reulecke (Gießen), Bernhard Rüger (München), Gertraud Schlesinger-Kipp (Kassel), Helga Spranger (Strande), Hermann Schulz (Wuppertal) und Jürgen Zinnecker (Siegen/Essen).

Weitere wichtige Hinweise und Informationen erhielt ich von Volker Ackermann (Willich), Frau Atzbach (AWO, Gießen), Rüdiger Deutsch (Regensburg), Stefan Dipper (Stuttgart), Susanne Heimbucher (Göttingen), Edeltraud Hendrich (Gießen), Christine Giffhorn (Göttingen), Ursula Koch-Straube (Bochum), Angela Moré (Hannover), Ursula Müller (Eschweiler), Peter Riedesser (Hamburg), Dirk Schwarze (Kassel), Walter Sedelmayer (Kassel), Bernhard Sibum (Paderborn), Martin Teising (Frankfurt am Main), Rolf Tüschen (Bornheim), Claus Wächtler (Hamburg), Wolfgang Winter (Göttingen).

Ihnen allen gilt mein herzlicher Dank sowie weiterhin den vielen Fragestellern/-innen und Diskutanten bei Tagungen und anlässlich von meinen Vorträgen zu diesem Thema.

Ebenso herzlich bedanke ich mich bei Angelika Fricke (Zierenberg), die geduldig, engagiert und immer wieder kurzfristig verfügbar die vielen auf Tonband diktierten Entwürfe – kamen sie aus Schweden oder aus Österreich – prompt schrieb, mit mir am PC korrigierte und zusammenfügte.

Erleichtert wurde die Schlussphase der Fertigstellung dadurch, dass mir Simone und Maximilian Falkner in ihrem schönen Landhotel in Oberösterreich im Oktober 2004 zusätzlich ein Gästezimmer zur Verfügung stellten, damit ich ungestört arbeiten und diktieren konnte.

Literatur

Ackermann, V. (2004) Das Schweigen der Flüchtlingskinder – Psychische Folgen von Krieg, Flucht und Vertreibung bei den Deutschen nach 1945. Geschichte und Gesellschaft 30: 434–464

Adler, R. H. et al. (Hrsg.) (2003) Uexküll Psychosomatische Medizin. Modelle ärztlichen Denkens und Handelns. 6. neubearbeitete und erweiterte Auflage. Urban & Fischer, München/Jena

Alexijewitsch, S. (2005) Die letzten Zeugen. Kinder im Zweiten Weltkrieg. Aufbau Taschenbuch Verlag, Berlin

APA (American Psychiatric Association) (1994) Diagnostic and statistical manual of mental disorders (3rd edition, revised) (DSM-III-R). APA, Washington, D. C. (deutsche Bearbeitung und Einleitung von Saß, H., Wittchen, H. U., Zaudig, M.) (1996). Hogrefe, Göttingen

Altgeld, Th. (Hrsg.) (2004) Männergesundheit. Herausforderung für Gesundheitsförderung und Prävention. Juventa-Verlag, Weinheim/München

Althaus, C., Reulecke, J. (2004) Geschichte und Psychoanalyse: Anmerkungen zu einer zögerlichen Annäherung (mit einem Exkurs zur Nachkriegsgeschichte). In: Baringhorst, S., Broer, I. (Hrsg.) Grenzgänge(r). Beiträge zu Politik, Kultur und Religion. Universitätsverlag, Siegen

Amend, Ch. (2003) Morgen tanzt die ganze Welt. Die Alten, die Jungen und der Krieg. Karl Blessing, München

Baumert, G. (1954) Deutsche Familien nach dem Krieg. Darmstadt

Bechtler, H. (Hrsg.) (1991) Gruppenarbeit mit älteren Menschen. Lambertus, Freiburg

Bechtler, H. (2000) Gruppenpsychotherapie mit älteren Menschen. Reinhardt, München

Behnken, I., Mikota, J. (Hrsg.) (2008) Gemeinsam an der Familiengeschichte arbeiten – Essener und Siegener Erinnerungswerkstätten. Juventa Verlag, Weinheim

Benz, W., Curio, C., Hammel, A. (Hrsg.) (2003) Die Kindertransporte 1938/39. Rettung und Integration. S. Fischer, Frankfurt am Main

Beutel, M. E., Decker, O., Brähler, E. (2007) Welche Auswirkungen haben Flucht und Vertreibung auf Lebensqualität und Befindlichkeit? Z Psychosom Med Psychother 53: 203–215

Bickel, H. (2003) Epidemiologie psychischer Störungen im Alter. In: Förstl, H. (Hrsg.) Lehrbuch der Gerontopsychiatrie und -psychotherapie. 2. Auflage. Thieme, Stuttgart, S. 11–26

Blonski, H. (Hrsg.) (1998) Neurotische Störungen im Alter. Asanger, Heidelberg

Bode, S. (2004) Die vergessene Generation. Die Kriegskinder brechen ihr Schweigen. Klett-Cotta, Stuttgart

Böhmer, M. (2000) Erfahrungen sexualisierter Gewalt in der Lebensgeschichte alter Frauen. Mabuse, Frankfurt am Main

Böhmer, M. (2004) Erfahrungen sexualisierter Gewalt im Leben alter Frauen. Ansätze für eine frauenorientierte Altenarbeit. PiA, 1. Jahrgang, Heft 3, 101–110

Bohleber, W. (2000) Die Entwicklung der Traumatheorie in der Psychoanalyse. Psyche 54: 797–839

Bohleber, W. (2003) Editorial zum Sonderheft Vergangenheit in der Gegenwart. Zeit–Narration–Geschichte. Psyche 57: 783–788

Boszormenyi, I., Spark, G. M. (1973) Invisible Loyalities. Harper & Row, New York. Dt.: Unsichtbare Bindungen. Die Dynamik familiärer Systeme. 7. Auflage 2001. Klett-Cotta, Stuttgart

Brähler, E., Decker, O., Radebold, H. (2003) Beeinträchtigte Kindheit und Jugendzeit im II. Weltkrieg. In: Radebold, H. (Hrsg.) Kindheiten im II. Weltkrieg. psychosozial 26: 51–60

Brähler, E., Decker, O., Radebold, H. (2004) Ausgebombt, vertrieben, vaterlos – Langzeitfolgen bei den Geburtsjahrgängen 1930-1945 in Deutschland. In: Radebold, H. (Hrsg.) Kindheiten im II. Weltkrieg und ihre Folgen. psychosozial, Gießen, S. 111–136

Brahmsen, I., Ploeg, v. d. h. M. (1999) Fifty years later: the long-term psychological adjustment of ageing World War II survivors. Acta Psychiatr. Scand 100: 350–358

Brandt, U. (1964) Flüchtlingskinder, Heft 6 der Reihe Wissenschaftliche Jugendkunde. Verlag Johann Ambrosius Barth, München

Bronfen, E., Erdle, B., Weigel, S. (Hrsg.) (1999) Trauma. Zwischen Analyse und kulturellem Deutungsmuster. Köln Bundesministerium für

Familie, Senioren, Frauen und Jugend (2001) Alter und Gesellschaft. 3. Altenbericht

Bundesministerium für Familie, Senioren, Frauen und Jugend (2002) 4. Bericht zur Lage der älteren Generation: Risiken, Lebensqualität und Versorgung Hochaltriger – unter besonderer Berücksichtigung demenzieller Erkrankungen

Buß, E. (2004) Elite wider Willen – Selbstdeutung der deutschen Spitzenmanager. In: Pöttker, H., Meyer, T. (Hrsg.) Kritische Empire. Lebenschancen in den Sozialwissenschaften. VS Verlag für Sozialwissenschaften, Wiesbaden, S. 103–124

Cervik, K., Dietzel, K. (2005) Der Abnahmebeschluss. Eine Kindheit in nationalsozialistischen Fürsorge- und Erziehungsheimen der Gaue Wien, Niederdonau und Mainfranken. Eine Spurensuche. (Zum Druck vorgesehen)

Chamberlain, S. (1997) Adolf Hitler, die deutsche Mutter und ihr erstes Kind. Über zwei NS-Erziehungsbücher. Psychosozial, Gießen

Clauß, K. (1931) Mutter und Sohn. Vom Werdegang vaterloser Halbwaisen. In: Kroh, O. (Hrsg.) Pädagogische Untersuchungen. VI. Reihe: Schwererziehbare und Erziehungsschwierigkeiten. Verlag Hermann Beyer & Söhne, Langensalza, Heft 1, 1–104

Coerper, C., Hagen, W., Thomae, H. (1964), Deutsche Nachkriegskinder. Klett, Stuttgart

Coleman, P. G. (2004) Zur therapeutischen Bedeutung von Erinnern und Lebensrückschau – ein kritischer Überblick. PiA, 1. Jahrgang, Heft 4, 9–24

Cooper, A. (1986)Toward a limited definition of psychic trauma. In: Rothstein, A. (Ed.): The Reconstruction of Trauma. Its Significance in Clinical Work. IUP, Madison, 41–56.

Copeland, J. R. M. et al. (2004) Depression among older people in Europe: The EURODEP studies. World Psychiatry 3: 45–49

Daniel, U. (2004) Kompendium Kulturgeschichte, Theorien, Praxis, Schlüsselwörter. 4. überarbeitete Auflage. Suhrkamp, Frankfurt am Main

Decker, O., Brähler, E., Radebold, H. (2004) Kriegskindheit und Vaterlosigkeit – Indizes für eine psychosoziale Belastung nach 50 Jahren. ZPPM 2: 33–42

Dilling, H, Freyberger, H.J. (Hrsg.)(1999) Taschenführer zur ICD-10-Klassifikation psychischer Störungen. Huber, Bern

Dörr, M. (1998) »Wer die Zeit nicht miterlebt hat...« Frauenerfahrungen im Zweiten Weltkrieg und in den Jahren danach. Bd. 1–3. Campus, Frankfurt am Main

Dörr, M. (2007) »Der Krieg hat uns geprägt«. Wie Kinder den Zweiten Weltkrieg erlebten. Campus, Frankfurt am Main/New York

Driesch, G., Schneider, E., Heuft, G., Kruse, A., Nehen, H. G. (2003) Auswirkungen belastender und fördernder biografischer Erfahrungen auf die aktuelle psychogene Beeinträchtigung Älterer. In: Radebold, H. (Hrsg.) Kindheiten im II. Weltkrieg und ihre Folgen. psychosozial 26: 17–22

Eckstaedt, A. (1981) Eine klinische Studie zum Begriff der Trauma-Reaktionen. Ein Kindheitsschicksal aus der Kriegszeit. Psyche 35: 600–610

Erikson, E. H. (1950) Childhood and society. Norton, New York. Dt.: Kindheit und Gesellschaft. 13. Auflage 1999. Klett-Cotta, Stuttgart

Ewers, H. H., Mikota, J., Reulecke, J., Zinnecker, J. (Hrsg.) (2006) Erinnerungen an Kriegskindheiten. Erfahrungsräume, Erinnerungskultur und Geschichtspolitik unter sozial- und kulturwissenschaftlicher Perspektive. Juventa-Verlag, Weinheim

Faimberg, H. (1987) Die Ineinanderrückung (Telescoping) der Generationen. Jb. d. Psa. 20: 114–142

Faltermaier, T. (2004) Männliche Perspektiven – Das Gesundheitsverständnis von Jungen und Männern. In: Altgeld, Th. (Hrsg.) Männergesundheit. Juventa-Verlag, Weinheim/München, S. 11–34

Fenske, H. (1987) Wirtschaftliche und soziale Kriegsfolgen in Familien von Gefallenen, Vermissten und Gefangenen. In: Volksbund Deutscher Kriegsgräberfürsorge (Hrsg.) Die falsche Rechnung: was bringt der Krieg ein? Landesverband Baden-Württemberg, Schriftenreihe H 7, Freiburg im Breisgau

Fischer, G., Riedesser, P. (1998) Das Lehrbuch der Psychotraumatologie. Reinhardt, München

Fooken, I., Zinnecker, J. (Hrsg.) (2007) Trauma und Resilienz. Chancen und Risiken lebensgeschichtlicher Bewältigung von belasteten Kindheiten. Juventa-Verlag, Weinheim

Förstl, H. (Hrsg.) (2003) Lehrbuch der Gerontopsychiatrie und -psychotherapie. Thieme, Stuttgart/New York

Forte, D. (2002) Schweigen oder Sprechen. S. Fischer, Frankfurt am Main

Franz, M. (1997) Psychosomatische Epidemiologie – unterwegs zur Bevölkerung. In: Franz, M., Tress, W. (Hrsg.) Psychosomatische Medizin – Ankunft in der Praxis. VAS Verlag, Frankfurt am Main

Franz, M., Liebherz, K., Schmitz, N., Schepank, H. (1999) Wenn der Vater fehlt. Epidemiologische Befunde zur Bedeutung früher Abwesenheit des Vaters für die psychische Gesundheit im späteren Alter. Z. psychosom. Med. 45: 260–278

Franz, M., Liebherz, K, Schepank, H. (2004) Das Fehlen der Väter und die spätere seelische Entwicklung der Kriegskinder in einer deutschen Bevölkerungsstichprobe. In: Radebold, H. (Hrsg.) Kindheiten im II. Weltkrieg und ihre Folgen. Psychosozial, Gießen, S. 45–56

Franz, M., Hardt, J., Brähler, E. (2007) Vaterlos: Langzeitfolgen des Aufwachsens ohne Vater im Zweiten Weltkrieg. Z Psychosom Med Psychother 53: 216–227

Franzen, K. E. (2001) Die Vertriebenen – Hitlers letzte Opfer. Ullstein, Berlin

Freud, A., Burlingham, D. (1951) Heimatlose Kinder. Zur Anwendung psychoanalytischen Wissens auf die Kindererziehung. Klett, Stuttgart

Freud, S. (1913) Totem und Tabu. GW IX. S. Fischer, Frankfurt am Main, S. 191

Freud, S. (1915) Zeitgemäßes über Krieg und Tod. GW X. S. Fischer, Frankfurt am Main, S. 325–355

Frey, C., Schmitt, M. (2003) Kindheitsbelastungen und psychische Störungen im Erwachsenenalter. In: Radebold, H. (Hrsg.) Kindheiten im II. Weltkrieg und ihre Folgen. psychosozial 26: 33–38

Friedrich, J. (2002) Der Brand. Deutschland im Bombenkrieg 1940–1945. Propyläen, München

Grass, G. (2002) Im Krebsgang. Steidl, Göttingen

Greb, T., Pilz, U., Lamparter, U. (2003) Das Erleben von Krieg, Heimatverlust und Flucht in Kindheit und Jugend bei einem Kollektiv by-

pass-operierter Herzinfarktpatienten. In: Radebold, H. (Hrsg.) Kindheiten im II. Weltkrieg und ihre Folgen. psychosozial 26: 39–44

Grundmann, M. (1992) Familienstruktur und Lebensverlauf – historische und gesellschaftliche Bedingungen – individuelle Entwicklung.
Campus, Frankfurt am Main

Härtling, P. (1973) Zwettl. Nachprüfung einer Erinnerung. Luchter-
hand, Darmstadt

Härtling, P. (1997) Das Kind in mir. Kiepenheuer & Witsch, Köln

Härtling, P. (2003) Leben lernen. Kiepenheuer & Witsch, Köln

Hardt, J. (2003) Kriegskinder in der Analyse – Kriegskinder als Analytiker. In: Radebold, H. (Hrsg.) Kindheiten im II. Weltkrieg und ihre
Folgen. psychosozial 26: 81–88

Hardt, J., Rutter, M. (2004) Validity of adult retrospective reports of ad-
verse childhood experiences: review of the evidence. J Child Psychology Psychiatry 45: 260–273

Heer, H., Naumann, K. (1995) Vernichtungskrieg.Verbrechen der
Wehrmacht 1941 bis 1944. Hamburger Edition HIS-Verlagsgesell-
schaft, Hamburg

Heimannsberg, B., Schmidt, C. (Hrsg.) (1992) Das kollektive Schweigen. Nationalsozialistische Vergangenheit und gebrochene Identität
in der Psychotherapie. 2. Auflage. EHP-Verlag, Köln

Heinl, P. (1994) »Maikäfer flieg, dein Vater ist im Krieg …« Seelische
Wunden aus der Kriegskindheit. Kösel, München

Hendrich, E. (2004) Kindheit im und nach dem II.Weltkrieg. Eine per-
sönliche Spurensuche aufgrund eines Vortrages. In: Radebold, H.
(Hrsg.) Kindheiten im II. Weltkrieg und ihre Folgen. Psychosozial,
Gießen, S. 191–194

Hessel, A. et al. (2003) Somatophorme Beschwerden bei über 60-Jäh-
rigen in Deuschland, Z. Gerontol. Geriat. 36: 287–296

Heuft, G. (1990) Bedarf es eines Konzeptes der Eigenübertragung? Forum Psychoanal. 6: 299–315

Heuft, G. (1999) Die Bedeutung der Trauma-Reaktivierung im Alter. Z.
Gerontol. Geriat. 32: 225–230

Heuft, G., Kruse, A., Radebold, H. (2000) Lehrbuch der Gerontopsychosomatik und Alternspsychotherapie. 2. Auflage 2005. Reinhardt,
München

Heuft, G., Radebold, H. (2003) Gerontopsychosomatik. In: Adler, R. H. et al. (Hrsg.) Uexküll Psychosomatische Medizin. 6. Auflage. Urban & Fischer, München, S. 1247–1268

Heuft, G., Schneider, G., Klaiberg, A., Brähler, E. (2007) Ausgebombt – Psychische und psychosomatische Spätfolgen des Zweiten Weltkrieges. Z Psychosom Med Psychother 53: 228–243

Hinze, E. (1987) Übertragung und Gegenübertragung in der psychoanalytischen Behandlung älterer Patienten. Psyche 41: 238–253

Hirsch, H. (2002) Ich habe keine Schuhe nicht. Geschichten von Menschen zwischen Oder und Weichsel. Hoffmann und Campe, Hamburg

Hirsch, M. (1999) Die Wirkung schwerer Verluste auf die 2. Generation am Beispiel des Überlebensschuldgefühls und des »Ersatzkindes«. In: Schlösser, A., Höfeld, K. (Hrsg.) (1999) Trennungen. Psychosozial, Gießen, S. 125–136

Hirsch, R. D. (1997) Übertragung und Gegenübertragung in der Psychotherapie mit alten Menschen. In: Wenglein, E. (Hrsg.) Das dritte Lebensalter. Psychodynamik und Psychotherapie bei älteren Menschen. Vandenhoeck & Ruprecht, Göttingen, S. 68–94

Jerouschek, G. (2003) Vertreibungsschicksale in Psychoanalysen. In: Radebold, H. (Hrsg.) Kindheiten im II. Weltkrieg und ihre Folgen. psychosozial 26: 45–50

Kanowski, S. (1991) Gesundheit und Krankheit im Alter. In: Oswald, W. D. et al., Gerontologie. Kohlhammer, Stuttgart, S. 227–232

Keilson, H. (1979) Sequenzielle Traumatisierung bei Kindern. Enke, Stuttgart

Kemmler, L. (1999) Untersuchungen an 94 alleinstehenden verheirateten Frauen der Kriegsgeneration: wie sehen sie ihre rückblickend erinnerte und heutige Lebenssituation? reportpsychologie 24: 32–57

Kemmler, L., Ermecke, J., Wältermann, O. (2004) Kriegerwitwen. Vom Umgang mit traumatischen Erfahrungen. reportpsychologie 29: 234–244

Kennedy, R. (2003) Die Wiedereinführung der Geschichte in die Psychoanalyse. Psyche 57: 874–888

Kestenberg, J. S. (1982) Überlebende Eltern und ihre Kinder. In: Bergmann, M. S., Jucovy, M. E., Kestenberg, J. S. (Hrsg.) (1995) Kinder der Opfer – Kinder der Täter. Fischer, Frankfurt am Main, S. 103–126

Kettenacker, L. (Hrsg.) (2003) Ein Volk von Opfern? Die neue Debatte über den Bombenkrieg 1940–1945. Rowohlt, Berlin

Koch-Wagner, G. (2001) Gefühlserbschaften aus Kriegs- und Nazizeit. Mutter-Tochter-Beziehungen unter dem Einfluss von Kriegstraumen und nationalsozialistischen Ideologiefragmenten. Shaker, Aachen

Köttig, M. (2004) Lebensgeschichten rechtsextrem orientierter Mädchen und junger Frauen. Psychosozial-Verlag, Gießen

Kretschmar, Ch. et al. (Hrsg.) (2000) Angst-, Sucht-, Anpassungsstörungen im Alter, Band 1 der Schriftenreihe der Deutschen Gesellschaft für Gerontopsychiatrie und -psychotherapie (Kongressbericht 1999)

Kruse, A., Thomae, H. (1992) Menschliche Entwicklung im historischen Wandel. Empirisch-psychologische Beiträge zur Zeitgeschichte. Steinkopff, Heidelberg

Kurz, K. (1949) Lebensverhältnisse der Nachkriegsjugend. Friedrich-Trüjen, Bremen

Lebert, N., Lebert, S. (2000) Denn du trägst meinen Namen. Das schwere Erbe der prominenten Nazi-Kinder. Karl Blessing, München

Lehr, U. (2000) Psychologie des Alterns. 9. Auflage. UTB, Quelle & Meyer, Wiebelsheim

Leuzinger-Bohleber, M. (2003) Die langen Schatten von Krieg und Verfolgung: Kriegskinder in Psychoanalysen. Beobachtung und Berichte aus der DPV-Katamnesestudie. Psyche 57: 982–1016

Lippert, E., Keppel, C. (1950) Deutsche Kinder in den Jahren 1947 bis 1950. Beitrag zur biologischen und epochalpsychologischen Lebensalterforschung. Schweizerische Z. Psychologie IX: 212–323

Lorenz, H. (2003) Kriegskinder. Das Schicksal einer Generation. List, München

Maercker, A. (2002) Life-Review Technique in the Treatment of PTSD in Elderly Patients: Rationale and Three Single Case Studies. J Clinical Gerontopsychology 8: 239–249

Maercker, A. (Hrsg.) (2002) Alterspsychotherapie und Klinische Gerontopsychologie. Springer, Berlin

Maercker, A., Müller, J. (2004) Erzähltechniken in der Therapie Posttraumatischer Belastungsstörungen bei älteren Menschen: Life-Review und Testimony. PiA, 1. Jahrgang, Heft 3, 37–48

Maercker, A., Forstmeier, S., Wagner, B., Glaesner, H., Brähler, E. (2008) Posttraumatische Belastungsstörungen in Deutschland, Nervenarzt 79: 577–586

Maiwald, A. (2003) »Ich bin erst mal doof« – ein Gespräch mit dem Mann von der Maus. Interview Magazin Nr. 23, Süddeutsche Zeitung vom 11. 7. 2003

Markowitsch, H. J., Welzer, H. (2005) Das autobiographische Gedächtnis. Hirnorganische Grundlagen und biosoziale Entwicklung. Klett-Cotta, Stuttgart

Martin, B. (1976) Psychopathologie. In: Keil, W., Sader, M. (Hrsg.) Grundfragen der Psychologie. Ergänzt durch Kanowski (1991), erweitert durch Radebold. Juventa-Verlag, München, S. 277

Massing, A., Reich, G., Sperling, E. (1999) Die Mehrgenerationen-Familientherapie. Vandenhoeck & Ruprecht, Göttingen

Mayer, K, Baltes, P. (Hrsg.) (1996) Die Berliner Altersstudie. Akademie-Verlag, Berlin

Mitscherlich, A. (1963) Auf dem Weg zur vaterlosen Gesellschaft. Piper, München

Mitscherlich, A. und M. (1968) Die Unfähigkeit zu trauern. Grundlagen kollektiven Verhaltens. Piper, München

Moser, T. (1997) Dabei war ich doch sein liebstes Kind. Eine Psychotherapie mit der Tochter eines SS-Mannes. Kösel, München

Moser, T. (1998) Übernommenes Trauma, entlehnter Konflikt – Übertragung und Inszenierung beim Umgang mit NS-induzierten Störungen. In: Schlösser, A. M., Höhfeld, K. (Hrsg.) Trauma und Konflikt. S. 397–408. Psychosozial-Verlag, Gießen

Neraal, T., Zimmer, M. (1991) Geschichte unter Verschluss. Vergangenheitsbewältigung in der Therapie einer depressiven Familie. In: Möhring, P., Neraal, T. (Hrsg.) Psychoanalytisch orientierte Familien- und Sozialtherapie. Das Giessener Konzept in der Praxis. Westdeutscher Verlag, Opladen. 2. Auflage 1996. Psychosozial-Verlag, Gießen, S. 376–387

Nelles, D., Rübener, H., Sünker, H. (2003) Die »Kinder des Widerstands« – Lebensbedingungen und Sozialisation der Kinder von politisch und religiös Verfolgten des NS-Regimes. In: Neue Praxis 42: 341–357

Nicolaisen, H. D. (1981) Luftwaffen- und Marinehelfer im II. Weltkrieg. Ullstein, Berlin

Niethammer, L. (2002) Ego-Histoire? und andere Erinnerungsversuche. Böhlau, Wien

Noam, G. G. (1997) Clinical-Developmental Psychology – Toward developmentally differentiated interventions. In: Damon, W., Sigel, I., Renninger, K. A. (Hrsg.) Handbook of child psychology. 5. Auflage. Wiley, New York, S. 585–634

Oesterreich, K. (1981) Psychiatrie des Alterns. 2. Auflage. Quelle & Meyer, Heidelberg

Overmanns, R. (2000) Deutsche militärische Verluste im II. Weltkrieg. Oldenbourg, München Paul, G. (2004) Bilder des Krieges. Krieg der Bilder. Die Visualisierung des modernen Krieges. Schöningh/W. Fink, Paderborn

Perren-Klingler, G. (2004) Trauma und Neubeginn. In: Tagungsband Evangelische Akademie Bad Boll (Hrsg.) Damit Europa blühe … Licht auf die Schatten der Vergangenheit. Evangelische Akademie, Bad Boll, S. 25

Peters, M. (2002) Entwicklung, Entwicklungskonflikte und Entwicklungsförderung im Alter. In: Peters, M., Kipp, J. (Hrsg.) Zwischen Abschied und Neubeginn. Entwicklungskrisen im Alter. S. 15–36, Psychosozial-Verlag, Gießen

Peters, M. (2004) Klinische Entwicklungspsychologie des Alters. Grundlagen für Psychosoziale Beratung und Psychotherapie. Vandenhoeck & Ruprecht, Göttingen

Plato, A. v., Leh, A. (1997) »Ein unglaublicher Frühling«. Erfahrene Geschichte im Nachkriegsdeutschland 1945–1948. Bundeszentrale für politische Bildung, Bonn

Platta, H. (1986) Der Kampf um Erinnerung. Anmerkungen zur Psyche – Kontroverse. Über die Rolle der Psychoanalyse im Nationalsozialismus. psychosozial 9: 92–104

Radebold, H. (1992) Psychodynamische Sicht und Psychotherapie Älterer. Springer, Heidelberg

Radebold, H. (1994) Freuds Ansichten über die Behandelbarkeit Älterer. Z. psychoanal. Theorie und Praxis IX: 247–259

Radebold, H. (2000) Abwesende Väter und Kriegskindheit. Fortbestehende Folgen in Psychoanalysen. Vandenhoeck & Ruprecht, Göttingen. 3. Aufl. 2004

Radebold, H. (2001) Depressionen Älterer – Möglichkeiten und Perspektiven psychoanalytischer Psychotherapie. PiD, 2. Jahrgang, Heft 2: 497–502

Radebold, H. (2002) Therapieziele für Ältere – Defizit, Klärung, Lebensbewältigung oder Enwicklungsförderung? In: Peters, M., Kipp, J. (Hrsg.) Zwischen Abschied und Neubeginn. Entwicklungskrisen im Alter. Psychosozial, Gießen, S. 211–224

Radebold, H. (Hrsg.) (2003) Kindheiten im II. Weltkrieg und ihre Folgen. psychosozial 26: 1–101

Radebold, H. (Hrsg.) (2004) Kindheiten im II. Weltkrieg und ihre Folgen. Psychosozial-Verlag, Gießen

Radebold, H. (2004 a) Die Vergangenheit ist unbewusst zeitlos – psychoanalytische Fokaltherapie einer 80-Jährigen mit Angstzuständen und Panikattakken. PiA, 1. Jahrgang Heft 3, 31–38

Radebold, H. (2004 b) »Meine Geschichte ist immer dabei!« Die historische Perspektive im Erstgespräch. PiA, 1. Jahrgang, Heft 1: 9–14

Radebold, H. (2004 c) Bei Diagnose historisch denken. »Kriegskinder« im Alter. Deutsches Ärzteblatt 101: 1960–1962

Radebold, H. (2004 d) Kriegsbeschädigte Kindheiten (1928/29 bis 1945–48). Kenntnis- und Forschungsstand. In: Radebold, H. (Hrsg.) Kindheiten im II. Weltkrieg und ihre Folgen. Psychosozial, Gießen, S. 17–30

Radebold, H. (2004 e) Traumatisierung. PiA, 1. Jahrgang, Heft 3: 1–121

Radebold, H. (2006) Erinnerungen an den Krieg: Können uns Bilder weinen lassen? In: Stambolis, B., Jakob, V. (Hrsg.) Kriegskinder. Zwischen Hitlerjugend und Nachkriegsalltag. Fotografien von Walter Nies, S. 29–36. agenda Verlag, Münster

Radebold, H. et al. (Hrsg.) (1997) Depressionen im Alter. Steinkopff, Darmstadt

Radebold, H., Bechtler, B., Pina, I. (1973) Psychosoziale Arbeit mit älteren Menschen. Lambertus-Verlag, Freiburg

Radebold, H., Bechtler, B., Pina, I. (1981) Therapeutische Arbeit mit älteren Menschen. Lambertus-Verlag, Freiburg

Radebold, H., Schweizer, R. (1996) Der mühselige Aufbruch – eine Psychoanalyse im Alter. Fischer, Frankfurt am Main

Radebold, H., Heuft, G., Fooken, I. (Hrsg.) (2006) Kindheiten im Zweiten Weltkrieg. Kriegserfahrungen und deren Folgen aus psychohistorischer Perspektive. Juventa-Verlag, Weinheim

Radebold, H., Bohleber, W., Zinnecker, J. (Hrsg.) (2008) Transgenerationale Weitergabe kriegsbelasteter Kindheiten. Interdisziplinäre Studien zur Nachhaltigkeit historischer Erfahrungen über vier Generationen. Juventa-Verlag, Weinheim

Reddemann, L. (2004) Spätfolgen von Traumatisierungen – Möglichkeiten und Erfordernisse stationärer Therapie. PiA, 1. Jahrgang, Heft 3, 49–58

Reulecke, J. (2000) Generationen-Biografien im 20. Jahrhundert. In: Strauß, B., Geyer, M. (Hrsg.) Psychotherapie in Zeiten der Veränderung. Westdeutscher Verlag, Wiesbaden, S. 26–40

Reulecke, J. (Hrsg.)(2003) Generationalität und Lebensgeschichte im 20. Jahrhundert. Oldenbourg, München

Reulecke, J. (2004) Die »Junge Generation« von 1930 wird alt – Erfahrungen der jugendbewegten »Jahrhundertgeneration« in der Selbstreflexion. In: Radebold, H. (Hrsg.) Kindheiten im II. Weltkrieg und ihre Folgen. Psychosozial, Gießen, S. 31–44

Richter, H. E. (1963) Eltern, Kind und Neurose. Rowohlt, Reinbek

Richter, H. E. (1986) Die Chancen des Gewissens. Erinnerungen und Reflexionen. Rowohlt, Reinbek

Roberts, U. (1994) Starke Mütter – ferne Väter. Über Kriegs- und Nachkriegszeit einer Töchtergeneration, Fischer TB, Frankfurt am Main. 2., ergänzte Auflage 2003. Psychosozial, Gießen

Ruhl, K. J. (Hrsg.) (1988) Frauen in der Nachkriegszeit 1945–1963. dtv, München

Rüsen, J. (2006) Elemente einer zukunftsfähigen europäischen Geschichtskultur. In: Radebold, H., Heuft, G., Fooken, I. (Hrsg.) Kindheiten im Zweiten Weltkrieg, S. 241–252. Juventa-Verlag, Weinheim

Sachsse, U. (2004) Traumazentrierte Psychotherapie. Schattauer, Stuttgart

Sander, H., Johr, B. (Hrsg.) (1992) Befreier und Befreite. Krieg, Vergewaltigungen, Kinder. Fischer, Frankfurt am Main

Schelsky, H. (1957) Die skeptische Generation. Econ, Düsseldorf

Schirach, B. v. (1939) Revolution der Erziehung. 2. Auflage., München

Schlesinger-Kipp, G. (2003) Psychoanalytische Behandlung von Kriegs-
»kindern«. In: Radebold, H. (Hrsg.) Kindheiten im II. Weltkrieg und
ihre Folgen. psychosozial 26: 23–32

Schlesinger-Kipp, G. (2004) »Meine Kindheit im Krieg und auf der
Flucht«. Gesprächskreis mit 60- und 70-Jährigen. In: Radebold, H.
(Hrsg.) Schwerpunktheft Traumatisierung. PiA, 1. Jahrgang, Heft 1:
67–78

Schlösser, A. M., Höhfeld, K. (Hrsg.) (1998) Trauma und Konflikt. Psychosozial, Gießen

Schmidbauer, W. (1998) »Ich wusste nie, was mit Vater ist.« Das Trauma
des Krieges. Rowohlt, Reinbek

Schörken, R. (1984) Luftwaffenhelfer und Drittes Reich. Klett-Cotta,
Stuttgart

Schulz, H., Radebold, H., Reulecke, J. (2004) Söhne ohne Väter. Erfahrungen der Kriegsgeneration. Ch. Links, Berlin

Schuster-Schmah, S. (1999) Wir sehen uns bestimmt wieder. Oettinger,
Hamburg

Seidler, Ch. (2003) Lange Schatten – Die Kinder der Kriegskinder kommen in die Psychoanalyse. In: Radebold, H. (Hrsg.) Kindheiten im
II. Weltkrieg und ihre Folgen. psychosozial 26: 73–80

Sichrovsky, P. (1987) Schuldig geboren. Kinder aus Nazifamilien. Kiepenheuer & Witsch, Köln

Soerensen-Cassier, P. (2003) Transgenerationelle Prozesse von NS-
Traumatisierungen. In: Radebold, H. (Hrsg.) Kindheiten im II. Weltkrieg und ihre Folgen. psychosozial, 26: 61–66

Speier, S. (1987) Der ges(ch)ichtslose Psychoanalytiker – die ges(ch)ichts-
lose Psychoanalyse. Psyche 41: 481–490

Stargardt, N. (2006) »Maikäfer flieg!« Hitlers Krieg und die Kinder.
Deutsche Verlags-Anstalt, München

Statistisches Jahrbuch der Bundesrepublik Deutschland (2004), Statistisches Bundesamt, Wiesbaden

Stein, v. d. B. (2003) Charakteristische Abwehrformen bei Kindern von Flüchtlingen aus den ehemaligen deutschen Ostgebieten. In: Radebold, H. (Hrsg.) Kindheiten im II. Weltkrieg und ihre Folgen. psychosozial 26: 67–72

Straub, J. (1998) Psychoanalyse, Geschichte und Geschichtswissenschaft. In: Rüsen, J., Straub, J. (Hrsg.) Die dunkle Spur der Vergangenheit. Psychoanalytische Zugänge zum Geschichtsbewusstsein. Erinnerung, Geschichte, Identität. 2. Band. Suhrkamp, Frankfurt am Main, S. 12–32

Tauber, T., Vyssoki, D. (2004) Altgewordene Überlebende des Holocaust. PiA, 1. Jahrgang, 3. Heft, 79–88

Teegen, F., Meister, V. (2000) Traumatische Erfahrungen deutscher Flüchtlinge am Ende des II. Weltkrieges und heutige Belastungsstörungen. ZfGP 13: 112–124

Teegen, F., Cizmic, L. D. (2003) Traumatische Lebenserfahrungen, heutige Belastungsstörungen, pflegebedürftige alte Menschen. ZfGP 16: 77–91

Thomä, H. (1986) Psychohistorische Hintergründe typischer Identitätsprobleme deutscher Psychoanalytiker. Forum Psychoanal 2: 1–10

Thomä, H., Kächele, H. (1996) Lehrbuch der psychoanalytischen Therapie. Band 1: Grundlagen. 2., überarbeitete Auflage. Springer, Berlin

Trilling, A. (2004) Erinnern. Schwerpunktheft. PiA, 1. Jahrgang, Heft 4, 1–108

Trobisch-Lütge, S. (2004 a) Traumatisierende Folgen von DDR-Unrecht bei heute über 60-Jährigen. Erfahrungen in der beratenden und psychotherapeutischen Arbeit der Beratungsstelle Gegenwind. PiA, 1. Jahrgang, Heft 3, 89–100

Trobisch-Lütge, S. (2004 b) Das späte Gift. Folgen psychischer Traumatisierung in der DDR und ihre Behandlung. Psychosozial, Gießen

Uexküll, v. Th. (1979) Lehrbuch der Psychosomatischen Medizin. Urban & Schwarzenberg, München

Volkan, V. D. (2000) Gruppenidentität und auserwähltes Trauma. Psyche 54: 931–951

Wächtler, C. (Hrsg.) (2003) Demenzen. Frühzeitig erkennen, aktiv behandeln, Betroffene und Angehörige effektiv unterstützen. 2. Auflage. Thieme, Stuttgart

Weber, F. (2004) Damit die Seele Ruhe finde vor dem Ende, Kriegserfahrungen und Seelsorge. In: Tagungsband Evangelische Akademie Bad Boll (Hrsg.) Damit Europa blühe … Licht auf die Schatten der Vergangenheit, S. 35–52

Werner, E. (2001) Unschuldige Zeugen. Der zweite Weltkrieg in den Augen von Kindern. Europa-Verlag, Hamburg/Wien.

Werner, E., Smith, R. S. (1982) Vulnerable but invincible – A longitudinal study of resilient children and youth. McGraw Hill, New York

Wilken, B., Kemmler, L. (1997) Ledige Frauen der Kriegsgeneration: Eine explorative Studie zu ihren Lebenzielen und ihrer Lebenszufriedenheit. Z. Gerontol. Geriat. 30: 34–45

Willenbacher, B. (1988) Zerrüttung und Bewährung der Nachkriegsfamilie. In: Broszat, M., Henke, K., Woller, H. (Hrsg.) Von Stalingrad zur Währungsreform. Zur Sozialgeschichte des Umbruchs in Deutschland. Juventa-Verlag, München, S. 595–618

Windel, K. (2004) Schuldfragen und Schuldzuschreibungen mit Bezug zur Jugend im Dritten Reich. Die Bedeutung von individueller Biografie und historischem Kontext bei der Behandlung älterer Patienten. In: Radebold, H. (Hrsg.) Kindheiten im II. Weltkrieg und ihre Folgen. Psychosozial, Gießen, S. 179–190

Winter, W. (2006) Was können und was müssen wir für Betroffene heute (therapeutisch) tun? – Aus der Sicht der Beratung. In: Radebold, H., Heuft, G., Fooken, I. (Hrsg.) Kindheiten im Zweiten Weltkrieg, S. 209–218. Juventa-Verlag, Weinheim

Wirsching, M., Scheib, P. (Hrsg.) (2002) Paar- und Familientherapie. Springer, Heidelberg

Zander, W. (1992) Kinder und Jugendliche als Opfer. Die traumatisierenden Einflüsse der NS-Zeit und des Zweiten Weltkrieges. In: Benz, W., Benz, U. (Hrsg.) Sozialisation Traumatisierung. Kinder in der Zeit des Nationalsozialismus. Fischer, Frankfurt am Main, S. 128–140

Anmerkungen

Anstelle eines Vorworts

[1] Radebold (2000); Schulz, Radebold, Reulecke (2004).

Zum 1. Kapitel

[1] Statistisches Jahrbuch der Bundesrepublik Deutschland (2004).

[2] Werner (2001), S. 11.

[3] Die Süddeutsche Zeitung veröffentlichte im September 2004 eine Serie über »Patient Deutschland« (I-III). Zur Diagnose wurde am 14. September 2004 (S. 3) sowohl von dem Psychotherapeuten Hans-Joachim Matz als auch von dem Psychoanalytiker Horst-Eberhard Richter konstatiert, dass Deutschland das Opfer seiner verdrängten und vergessenen, aber nie betrauerten Geschichte sei. Beide beziehen es auf die schwere Schuld der Nazi-Verbrechen, die dazu noch auf Ost und West aufgespalten wurde. Interessanterweise werden das eigene Leid und die daraus resultierenden Traumatisierungen nur andeutungsweise zur diagnostischen Beurteilung mit herangezogen.

[4] Sebald (FR 29. 11. 1997) konstatierte zu Recht eine spezifische Abwesenheit in der deutschen Nachkriegsliteratur: »Der wahre Zustand der materiellen moralischen Vernichtung, in dem sich das Land befand, durfte, so musste man annehmen, aufgrund einer stillschweigend eingegangenen und für alle gleichermaßen gültigen Vereinbarung nicht beschrieben werden. Die schreckenvollsten Aspekte des von der überwiegenden Mehrheit der deutschen Bevölkerung miterlebten Schlussaktes der Zerstörung blieben so ein schandbares, mit einer Art Tabu behaftetes Familiengeheimnis, das man vielleicht nicht einmal sich selber eingestehen konnte.«

[5] Dankesrede von Peter Esterhazy zur Verleihung des Friedenspreises des Deutschen Buchhandels am 10. 10. 2004 (SZ vom 11. 10. 2004, S. 6) »Niemand kann die eigenen Probleme allein lösen. Es ist u. a. eine Konsequenz der bereits gestellten deutschen Fragen, dass wir

unsererseits keine Fragen stellen, die sich auf uns beziehen und u. a. können die Deutschen wegen unserer nicht gestellten Fragen die noch fehlenden Fragen nicht stellen. Die Deutschen haben die eigenen Vergehen beim Namen genannt, die eigenen Leiden haben sie nicht beim Namen genannt. Die eigenen Missetaten durch die deutschen Missetaten zu verdecken ist eine europäische Gewohnheit. Der Hass gegen die Deutschen ist Europas Fundament in der Nachkriegszeit. ... Die deutsche nationale Erinnerung ist wesentlich weiter, sie nennt die eigene Verantwortung beim Namen.«

6   Der im Herbst 2004 gezeigte Film *Der Untergang* verdeutlicht diesen Mythos nachdrücklich: ein zwölfjähriger (?) Junge schießt zwei russische Panzer ab; er wird daraufhin von Hitler mit dem Ritterkreuz ausgezeichnet; er gerät unter direkten Beschuss, wobei seine Schwester getötet wird; er flüchtet nach Hause und wird von seinen Eltern beruhigt; bei dem nächsten Nachhausekommen findet er die Mutter erschossen und den Vater erhängt vor, weil die Eltern versucht hatten, sich den Russen zu ergeben; er rettet Hitlers junge Sekretärin vor den feiernden Russen; er radelt vergnügt und ohne sichtbare Spuren dieser traumatischen Erfahrungen mit ihr durch den Frühlingswald in eine offenbar bessere Zukunft.

7   Der Historiker Hans-Ulrich Wehler im Interview SPIEGEL spezial »Der Bombenkrieg gegen die Deutschen« Nr. 1/2003, S. 22.

8   Statistisches Jahrbuch der Bundesrepublik Deutschland (2004).

9   Nimmt man die Stichworte Geschichte, Zeitgeschichte, Historische Ereignisse, Bombenangriffe, Flucht und Vertreibung, Verluste (allgemein und speziell des Vaters) und Traumatisierung als für diese zeitgeschichtliche Perspektive repräsentativ, so lassen sich diese Stichworte in den nachfolgenden Büchern nicht auffinden: Adler et al. (Hrsg.) (2003); Thomä, Kächele (1996); Förstl (Hrsg.) (2003); Wirsching, Scheib (Hrsg.) (2002); Lehr (2000). Fischer, Riedesser (1998) verdeutlichen in Kapitel 8.5 »Auswirkungen von Kriegsereignissen auf Kinder«, wie wenig überhaupt und dazu zu möglichen Langzeitfolgen von Kriegseinwirkungen bekannt ist. Kretschmar et al. (Hrsg.) (2000): Hier wird lediglich in einem Behandlungsbericht (S. 336) ein 71-jähriger ehemaliger jüdischer Offizier mit einer Belastungsstörung erwähnt; bei den Angsterkrankungen gibt es einen

Hinweis (S. 341) auf den Einfluss historischer Ereignisse. Schlösser, Hoehfeld (Hrsg.) (1998): In diesem Kongressband wird über Kollaboration mit dem Täter im Sinne eines eigenen Anteils bei Vergewaltigung und Kriegshandlungen (S. 58) aus der Behandlung eines ehemaligen Wehrmachtsoldaten, der jahrelang in sowjetischer Gefangenschaft war (S. 299), über eine verstärkte Einbeziehung zeitgeschichtlicher soziokultureller Faktoren in die Therapie mit Holocaust-Opfern (S. 377) und schließlich aus der Kriegskindheit eines Analysanden (S. 412) berichtet – auffallend wenig für einen 526 Seiten umfassenden Kongressband zu dem Thema Trauma und Konflikt. Nur in den (Lehr-)Büchern zur Psychotherapie Älterer erhält dieser Aspekt Bedeutung, so in: Heuft, Kruse, Radebold (2000); Maercker (Hrsg.) (2002); Peters (2004). Auch in dem im vergangenen Jahr erschienenen Buch Sachsse (2004) findet sich kein Hinweis auf die Notwendigkeit bzw. Möglichkeit, derart traumatisierten Älteren psychotherapeutisch zu helfen.

[10] Vgl. folgende Publikationen: Schulz, Reulecke, Radebold (2004); Radebold (Hrsg.) (2003); Schwerpunktheft Nr. 92 der Zeitschrift psychosozial (erschienen als ergänzte und erweiterte Auflage in Buchform im September 2004); Radebold (Hrsg.) (2004 e); Traumatisierung, Schwerpunktheft der Zeitschrift Psychotherapie im Alter mit entsprechenden Beiträgen.

[11] Die Forschungsgruppe w2k (weltkriegs2kindheiten) wurde im Dezember 2002 auf Anregung des Historikers Jürgen Reulecke und von mir gegründet. Sie traf sich inzwischen vollzählig fünfmal (letztes Treffen am 9. 10. 2004 in Essen) – abgesehen von mehreren Forschungsbesprechungen. Sie vereinigt Wissenschaftler aus den Bereichen Zeitgeschichte, Sozialwissenschaften, Literaturwissenschaft, Entwicklungspsychologie, Psychoanalyse/Psychiatrie/Psychosomatik, Psychogerontologie, Jura u. a. m. Mitglieder der Arbeitsgruppe wurden am 21. 1. 2004 vom Bundespräsidenten Dr. Johannes Rau im Schloss Bellevue in Berlin empfangen. Er wollte sich über ihre Forschungsaktivitäten informieren und versprach seine volle Unterstützung. Am 1. Oktober 2004 wurde eine diesbezügliche Studiengruppe am Kulturwissenschaftlichen Institut des Landes Nordrhein-Westfalen in Essen für zwei Jahre eingerichtet.

[12] Vgl. Radebold (2000), S. 74–88.
[13] Paul (2004).

Zum 2. Kapitel

[1] Z. B. wurden erst 2000 von Overmanns genauere Berechnungen über die deutschen militärischen Verluste vorgelegt.
[2] Weitgehend anhand der von Dörr (1998) und v. Plato, Leh (1997) zusammengetragenen Daten.
[3] Overmanns (2000) Tab. 34.
[4] Dörr (1998) Band 2, S. 555.
[5] Ebenda, S. 545.
[6] Overmanns (2000) Tab. 35.
[7] Dörr (1998) Band 3, S. 478.
[8] Ebenda, S. 476.
[9] Dörr (2000) Band 3, S. 477.
[10] Ebenda, S. 278.
[11] Vgl. Statistisches Jahrbuch der Bundesrepublik Deutschland 1952.
[12] Dörr (1998) Band 2, S. 449; Friedrich (2002).
[13] SPIEGEL spezial: Als Feuer vom Himmel fiel. Der Bombenkrieg gegen die Deutschen. Nr. 1/2003, S. 8/9, außerdem Friedrich (2002).
[14] Dörr (1998) Band 2, S. 448.
[15] Ebenda, S. 291; Franzen (2001).
[16] Ebenda, S. 516.
[17] Ackermann (2004), S. 437.
[18] Dörr (1998) Band 2, S. 323.
[19] Ebenda, S. 326.
[20] Ebenda, S. 323, 563.
[21] Fenske (1987), S. 19–35.
[22] Dörr (1998) Band 3, S. 488.
[23] Willenbacher (1988), S. 595–618.
[24] Dörr (1998) Band 3, S. 580.
[25] Ebenda, S. 565.
[26] Mitteilung Sozialverband Reichsbund.
[27] Statistisches Jahrbuch der Bundesrepublik Deutschland 1952.

[28] Sander, Johr (1992), S. 52, 58.

[29] Meine Anfragen 1999 an das Bundesarchiv in Koblenz, das Statistische Bundesamt in Wiesbaden, das Bundesausgleichsamt in Bad Homburg, das Bundesministerium für Arbeit und Soziales in Bonn, den Sozialverband Reichsbund e. V. und den Verband der Kriegs- und Wehrdienstopfer, Behinderten und Rentner Deutschlands in Bonn und exemplarisch an das Hessische Landesamt für Versorgung erbrachten keine zusätzlichen Angaben.

[30] *Belastend* bedeutet lebenslang bis ins Alter ausgeprägte negative, insbesondere auch konfliktträchtige Folgen; *beschädigend* bedeutet lebenslang bis in das Alter anhaltende Folgen von Krankheitswert, z. B. schwere Belastungsstörungen, Depressionen etc.; *traumatisierend* bedeutet lebenslang bestehende und bis in das Alter anhaltende teilweise oder vollständige Posttraumatische Belastungsstörungen etc.

Zur Zwischenfrage I

[1] Freud (1915), S. 325–355.

[2] Kettenacker (Hrsg.) (2003).

[3] 1. Mose, 22. Kapitel, Vers 1–13. Hinweis: Predigt Dr. H. Radeck, Evangelische Akademie Hofgeismar am 31. 10. 2004 anläßlich der Tagung »Das Ende des Schweigens? Auswirkungen traumatischer Kriegserfahrungen über Generationen«.

[4] Nach dem Ersten Weltkrieg wurde von Walter Flex gedichtet: »Zum Altar ward das Feld der Völkerschlacht … Gott heiligt unser Volk und erlebt im Weltbrand der Entsühnung Opfer Feier« (in: Vom Großen Abendmahl. Verse und Gedanken aus dem Felde, München 1922, S. 5).

[5] Schirach (1939), S. 30.

[6] Ebenda, S. 31.

[7] Bemerkung von Ralf Giordano im Frühjahr 2004 bei einer Diskussion über den Bombenkrieg in der Martin-Luther-Kirche in Kassel.

[8] Freud (1915), S. 355.

Zum 3. Kapitel

[1] Statistisches Jahrbuch der Bundesrepublik Deutschland (2004).

[2] Clauß (1931).

[3] Mayer, Baltes (1996).

[4] Ruhl (Hrsg.) (1988), S. 273, 275; insgesamt zur Situation der alleinstehenden und verheirateten Frauen der Kriegsgeneration vgl. Dörr
(1998) Bd.1–3; Kemmler (1999); Wilken, Kemmler (1997) und
Kemmler et al. (2004).

[5] Lippert, Keppel (1950), S. 229 f.

[6] Vgl. z. B. Berichte des 1947 geborenen Psychotherapeuten Peter
Heinl über sein Aufwachsen im noch lange Zeit zerstörten Wiesba-
den (1994) und des Schriftstellers Dieter Forte in seinem neuesten
Werk »Auf der anderen Seite der Welt« (2004).

Zur Zwischenfrage II

[1] Radebold (2004), S. 168 ff. Entgegen meiner damaligen Schätzung
muss aufgrund der jetzt zunehmend vorliegenden, insbesondere repräsentativen Untersuchungen (s. Beiträge in Radebold 2004) die
jetzige Schätzung als zutreffender angesehen werden.

[2] Immer wieder werden in den Zeitungen mehr oder weniger Pro-
minente zitiert, die sich nach schlimmen, möglicherweise auch
schrecklichen, in der Regel aber kurzfristigen Erfahrungen (Bedrohung, Überfälle, Unfälle etc.) *traumatisiert* erleben; ebenso werden
auch in Fernsehsendungen *alle* anlässlich von Kriegshandlungen gezeigten Kinder als *traumatisiert* bezeichnet; schließlich wurden sogar die Flamingos im Park von Königin Elisabeth in England durch
die Hubschrauberflüge des amerikanischen Präsidenten als *traumatisiert* angesehen.

[3] Bohleber (2000), S. 829.

[4] Fischer, Riedesser (1998), S. 288–299.

[5] Interessanterweise gerieten die »Älteren« schon einmal bei den jüngeren Professionellen dahingehend in Verdacht, dass eine unge-

klärte diffuse Symptomatik auf eine entsprechende Biografie eines Mitgliedes der Täter-Generation (z. B. Mitgliedschaft in der SS, KZ-Bewacher, Mitglied von Einsatzgruppen etc.) hinweise; z. B. Peters (1997) Psychotherapeutische Behandlung Älterer: welchen Problemen begegnet eine psychosomatische Klinik? (S. 151). Hierbei wurden in der Kliniksupervision die 1996 jetzt 50- bis 60-jährigen Älteren als Angehörige der aktiven Täter-Generation angesehen, während sie – rechnet man nach – zu den Geburtsjahrgängen 1936–1946 gehörten, also höchstens noch als Kinder den Zweiten Weltkrieg erlebt hatten!

Zum 4. Kapitel

[1] Radebold (2000) 3. Auflage 2004, S. 215–239; Heinritz (1985), S. 7–41.
[2] Fischer, Riedesser (1998), S. 288–294.
[3] Baumert (1954), zitiert nach Ackermann (2004), S. 453.
[4] Lippert, Keppel (1950), S. 293.
[5] Freud, Burlingham (1951).
[6] Lippert, Keppel (1950), S. 214–322.
[7] Ebenda, S. 214.
[8] Ebenda, S. 215 f.
[9] Kurz (1949), S. 52–68.
[10] Lippert, Keppel (1950), S. 216, 218 f.
[11] Ebenda, S. 292 f.
[12] Ebenda, S. 294.
[13] Ebenda, S. 295.
[14] Ebenda, S. 296.
[15] Ebenda, S. 297.
[16] Ebenda, S. 299.
[17] Ebenda, S. 300 f.
[18] Ebenda, S. 302 f.
[19] Ebenda, S. 305.
[20] Ebenda, S. 307.
[21] Ebenda, S. 309.

22 Ebenda, S. 309.

23 Ebenda, S. 312 f.

24 Ebenda, S. 314 f.

25 Ebenda, S. 320 ff.

26 Cooper (1986) zitiert nach Bohleber (2000), S. 829.

27 Bohleber (2000), S. 830.

28 Fischer, Riedesser (1998), S. 79.

29 Bohleber (2000), S. 831.

30 Ebenda, S. 831 f.

31 Ebenda, S. 833.

32 Zitiert nach Ackermann (2004) S. 446–449.

33 Ebenda, S. 450 ff.

34 Riedesser, Verderber (2004).

35 Zitiert nach Ackermann (2004), S. 444.

36 Coerper, Hagen, Thomae (1954).

37 Brandt (1964).

38 Zitiert nach Ackermann (2004), S. 449.

39 Kruse, Thomae (1992), S. 64–68.

40 Grundmann (1992).

41 Franz et al. (1999).

42 Frey, Schmitt (2003).

43 Hardt, Rutter (2004).

44 Lippert, Keppel (1950), S. 322.

Zum 5. Kapitel

1 Taschenführer zur ICD-10 Klassifikation psychischer Störungen (1999).

2 APA-Manual zu DSM IV (1996).

3 Radebold (Hrsg.) (1997); Blonski (Hrsg.) 1998; Förstl (Hrsg.) (2003).

4 Oesterreich (1981).

5 Radebold (1992), S. 45–51.

6 Mayer, Baltes (Hrsg.) (1996).

7 Copeland et al. (2004).

[8] Zusammenfassung vgl. Bohleber (2000), S. 810–817.

[9] Radebold (2000), S. 32.

[10] Keilson (1979).

[11] Keilson (1979) zitiert nach Bohleber (2000), S. 813 f.

[12] Eckstaedt (1981).

[13] Radebold (2000), Leuzinger-Bohleber (2003), Schlesinger-Kipp (2003).

[14] Franz et al. (1999); Franz et al. (2004); Frey, Schmitt (2003).

[15] Brähler et al. (2003); Brähler et al. (2004); Decker et al. (2004).

[16] Teegen, Meister (2000); Teegen, Cizmic (2003).

[17] Eine 71-jährige Patientin befand sich wegen eines akuten funktionellen Schwindels bei ausgeprägter depressiver Symptomatik und deutlichen zwanghaften Zügen in einer 45-stündigen (einmal wöchentlich) Psychotherapie mit dem Erfolg völligen Verschwindens der Symptomatik und Klärung der aktuellen Lebenssituation (Radebold 2001). 11 Jahre später suchte der erwachsene Sohn telefonisch Rat zum Umgang mit seiner inzwischen im Heim lebenden, zunehmend dement werdenden Mutter. Unter anderem berichtete er über in den letzten zwei Jahren deutlicher werdenden Verhaltensveränderungen, die einem typischen Vermüllungs-Syndrom glichen.

[18] Interview mit Armin Maiwald (»Mann von der Maus«). Süddeutsche Zeitung, Magazin Nr. 28 vom 11. 7. 2003, S. 22. Das vom Deutschen Sprachrat im Oktober 2004 ausgewählte »schönste deutsche Wort« *Habseligkeiten* wurde in der HNA mit dem Bild eines Mädchens mit einer Puppe inmitten eines Flüchtlingstrecks im Zweiten Weltkrieg verbildlicht (HNA 25. 10. 2004).

[19] Radebold (2000).

[20] Brähler et al. (2003); Brähler et al. (2004); Decker et al. (2004).

[21] Taschenführer zur ICD-10 Klassifikation psychischer Störungen (1999).

[22] Teegen, Meister (2000).

[23] Ebenda.

[24] Taschenführer zur ICD-10 Klassifikation psychischer Störungen (1999).

[25] Brähler et al. (2003).

[26] Mayer, Baltes (Hrsg.) (1996).

27 Vgl. z. B. Radebold (Hrsg.) (1997).

28 Brähler et al. (2004).

29 Franz et al. (1999); Franz et al. (2004).

30 Keilson (1997).

31 Heuft, Kruse, Radebold (2000), S. 302 f.

32 Copeland et al. (2004).

33 Radebold, (2000); Leuzinger-Bohleber (2003).

34 Radebold (2000); Schulz, Radebold, Reulecke (2004).

35 Radebold (2000).

36 Vgl. z. B. Autobiografien in Bode (2004) und Lorenz (2003).

37 Heuft, Kruse, Radebold (2000); Heuft, Radebold (2003).

38 Hessel et al. (2003).

39 Franz et al. (1999); Franz et al. (2004).

40 Greb, Pilz, Lamparter (2003).

41 Altgeld (Hrsg.) (2004); Faltermaier (2004).

42 Uexküll (1979); insgesamt wurde von den Herausgebern angenommen, dass das bio-psycho-soziale Krankheitskonzept im Bereich *sozial* diese zeitgeschichtlichen Einflüsse berücksichtigen bzw. erfassen würde. Offensichtlich bestätigte sich diese Annahme nicht, so dass jetzt für die 7. Auflage ein entsprechender Beitrag vorgeschlagen ist (persönliche Mitteilung K. Köhle, Oktober 2004).

43 Heuft (1999).

44 Ebenda; Heuft, Kruse, Radebold (2000).

45 Radebold (2000), S. 106; Leuzinger-Bohleber (2003).

46 Vgl. Beiträge in Schulz, Radebold, Reulecke (2004), S. 144–149; bezüglich der Väter siehe Selbstbeschreibungen in Schulz, Radebold, Reulecke (2004), S. 21–114; z. B. bezüglich der Mütter: Chamberlain (1997); Roberts (1994); Koch-Wagner (2001).

47 Zitiert nach Süddeutsche Zeitung vom 17. 6. 2003.

48 Frey, Schmitt (2003), Tabelle 1.

49 Radebold (2000).

50 Ebenda; Roberts (1994).

51 Radebold (2000).

52 Ebenda, S. 136 ff.

53 Ebenda; Roberts (1994); Dörr (1998); Koch-Wagner (2001).

54 Radebold (2004 a), S. 227–234.

[55] Frey, Schmitt (2003).
[56] Franz et al. (1999); Franz et al. (2004).
[57] Radebold (2000); Schulz, Radebold, Reulecke (2004).
[58] Roberts (1994); Koch-Wagner (2001).
[59] Radebold (2000), S. 136 ff.
[60] Sichrovsky (1987); Lebert, Lebert (2000).
[61] Hirsch (2002).
[62] Nelles, Rübener, Sünker (2003).
[63] Benz et al. (Hrsg.) (2003).
[64] Cervik, Dietzel (2005). Der Abnahmebeschluss. Eine Kindheit in nationalsozialistischen Fürsorge- und Erziehungsheim der Gaue Wien, Niederdonau und Mainfranken. Eine Spurensuche. (Zum Druck vorgesehen.)
[65] Schörken (1984); Nicolaisen (1981).

Zur Zwischenfrage III

[1] Beeindruckend von J. R. R. Tolkien in seinem Buch »Der Herr der Ringe«, Bd. I, 2. Buch, 4. Kapitel, dargestellt wie auch in dem ersten entsprechenden Film »Die Gefährten« visualisiert.
[2] Heuft (1999).
[3] Fischer, Riedesser (1998); Bohleber (2000).

Zum 6. Kapitel

[1] Massing, Reich, Sperling (1999), S. 23.
[2] Clauß (1931).
[3] Vgl. Reulecke in Schulz, Radebold, Reulecke (2004), S. 144–159.
[4] 2. Buch Mose, 20. Kap., Vers 5.
[5] Freud (1913), S. 191.
[6] Richter (1963); Boszormenyi-Nagy, Spark (1973), Zusammenfassung vgl. Massing et al. (1999), S. 29–64.
[7] Moré (2004) Vortrag anlässlich der Tagung »Das Ende des Schweigens – Auswirkungen traumatischer Kriegserfahrungen über mehre-

re Generationen« am 30. 10. 2004, Evangelische Akademie Hofgeismar.

[8] Zur Traumaweitergabe bei Holocaust-Opfern vgl. Bohleber (2000), S. 815 ff.; generell Volkan (2000).

[9] Z. B. Speier (1987); Heimannsberg, Schmidt (1992); Koch-Wagner (2001); Soerensen-Cassier (2003); Moser (1997), (1998).

[10] Vgl. oben, Anm. 7.

[11] Kestenberg (1982).

[12] Faimberg (1987).

[13] Vgl. oben, Anm. 7.

[14] Neraal, Zimmer (1991).

[15] Fooken (1999), mündliche Mitteilung über eine bisher nicht publizierte Untersuchung.

[16] Vgl. Beiträge in Schulz, Radebold, Reulecke (2004) aus Sicht vaterloser Söhne als Partner, S. 92–96 und aus der Sicht der Partnerinnen dieser vaterlosen Söhne S. 102–114.

[17] Seidler (2003).

[18] Stein (2003).

[19] Vgl. Berichte der Kinder von vaterlos aufgewachsenen Söhnen in Schulz, Radebold, Reulecke (2004), S. 102–114.

[20] Stein (2003), S. 150.

[21] Jerouschek (2003).

[22] Stein (2003), S. 151 f.

[23] Hirsch (1999).

[24] Stein (2003).

[25] In der Hessisch-Niedersächsischen Allgemeinen Zeitung vom 21. 9. 2004 wird über das Ergebnis der NPD bei der Landtagswahl 2004 in Sachsen berichtet, dass die 18- bis 29-Jährigen in 18 % und die 30- bis 44-Jährigen in 12 % diese Partei und bei der Landtagswahl 2004 in Brandenburg von den 18- bis 29-Jährigen 14 % und von den 30- bis 44-Jährigen 7 % die DVU gewählt haben.

[26] Köttig (2004).

Zum 7. Kapitel

[1] Erikson (1950).
[2] Heuft et al. (2000), S. 37–46; Peters (2004).
[3] Werner, Smith (1982).
[4] Noam (1997).
[5] Heuft et al. (2000), S. 47.
[6] WHO 1968 zitiert nach Kanowski (1991), S. 277.
[7] Martin (1976).
[8] Radebold (2000), S. 41–73, 106, 116, 139, 158; Schlesinger-Kipp (2003); Leuzinger-Bohleber (2003).
[9] Franz (1997), S. 49.
[10] Vor kurzem wurden im Rahmen der ELDERMAN-Studien I., II., belastende und fördernde Einflüsse des jüngeren und mittleren Erwachsenenalters erforscht, vgl. Driesch (2003).
[11] Mündliche Mitteilung Fooken (1999).
[12] Z. B. Patient Gochsheimer in: Radebold (2000), S. 67 f.

Zum 8. Kapitel

[1] Peters (2002), (2004).
[2] Radebold (1992), S. 68–72.
[3] Chamberlain (1997).
[4] Faltermaier (2004), S. 17; Altgelt (2004).
[5] Faltermaier (2004), S. 17–21.
[6] Radebold (2000).
[7] Bundesministerium für Familie, Senioren, Frauen und Jugend (2001) 3. Bericht zur Lage der älteren Generation sowie (2002) 4. Bericht zur Lage der älteren Generation.
[8] Vgl. Berichte in Bode (2004); Lorenz (2003).
[9] Radebold (2000), 3. Auflage 2004, S. 128 f.
[10] Vgl. Berichte in Schulz, Radebold, Reulecke (2004).
[11] Cooper (1986), zitiert nach Bohleber (2000), S. 830.
[12] Statistisches Jahrbuch der Bundesrepublik Deutschland (2004).

Zur Zwischenfrage IV

[1] Radebold, Schweizer (1996).

[2] Heer, Naumann (1995).

[3] Köttig (2004).

[4] Kürzlich berichtete Windel (2004) von der Situation, dass er bei der Visite in der Geriatrischen Klinik einem Patienten mit einer derartigen eintätowierten Blutgruppe begegnete. Er konnte sich nach sorgfältiger Prüfung davon überzeugen, dass dieser Patient im letzten Kriegsjahr zwangsweise zur SS überstellt wurde und offenbar an keinem Verbrechen beteiligt war.

Zum 9. Kapitel

[1] Vgl. Radebold (1992); Heuft, Kruse, Radebold (2000); Maercker (Hrsg.) (2002); Förstl (Hrsg.) (2003); Peters (2004).

[2] Heuft, Kruse, Radebold (2000), S. 244.

[3] Ebenda, S. 252 ff.

[4] Ebenda, S. 256 – 259.

[5] Ebenda, S. 323 f.

[6] Radebold (2002), S. 211–224.

[7] Heuft, Kruse, Radebold (2000), S. 252 ff.

[8] Ebenda, S. 237 ff.

[9] Heuft, Kruse, Radebold (2000), S. 227–231.

[10] Radebold, Bechtler, Pina (1973), (1981); Hinze (1987); Radebold (1992); Hirsch (1997); Heuft, Kruse, Radebold (2000).

[11] Radebold (1992); Hirsch (1997); Heuft, Kruse, Radebold (2000).

[12] Heuft, Kruse, Radebold (2000), S. 227–232.

[13] Heuft (1990), S. 311.

[14] Heuft, Kruse, Radebold (2000), S. 227.

[15] Ebenda, S. 224 ff.

[16] Vgl. Radebold (2000), S. 74–88.

[17] Perren-Klingler (2004), S. 25.

[18] Veranstaltet durch das Lehrinstitut für Alternspsychotherapie, Habichtswalder Str. 19, 34119 Kassel, Informationen unter: www. alternspsychotherapie.de

[19] Z. B. in Form von Träumen, »lang vergessener« Erinnerungen an Situationen, Personen, oder in Form beunruhigender Gefühle (siehe Beispiel in Radebold 2004 a).

[20] Vgl. Behandlungen in Radebold (2000); Leuzinger-Bohleber (2003); Schlesinger-Kipp (2003) sowie Beiträge in Radebold (2004 c).

[21] Driesch et al. (2003).

[22] Wächtler (2003); Heuft, Kruse,Radebold (2000), S. 295 ff., 303 ff.

[23] Heuft, Kruse, Radebold (2000), S. 260 f.

[24] Vgl. Schuster-Schmah (1999); Lorenz (2003); Bode (2004); Hendrich (2004) u. a. m.

[25] Z. B. Radebold (2000); Roberts (1994);Koch-Wagner (2001); Schulz, Radebold, Reulecke (2004).

[26] Radebold (2003).

[27] Zur Bedeutung von Erinnern vgl. Beiträge in Trilling (2004).

[28] Bechtler (1991); Bechtler (2000).

[29] Mündliche Mitteilungen.

[30] Schlesinger-Kipp (2004) sowie als »angeleitete autobiografische Gruppen« zitiert nach Coleman (2004).

[31] Radebold (2004 b).

[32] Heuft et al. (2004), S. 256–259.

[33] Radebold (2000), S. 159–167 sowie zahlreiche mündliche Mitteilungen.

[34] Radebold (2000), S. 163 f.

[35] Ebenda.

[36] Sachsse (2004).

[37] Heinl (1994).

[38] Radebold (Hrsg.) (2004 c).

[39] Maercker, Müller (2004).

[40] Reddemann (2004).

[41] Ebenda.

[42] Tauber, Vyssoki (2004).

[43] Trobisch-Lütge (2004).

[44] Böhmer (2004).

45 Massing et al. (1999).

46 Bechtler (2000), S. 45–55; Coleman (2004).

47 Schlesinger-Kipp (2004); z. B. Selbsterfahrungsgruppe für Kriegskinder der Jahrgänge 1930–1945 unter dem Titel »Mutter, wann ist
der Krieg zu Ende?« angeboten von der Evangelischen Lebensbera-
tungsstelle Göttingen.

48 Zur Zeit (Oktober 2004) noch nicht vorliegend, wahrscheinlich ab
Frühjahr 2005 über www.weltkrieg2kindheiten (w2k) abrufbar.

49 Abgefragte Inhalte erlauben sofort einen direkten Zugang zu einer
jeweils spezifischen Erfahrungs- und Belastungsgeschichte.

50 Informationen aus gerontopsychiatrischen Tageskliniken/Kliniken.

51 Informationen aus gerontopsychiatrischen Tageskliniken.

52 Statistisches Jahrbuch der Bundesrepublik Deutschland (2004).

53 Mündliche Informationen aus Alten- und Pflegeheimen.

54 Mündliche Informationen, vgl. auch biografische Hinweise über
Hannelore Kohl (zitiert in Radebold 2004).

55 Böhmer (2000); Kuratorium Deutsche Altershilfe, Fachmagazin
PRO ALTER 3/2004, S. 37–48.

56 Informationen durch M. Teising im Oktober 2004.

57 Teegen, Cizmic (2003).

58 Bickel (2003), S. 16.

59 Informationen durch Frau Atzbach über Maßnahmen im AWO-
Heim, Gießen.

60 Weber (2004).

61 Ebenda.

62 Reddemann (2004), S. 56.

63 Koch-Wagner (2001), S. 10.

64 Aus dem Brief eines allgemeinärztlich und psychotherapeutisch tätigen Kollegen vom 19. 9. 2004.

65 Windel (2004), S. 180.

66 Im Verlauf mehrjähriger Supervisionstätigkeit von Stationsteams
in zwei psychosomatischen und psychotherapeutischen Rehabilita-
tionskliniken zwischen 1990 und 1996, d. h., nachdem eine gewisse
Vertrauensbasis geschaffen war.

67 Reddemann (2004), S. 57.

68 Windel (2004), S. 186 f.

Zum 10. Kapitel

[1]   Leuzinger-Bohleber (2003), S. 984 ff.

[2]   Ebenda, S. 982.

[3]   Radebold (2000), S. 179–183.

[4]   Richter (1986); Zander (1992).

[5]   Die Deutsche Psychoanalytische Vereinigung (DPV) hatte im Jahr 1962 insgesamt 45, 1970 insgesamt 112 und erst 1980 insgesamt 293 Mitglieder. Die Dachgesellschaft DGPT hatte 1960: 254, 1970: 413 und 1990 insgesamt 827 Mitglieder; außerdem hatten sich Psychiatrie und Kinderpsychiatrie durch ihre (Mit-)Tätigkeit im Dritten Reich verdächtig gemacht.

[6]   Persönliche Mitteilung von Horst-Eberhard Richter.

[7]   Radebold (2000), S. 74–88.

[8]   Speier (1987).

[9]   Platta (1986).

[10] Radebold (1994).

[11] Heuft, Kruse, Radebold (2000), S. 211–215.

[12] Radebold (2000), S. 82 f.

[13] Eckstaedt (1981), S. 9.

[14] Kennedy (2003), S. 874–888.

[15] Hardt (2003), S. 81–86.

[16] Promotionsvorhaben an der Universität Kassel.

[17] Thomä (1986).

[18] Seidler (2003), S. 73–80.

[19] Zitiert nach Ackermann (2004), S. 440; vgl. außerdem insbesondere Althaus, Reulecke (2004); Straub (1998), S. 12–32.

[20] Reulecke (2004) S. 31 ff.

[21] Daniel (2004).

[22] Reulecke (2003).

[23] Freud (1913).

[24] Bronfen, Erdle, Weigel (1999).

[25] Amend (2003).

[26] Schelsky (1957).

[27] Reulecke (2000).

[28] Z. B. Kettenacker (Hrsg.) (2003).
[29] Radebold (2000), S. 217–233.
[30] Lorenz (2003); Bode (2004).
[31] Buß (2004).

Zum 11. Kapitel

[1] Radebold (2000).
[2] Radebold (2006).
[3] Härtling (1973).
[4] Markowitsch, Welzer (2005).
[5] Hardt, Rutter (2004).
[6] Schreibwerkstatt z. B. angeboten durch Akademie Sandkrughof bei Lauenburg; Behnken, Mikota (2008).
[7] Angeboten durch Verlage.
[8] Vorträge z. B. in Volkshochschulen, Seminare z. B. in den Evangelischen Akademien Bad Boll, Hofgeismar.
[9] Winter (2007).
[10] Angeboten durch Akademie Sandkrughof bei Lauenburg.
[11] Angefragte 2–3 Gespräche bei niedergelassenen PsychotherapeutInnen.
[12] Siehe beschriebene Hilfestellung in diesem Buch, Kapitel 9.1–9.7. Wichtig ist, jedesmal telefonisch nachzufragen, ob der/die Psychotherapeut/in bereit und interessiert ist, einen über 60-Jährigen mit einer Kriegskindheitsgeschichte zu behandeln.
[13] Vergewisserung der Möglichkeit, auch in nachfolgenden Monaten/Jahren erneut stabilisierende Einzelgespräche zu führen.

Zum 12. Kapitel

[1] Radebold (2000), S. 74–88.
[2] Ebenda; Schmidbauer (1998).
[3] Niethammer (2002), S. 188–191.
[4] Weber (2004).

5   Radebold (2003).
6   Buß (2004).
7   Härtling (1997), (2003).
8   Forte (2002).
9   Information eines psychiatrischen Kollegen vom Oktober 2004.
10 Koch-Wagner (2001), S. 10.
11 Leuzinger-Bohleber (2003), S. 1014.

Zum 13. Kapitel

1   Trobisch-Lütge (2004 a, b).
2   Der Standard, 18.10.2004.
3   Bohleber (2003), S. 684–687.

Zum 14. Kapitel

1   Dörr (2007).
2   Stargardt (2006).
3   Alexijewitsch (2005).
4   Fooken, Zinnecker (2007).
5   Radebold et al. (2008).
6   Beutel et al. (2007).
7   Franz et al. (2007).
8   Heuft et al. (2007).
9   Radebold et al. (2006).
10 Ewers et al. (2006).
11 Rüsen in Radebold et al. (2006), S. 241–252.
12 Brumlik, »Holocaust-Gedenken und das Leid der Deutschen«, Vortrag am 16.4.2005 zum Abschluss des Internationalen Kriegskinderkongresses, Frankfurt/Main.
13 Maercker et al. (2008).

Stimmen zum Buch

»Seit einigen Jahren schon – und dies ist vor allem Hartmut Radebold zu verdanken – wird alten Menschen auch in der Therapie eine Chance eingeräumt. Radebold hat sich in seinem neuen Buch einen ganz speziellen Aspekt herausgesucht, unter dem er Psychotherapie, Pflege, Beratung und Seelsorge älterer und ganz alter Menschen sehen will: den Aspekt der Zeitgeschichte. Eine gute Kenntnis der Zeitgeschichte sei nötig, um die spezifischen Probleme und teilweise auch Traumatisierungen etwa der 1925 bis 1929 Geborenen von denen der Kriegs- oder der Nachkriegskinder unterscheiden zu können … Das Buch ist klar geschrieben, bezieht, so weit verfügbar, andere Studien mit ein und gibt damit einen Überblick über viele Varianten von zeitbedingten Störungen.«

Eva Jaeggi in *Psychologie Heute*

»Radebold stellt Fragen, die sich viele Menschen fragen werden, und er führt den Leser anhand dieser Fragen durch sein Thema: Dürfen wir Deutsche uns mit diesem Teil unserer Geschichte befassen? Wer war betroffen, wer nicht? Wie reagierte die Gesellschaft nach dem Krieg? Kann es Spätfolgen bei über 60jährigen geben? Und muss man dann über die alten Geschichten sprechen? Er faßt auf gut lesbare Art die Ergebnisse älterer und neuerer wissenschaftlicher Untersuchungen zusammen, zum Beispiel zu den Langzeitfolgen, die das Erlebnis der Bombennächte oder der Vertreibung haben … Nimmt Radebold in der ersten Hälfte seines Buches den Leser mit in die Welt, die die Kriegskinder erlebten, so wendet er sich in der zweiten Hälfte mehr an Menschen, die als Berater, Pfleger, Ärzte oder Psychotherapeuten mit alten Menschen zu tun haben. Hier wird das Sachbuch zu einem allerdings allgemein verständlichen Fachbuch, von dem auch die profitieren können, von denen es handelt: die alten Menschen.«

DeutschlandRadio

»Prof. H. Radebold hat nun ein Buch auf den Markt gebracht, das den Hilfswilligen konkrete diagnostische und therapeutische Empfehlungen an die Hand gibt, ja in vielen Fällen erst einmal die Augen öffnet. Interessant die Schwerpunkte seines Angebots: Als erstes anstelle eines Vorworts einen Briefwechsel. Das fasziniert und erschüttert zugleich – und motiviert weiter zu lesen, ja den Text sorgfältig zu studieren und nützlich umzusetzen ... Das Buch dürfte in seiner eindringlichen und dabei doch gut lesbaren Schicksalsschilderung einschließlich eindrücklicher Fakten und nützlicher Betreuungs- und Behandlungsanleitungen zum Meilenstein werden, für viele zu spät, für immer noch zahlreiche Betroffene aber vielleicht doch rechtzeitig, um auf mehr Verständnis, Einfühlung und Zuwendung hoffen zu dürfen.«

Volker Faust in *www.psychosoziale-gesundheit.net*

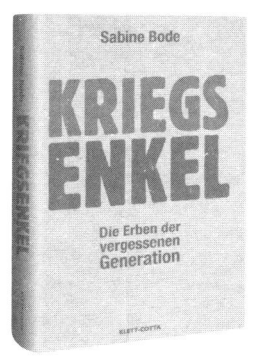

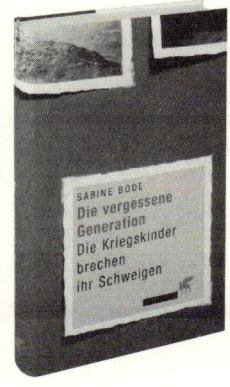